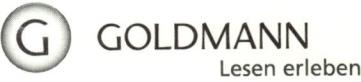

GOLDMANN
Lesen erleben

Buch

Einfach abnehmen – das ist die Devise dieser Idealdiät. Und dass das funktioniert, beweisen die Erfahrungsberichte der Testpersonen, die diese Diät erprobt und mitgestaltet haben und erstaunliche Erfolge vorweisen können.

Die Idealdiät kombiniert führende Ernährungsmethoden. Die entsprechenden 96 abwechslungsreichen Rezepte sind nach den Ampelfarben geordnet, schnell und ohne lästiges Kalorienzählen zuzubereiten. Je nach Typ und Essbedürfnis können die Rezepte individuell zusammengestellt werden, die große Lebensmitteltabelle mit Ampelbewertung hilft dabei. Ein 4-Wochen-Programm mit zahlreichen Menüvorschlägen, Wellness- und Ernährungstipps liefert Anregungen. Eine weitere Komponente der Idealdiät ist Bewegung: Beim Schwimmen, Laufen, Tanzen und mit den gezeigten Kraftübungen macht man den Kalorien richtig Beine und bringt sich in Bestform. Ohne Kalorienzählen, ohne Jo-Jo-Effekt.

Autoren

Prof. Dr. Michael Hamm ist Ernährungswissenschaftler und Dozent an der Hochschule für Angewandte Wissenschaften Hamburg, Autor zahlreicher Ernährungsratgeber und Berater verschiedener Zeitschriften. Seine Arbeitsgebiete sind Ernährungsphysiologie, Sportlerernährung und Diätetik.

Friedrich Bohlmann ist Ernährungswissenschaftler. Er arbeitet als Ernährungsberater, Buchautor, Fachjournalist sowie als Ernährungsexperte im Fernsehen.

Von Prof. Dr. Michael Hamm außerdem im Programm

Kann denn Essen Sünde sein? (17247)
Gesunde Augen – ein Leben lang (17276)

Prof. Dr. Michael Hamm
Friedrich Bohlmann

**Einfach abnehmen
mit dem Ampelkonzept**

Die Idealdiät

Dauerhaft schlank
Kein Kalorienzählen
Kein Jo-Jo-Effekt

GOLDMANN

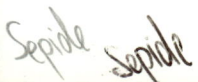

Alle Ratschläge in diesem Buch wurden von den Autoren und vom
Verlag sorgfältig erwogen und geprüft. Eine Garantie kann dennoch
nicht übernommen werden. Eine Haftung der Autoren beziehungsweise des Verlags und seiner Beauftragten für Personen-, Sach- und
Vermögensschäden ist daher ausgeschlossen.

Der Verlag dankt Katrin Glang für die Entwicklung und Tanja Quade
für die Unterstützung und Beratung beim Sportprogramm.

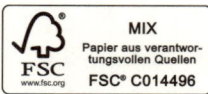

Verlagsgruppe Random House FSC-DEU-0100
Das für dieses Buch verwendete FSC®-zertifizierte Papier
Classic 95 liefert Stora Enso, Finnland.

1. Auflage
Vollständige Taschenbuchausgabe August 2012
Wilhelm Goldmann Verlag, München,
in der Verlagsgruppe Random House GmbH
© 2004 Gräfe und Unzer Verlag GmbH, München
Alle Rechte vorbehalten.
Umschlaggestaltung: Uno Werbeagentur, München
Umschlagillustration: Fine Pic®, München
Redaktion: Barbara Fellenberg, Angelika Lang
Fotos: Nicolas Olonetzky (Peoplefotografie), Chantal Ritter (Styling),
Christine Letzner (Make-up); Studio L'EVEQUE Harry Bischof
(Foodfotografie), Tanja Major (Styling)
Die Fotoproduktion wurde freundlicherweise unterstützt von: Kokon GmbH,
Lenbach-Palais, München; C & A; Hennes & Mauritz; New Yorker
Satz: Barbara Rabus
Druck und Bindung: GGP Media GmbH, Pößneck
CB · Herstellung: IH
Printed in Germany
ISBN 978-3-442-17304-4

www.goldmann-verlag.de

Inhalt

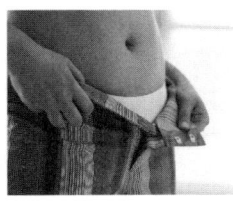

Den Kilos Beine machen . . 267

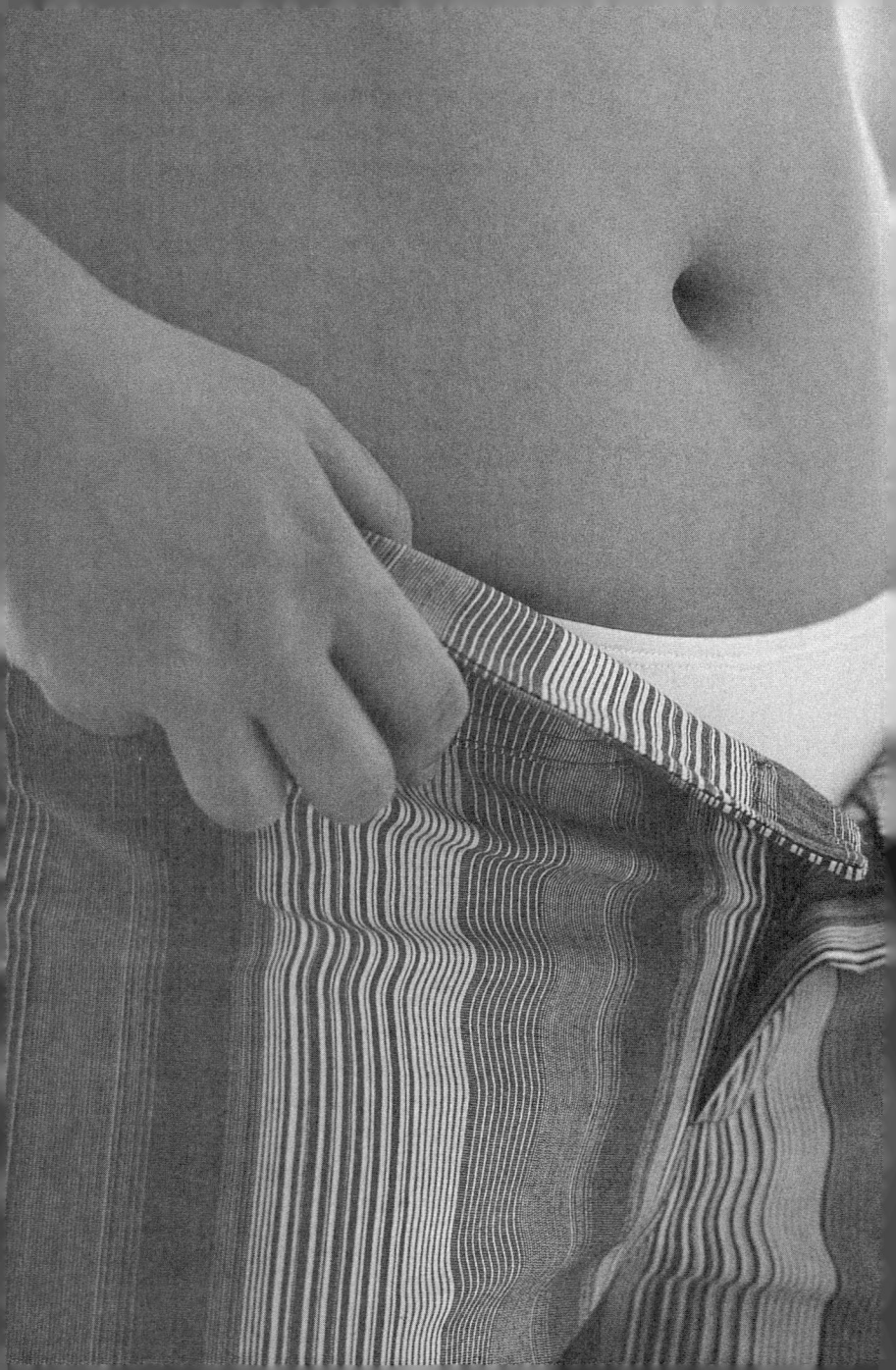

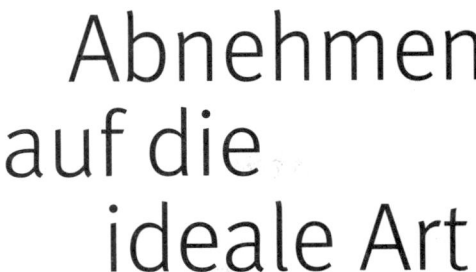

Abnehmen auf die ideale Art

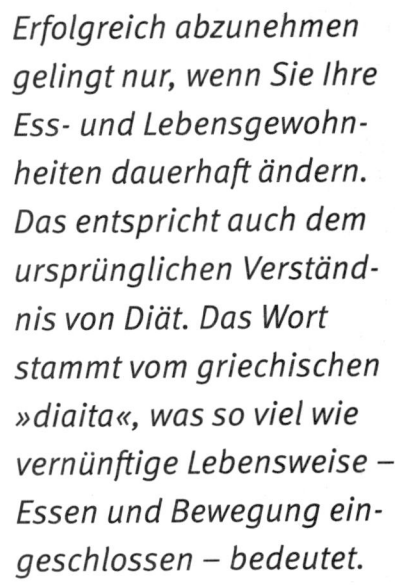

Erfolgreich abzunehmen gelingt nur, wenn Sie Ihre Ess- und Lebensgewohnheiten dauerhaft ändern. Das entspricht auch dem ursprünglichen Verständnis von Diät. Das Wort stammt vom griechischen »diaita«, was so viel wie vernünftige Lebensweise – Essen und Bewegung eingeschlossen – bedeutet.

Wegweiser durchs Buch

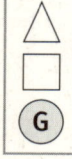

»Grüne« Seiten

Freie Fahrt für purzelnde Pfunde. Die grünen Rezeptseiten ab Seite 124 bieten den besten Einstieg: kompromisslose Rezepte für alle, die mit der Diät beginnen und die mit Kohlenhydraten vorsichtig umgehen müssen. Kombinieren Sie sie mit softem Training.

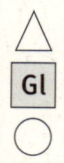

»Gelbe« Seiten

Für alle, die sich beim Abnehmen weniger schwer tun oder die statt strenger Kalorien- und Fettkontrolle lieber regelmäßig sporteln. Testen Sie ab Seite 198, ob und wie Sie die gelben Rezepte in Ihren Speiseplan einbauen können, um Ihrem Typ gemäß abzunehmen oder um Ihr Wunschgewicht zu halten.

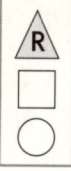

»Rote« Seiten

Weil auch beim Abnehmen hin und wieder Ausnahmen erlaubt sind, gibt es ab Seite 242 hier die fettbewussten Rezepte für süße Schleckermäuler. Und damit sich diese Ausnahmen auf der Waage nicht bemerkbar machen, sollten Sie regelmäßig mehrmals pro Woche Ihren Körper mit Ausdauer- und Kraftübungen trainieren.

Diätwellen kommen und gehen. Eines haben sie alle gemeinsam: Sie werden jeweils als die ultimative Patentlösung angepriesen und machen alle bisherigen Strategien überflüssig und schlecht. Den größten Wandel in diesem Zusammenhang haben die Kohlenhydrate hinter sich, galten sie doch einmal als Dickmacher, ein anderes Mal als Fit- und Schlankmacher. Beim Fett läuft es ähnlich. »Fett macht fett«: Diese unverblümte Schuldzuweisung der Low-Fat-Riege wird durch provokante – zunächst sicherlich unglaubwürdige – Thesen der Gegner wie »Fett macht schlank« oder »Fit mit Fett« wieder aufgehoben. Solche Vereinfachungen und all-

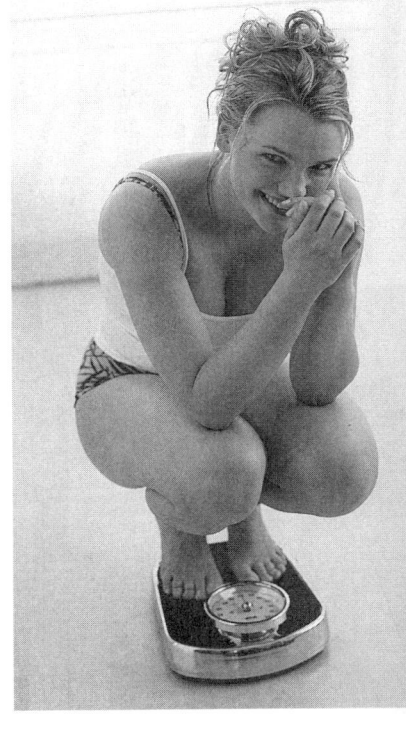

zu simplen Patentrezepte für das Massenphänomen Übergewicht berücksichtigen jedoch nicht die komplexen Stoffwechselzusammenhänge im Körper und die jeweils individuell unterschiedlichen Voraussetzungen. Hat doch jeder andere Essbedürfnisse und besitzt eine ganz persönliche psychische und physische Struktur.

Warum ist diese Diät ideal?

Sie haben dieses Buch in der Hand, weil Sie sicher wie viele andere auch mit Ihrer Figur unzufrieden sind. Und vermutlich haben

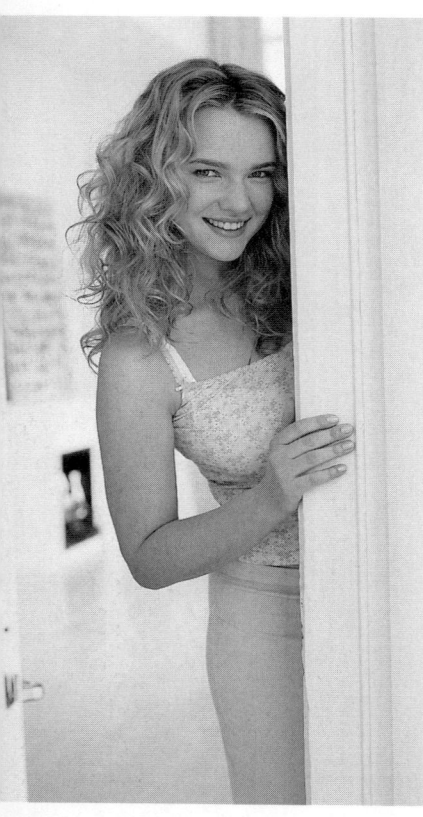

*Kampf den Kilos ohne Krampf –
mit der Idealdiät klappt's ohne Frust.*

Sie bereits die frustrierende Erfahrung vieler Jo-Jo-Diäten gemacht, nach denen Sie jedes Mal sehr schnell wieder zunahmen – oft mehr Pfunde, als Sie vorher verloren hatten. Je weniger Sie essen und je mehr Sie rasche Gewichtsverluste durch rigorose Diäten erzwingen wollen, desto weiter entfernen Sie sich von Ihrem Ziel. Lassen Sie Diätstress und Diätfrust hinter sich, und finden Sie endlich den Ausweg aus der Diätfalle mit Ihrer Idealdiät.

Wir bieten Ihnen eine Diät, bei der Sie abwechslungsreich genießen dürfen und keinen Hunger leiden müssen. Die Diät kommt zugleich Ihrer Gesundheit und Ihrem Wohlbefinden zugute. Statt schlechter Laune, Nervosität, Lustlosigkeit und allgemeinem Energiemangel haben Sie vielmehr die richtige Power, um Ihr Aktivitätsniveau im Alltag zu steigern und beim fettverbrennenden Workout eine gute Figur zu bekommen und zu halten.

Wenn Sie sofort mit dem Abnehmen beginnen wollen, kein Problem: Schlagen Sie die Rezeptseiten mit der grünen Markierung auf. Mit ihnen können Sie gar nichts falsch machen. Sie liefern Ihnen die richtigen Fette und Kohlenhydrate, um schlank zu werden und es dauerhaft zu bleiben. Alles andere, zum Beispiel, warum diese neue Diät so gesund und gleichzeitig so wirkungsvoll ist, können Sie ja immer noch nachlesen.

Mit Erfolg getestet

Diese Diät ist nicht nur theoretisch erarbeitet und nach neuesten wissenschaftlichen Richtlinien entwickelt worden. Das hätte uns nicht gereicht, um sie »Idealdiät« zu nennen. Eine Gruppe von Übergewichtigen hat die Diät bereits in der Entstehungsphase getestet und dabei in zwei bis sieben Monaten zwischen fünf und 17 Kilogramm verloren. Nebenbei wurden Kritikbögen ausgefüllt, jede Woche Verbesserungsvorschläge gesammelt und genau besprochen, wie diese Diät noch besser, alltags- und bürotauglicher, aber auch familienfreundlicher werden kann. Die Anregungen der Testgruppe sind bereits in die Rezepte eingeflossen oder ergänzen sie in Form von Tipps.

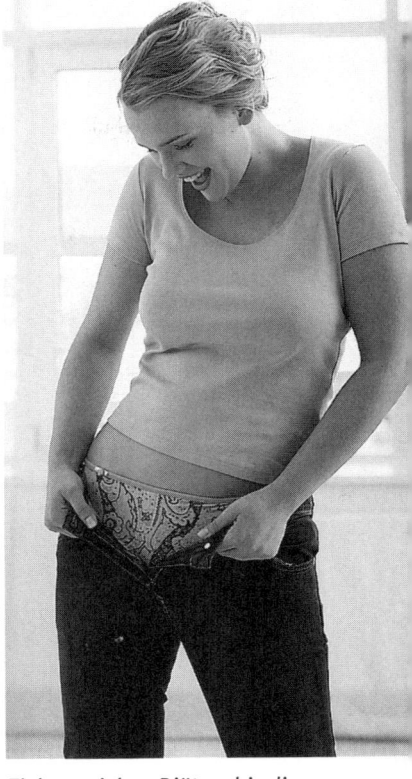

Ziel von vielen: Diäten, bis die Lieblingshose wieder passt.

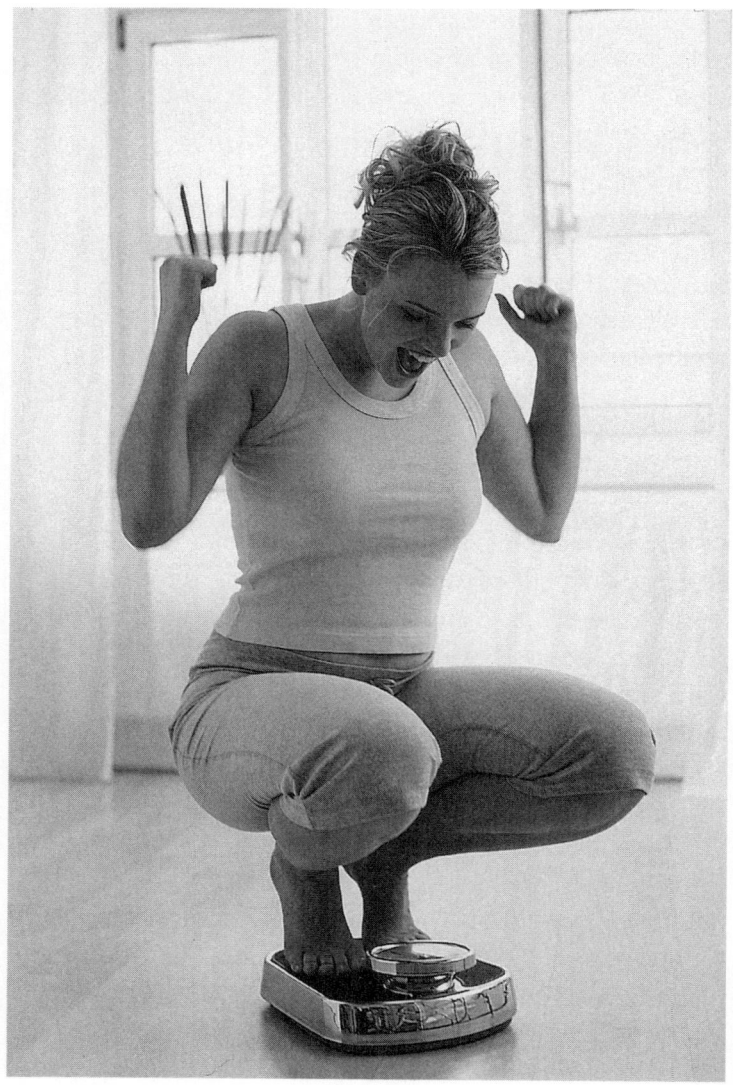

Sie finden in diesem Buch eine Fülle an praktischen Erfahrungen, hilfreichen Tipps und Hinweisen, die Ihnen das Abnehmen so einfach wie nie machen. Sie profitieren von Problemen und Hürden, die unsere Testpersonen bereits erfolgreich gemeistert haben. Denn wir sagen Ihnen genau, wie Sie mit Heißhungerattacken, Diätfrust und Durchhängern umgehen können.

Tipp

Bürotauglichkeit

Für alle, die auch im Büro mittags gern etwas Frisches essen, ist die Idealdiät super geeignet. Denn aus frischem Gemüse wie Tomaten, Gurken, Möhren, Paprika und einigen Salatblättern ist morgens schnell ein knackiger Salat geschnipselt. Diese Gemüsesorten können Sie für drei, vier Tage auch im Voraus kaufen, im Kühlschrank halten sie sich frisch. Bereiten Sie die Salatsauce gleich in größerer Menge zu, und füllen Sie sie in eine Flasche um. Dann brauchen Sie nur die gewünschte Menge entnehmen – oder Sie nehmen gleich die ganze Flasche mit ins Büro.

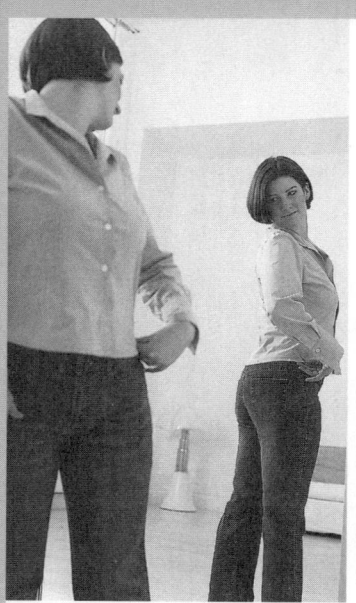

Ich hab's geschafft

Nina, 29, 164 cm, Redakteurin, −5 kg

Besonders meinen Bauch und meine Oberschenkel finde ich zu dick. Bisher habe ich nach Diäten über kurz oder lang immer wieder zugenommen. Ein Arzt riet mir auch, ein paar Pfunde abzunehmen, da ich Probleme mit dem Cholesterin hätte. Acht Kilo weniger fänd' ich optimal, mit dem Gewicht habe ich mich am wohlsten gefühlt.

Vorher: »Ich kenne toll ausse-hende mollige Frauen – aber ich möchte lieber schlanker sein.«

Die Motivation:

Wenn ich dünner bin, mache ich mehr Sport. Und sobald ich regelmäßig mehr Sport mache, habe ich abends nach dem Job noch die Energie, an meinem ersten Roman zu arbeiten.

Wie es mir ergangen ist und warum ich Erfolg hatte:

Noch drei Kilo, und ich habe mein Traumgewicht erreicht – obwohl ich zwischendurch immer mal wieder mit Gummibärchen und Sportverzicht gesündigt habe. Dann habe ich wieder die grünen Rezepte gekocht und versucht, die aufkommende Panik, weil sich der Zeiger der Waage nach oben bewegte, beim Sport wegzustrampeln. Das ist mir ganz gut gelungen. Die Diät ist ein super Anschub:

Ich könnte Bäume ausreißen! Das Selbstbewusstsein ist mit jedem verlorenen Pfund gewachsen. Danke!

Wo es für mich schwierig wurde:
Mein Bauch blieb lange Zeit dick. Ich dachte schon, dass die Diät nichts bringt. Dann stellte ich aber beim Messen fest, dass ich überall sonst um ein paar Zentimeter dünner geworden war. Anscheinend waren es Verdauungsprobleme wegen meiner Nahrungsmittelunverträglichkeiten. Als ich eine Zeit lang streng nach der Diät lebte, gingen die weg. Schwierig wurde es auch, weil ich schon immer viel gesportelt habe. Die Waage zeigte nur langsam weniger an und manchmal mehr, das war frustrierend. Es ist aber wohl so, wenn man Fett durch Muskeln ersetzt. Man muss nur durchhalten.

Das beste Erlebnis beim Abnehmen:
Als mir endlich wieder meine Testhose passte, das erste Mal seit fast drei Jahren, war ich total happy! Auch meine Arme gefielen mir besser, und ich habe mich getraut, wieder ärmelfreie Tops anzuziehen. Super Gefühl!

Meine nächsten Ziele und wie ich sie erreiche:
Noch drei Kilo weniger wären super. Ich muss mir überlegen, wie ich in meinem neuen Beruf die Idealdiät weiter durchziehe. Aber das Buch gibt ja genügend Tipps für Berufstätige.

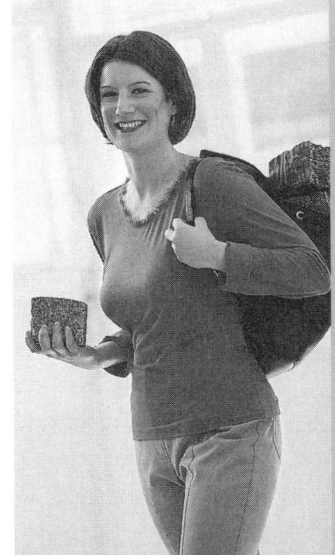

Nachher: »Diese Kilos schleppe ich jetzt nicht mehr mit mir herum!«

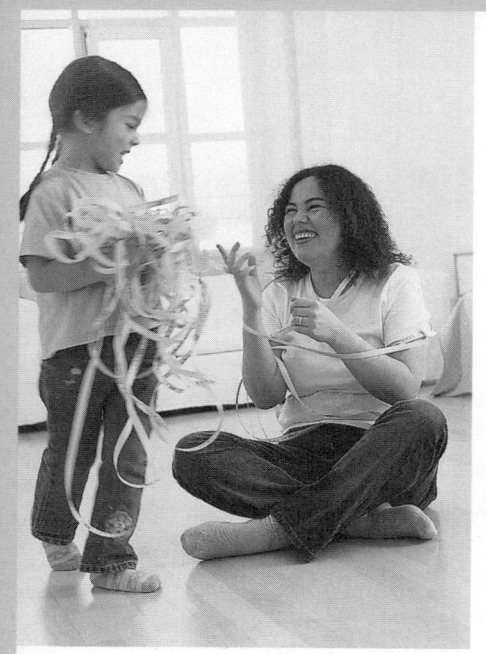

Marcela, 39, 173 cm, Mutter, −7 kg

Mit einem künstlichen Magenfüller hatte ich schon 18 Kilo in kurzer Zeit verloren. Doch das war fürs Bindegewebe nicht gut. Jetzt mache ich zum ersten Mal eine Diät, möchte langsam abnehmen und eine Ernährung finden, bei der ich mein Gewicht halten kann.

Vorher: »Essen ist mein Hobby. Da kann ich keine Diät gebrauchen, die streng ist und viel verbietet.«

Die Motivation:

In meinem Schrank hängt immer noch eine wunderschöne rote Seidenhose, die mir schon seit über zwei Jahren nicht mehr passt. Die möchte ich wieder tragen und deshalb fünf Kilo abnehmen.

Wie es mir ergangen ist und warum ich Erfolg hatte:

In den ersten beiden Wochen passierte bei mir auf der Waage gar nichts. Gleichzeitig musste ich mich auf die neuen Rezepte erst einstellen, ging jeden Tag einkaufen. Das ist mir schwergefallen. Doch als ich dann jede Woche ein Pfund weniger wog, fand ich das super. Die gelben Rezepte lieben auch meine Kinder und mein Mann sehr, die strengeren grünen ergänze ich dann für meine Familie mit

Nudeln oder Kartoffeln. Und so habe ich ohne viel Mehraufwand sieben Kilo verloren und mache weiter.

Wo es für mich schwierig wurde:
Anfangs quälten mich oft Hungerattacken. Da habe ich dann immer ein paar Süßigkeiten gegessen, aber nur fettfreie wie Gummibärchen.

Das beste Erlebnis beim Abnehmen:
Ich kann wieder Größe 38 tragen, vorher hatte ich 42! Und die rote Hose passt auch wieder. Na ja, an der Taille kneift sie noch. Aber ich war total überrascht, als ich plötzlich mein Ziel erreicht hatte.

Meine nächsten Ziele und wie ich sie erreiche:
Auf alle Fälle möchte ich, dass meine geliebte rote Hose super sitzt. Deshalb nehme ich auch weiterhin ab, aber ganz ohne Zwang. Ich esse mehr Obst und Gemüse, viel Fisch. Da fällt das Abnehmen wirklich nicht schwer. Im Restaurant sind mir jetzt sogar die Portionen zu groß. Neulich wurde mir ganz schlecht. Mein Körper hat sich also auf die Diät vollkommen eingestellt. So werde ich sicher noch zwei bis drei Kilo verlieren.

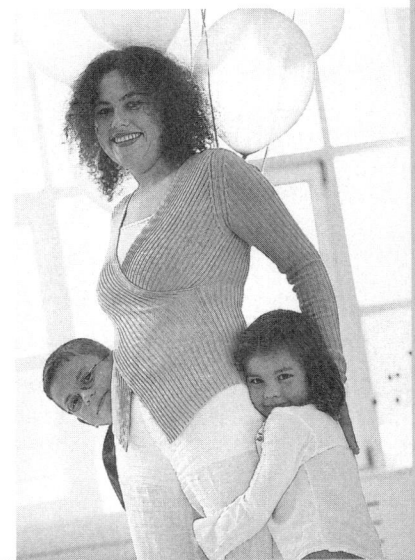

Nachher: »Die Idealdiät fiel mir leicht, denn ich brauchte nicht extra für meine Familie zu kochen.«

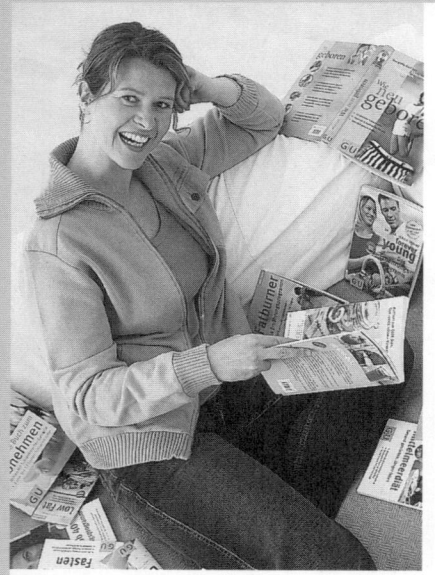

Katja, 32, 177 cm, Volontärin, −7 kg

Ich brauche eine Diät, die schmeckt, leicht zuzubereiten ist und satt macht. Das ist sicher viel verlangt von einer Diät. Außerdem war ich neugierig, ob ich mit der Idealdiät mehr Erfolg habe, nachdem ich bei den Weight Watchers nur zwei Kilo abgenommen hatte.

Vorher: »Ich bin eine Genießerin und esse gern. Trotzdem möchte ich 12 Kilo verlieren.«

Die Motivation:

Ich fühlte mich rundum etwas zu füllig und wollte unbedingt etwa 12 Kilo abnehmen. Außerdem hatte ich beschlossen, wieder mehr Sport zu treiben und täglich joggen zu gehen.

Wie es mir ergangen ist und warum ich Erfolg hatte:

Es war absolut einfach für mich, denn ich musste meine Ernährung nicht total umstellen. Das Müsli am Morgen statt der üblichen Toastscheiben schmeckte mir, und auch das viele Obst bekam mir sehr gut. Der Hunger auf Schokolade oder Süßes war schnell weg. Mein Körper konnte sich rasch auf diese Ernährung einstellen. Schon nach zwei Monaten hatte ich sieben Kilo weniger. Nur mittags habe ich nicht nach der Diät gekocht, sondern bin mit meinen Kollegen in die Kantine gegangen. Dort habe ich immer viel Gemüse und Salat gegessen, mit ganz wenig Sauce.

Wo es für mich schwierig wurde:

Ich habe oft Besuch über das Wochenende. Der kann zwar problemlos die Diätrezepte mitessen, weil die nicht nach Diät schmecken. Aber ich gehe mit den Leuten oft ins Restaurant – ganz ohne Diätregeln! Zum Glück hat das meine Vorsätze nicht erschüttert. Ich gönne mir solche Ausrutscher und mache am nächsten Tag mit der Diät wieder weiter. Augenblicklich gibt es sehr viel Arbeit. Dann belohnt man sich im Kollegenkreis schon mal mit einer Runde Eis oder Schokolade. Außerdem fällt zurzeit das Joggen flach. Trotzdem halte ich jetzt mein Gewicht! Die restlichen Pfunde werde ich noch abnehmen, wenn der Stress vorüber ist.

Das beste Erlebnis beim Abnehmen:

Als mehrere Bekannte sagten: »Du hast aber viel abgenommen«, war ich total happy.

Meine nächsten Ziele und wie ich sie erreiche:

Wenn der Beruf mir bald mehr Zeit lässt, koche ich wieder nach den grünen Rezepten und jogge. So nehme ich sicher weitere fünf Kilo ab, weit mehr als ich anfangs zu hoffen wagte.

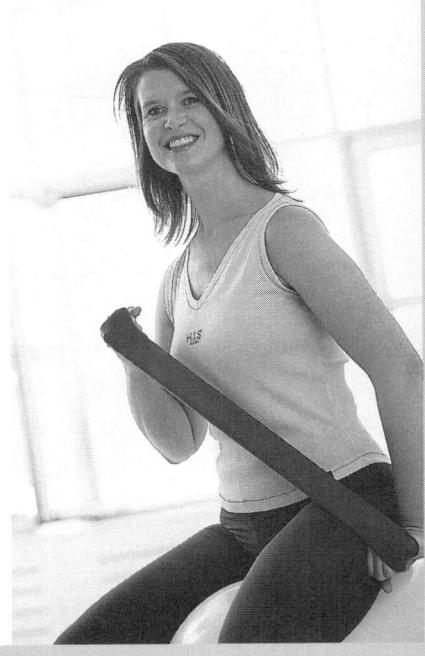

Nachher: »Diese einfache, schnelle Diät hat mich überzeugt. Jetzt möchte ich nochmal fünf Kilo verlieren.«

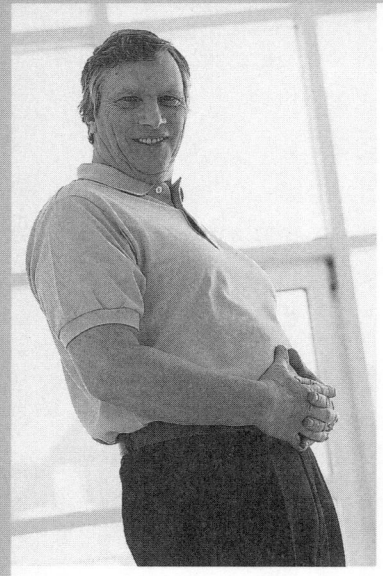

Helmut, 60, 170 cm, Buchhersteller, −8 kg

Auf mein Gewicht habe ich schon immer geachtet. Etwas für seine Gesundheit zu tun, nicht einfach gedankenlos zu essen, das finde ich wichtig. Deshalb wünsche ich mir eine Diät, die so gesund, ausgewogen und abwechslungsreich ist, dass ich mich dauerhaft danach ernähren kann.

Vorher: »Ich bin jetzt 60 und möchte auch im Ruhestand so fit sein wie jetzt. Dafür sind 8 Kilo weniger ideal.«

Die Motivation:

Ich segle oft und möchte auch im Ruhestand fit dafür sein. Außerdem will ich mich noch in einigen Jahren gern ansehen und wohl fühlen. Genauso geht es meiner Frau. So machen wir die Diät zu zweit – und motivieren uns gegenseitig.

Wie es mir ergangen ist und warum ich Erfolg hatte:

Bei den strengen grünen Rezepten fehlten mir zwar Kartoffeln und Nudelgerichte, doch der Erfolg überzeugte: In zehn Tagen war ich zwei Kilo los. Allerdings habe ich auch das Glas Wein am Abend gestrichen. Gut kam ich mit einem Mix aus grünen und gelben Rezepten zurecht. Damit wog ich bereits nach zwei Monaten acht Kilo weniger. Ich musste ja nie hungern, und die Rezepte waren überraschend lecker. Die schmecken überhaupt nicht nach Diät, und es fällt nicht schwer, sich an diese Ernährung zu gewöhnen.

Wo es für mich schwierig wurde:

Ich esse und trinke gern mit meinen Freunden. Manchmal vielleicht mehr, als ich sollte. Aber darauf möchte ich nicht verzichten. Im Urlaub mit den Freunden habe ich daher auch wieder ein Kilo zugelegt. Doch ich denke, das ist bei dem Abnehmerfolg auf jeden Fall drin.

Das beste Erlebnis beim Abnehmen:

Es gemeinsam mit meiner Frau zu schaffen, war sicherlich das Schönste dabei. Auch über Komplimente von den Kollegen habe ich mich sehr gefreut, denn man hat mir den Erfolg schnell angesehen.

Meine nächsten Ziele und wie ich sie erreiche:

Das Abnehmziel von acht Kilo haben meine Frau und ich mehr als erreicht und nun bereits drei Monate gehalten, allerdings mit leichten Schwankungen. In den nächsten Wochen will ich nochmal vier Kilo abnehmen. Da werde ich mich wieder an die grünen Rezepte halten und auf Wein verzichten.

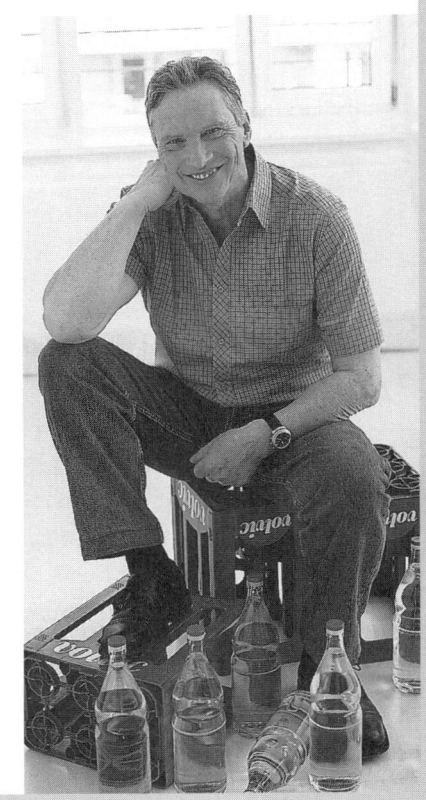

Nachher: »Auch während der Diät machte mir das Leben noch jede Menge Spaß!«

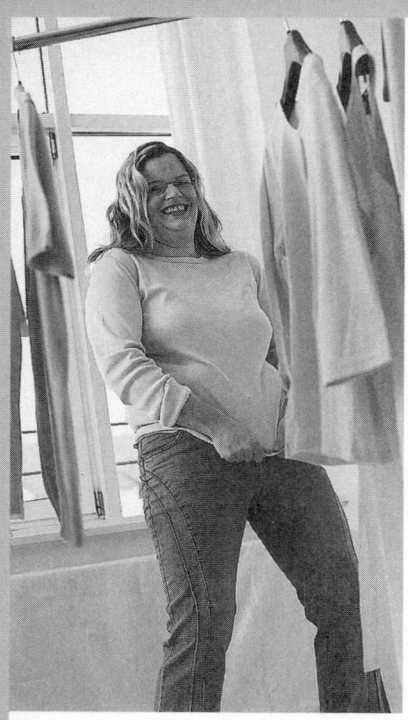

Britta, 27, 168 cm, PTA, −6 kg

Mit Low-Fat-Diäten hatte ich bereits 16 Kilo abgenommen. Seitdem weiß ich genau, wo die versteckten Fette lauern, und kenne alle Fettspar-Tricks. Doch nach sieben Monaten streng fettarmer Diät brauchte ich mal etwas Abwechslung.

Die Motivation:
Ich habe zwar schon viel abgenommen, doch weitere fünf bis zehn Kilo weniger schaden nicht. Dann hätte ich mein Normalgewicht. Als ersten Schritt dahin wollte ich fünf Kilo verlieren.

Vorher: »Ich suche eine Diät, die ausgewogen ist und die ich individuell gestalten kann.«

Wie es mir ergangen ist und warum ich Erfolg hatte:
Erst fiel es mir schwer, in die Diät einzusteigen. Ich konnte mir nach Low Fat gar nicht vorstellen, dass ich nochmal abnehmen könnte. Doch die Rezepte reizten mich. Und schon nach zwei Wochen war ich um eineinhalb Kilo leichter. Das hätte ich nie gedacht. Dann ging es allerdings langsamer weiter. Doch sechs Kilo weniger sind für mich riesig. Ich esse abends wenig, weil mir dann häufig die Zeit zum Kochen fehlt. Oft genügt mir eine Buttermilch oder ein Tomatensalat mit etwas Mozzarella. Aber das reicht ja, wie

man sieht. Denn mein Gewicht habe ich gehalten, eher habe ich sogar noch leicht abgenommen.

Wo es für mich schwierig wurde:

Ich bekam zum Beispiel nach der leckeren Brokkolisuppe großen Appetit auf was Süßes. Irgendwie fehlte mir etwas. Aber als ich – zum Glück – auf die Schnelle keine Schokolade fand, verging dieser spontane Heißhunger auch wieder. Später habe ich bei solchen Anfällen ein Glas Fruchtsaft getrunken. Aber es gab auch die Pommes-Phase. Da habe ich dann auch mal Fritten aus dem Backofen gegessen! Und bei Stress im Beruf aß ich schon mal Negerküsse. Trotzdem habe ich immer weiter abgenommen.

Das beste Erlebnis beim Abnehmen:

Ich bin raus aus dem XXL-Loch, kann wieder Größe L oder sogar manchmal M tragen!

Meine nächsten Ziele und wie ich sie erreiche:

Ich esse jetzt insgesamt weniger und abends nicht mehr so viele Kohlenhydrate, wie Kartoffeln oder Nudeln, sondern mehr Gemüse, oft auch nur roh. Und ich jogge mehr. Damit will ich nochmal fünf Kilo abnehmen.

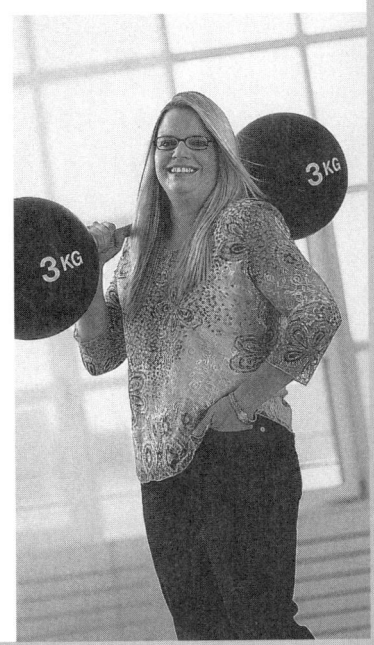

Nachher: »Modelmaße werde ich wohl nie bekommen, aber ich fühle mich rundum wohl!«

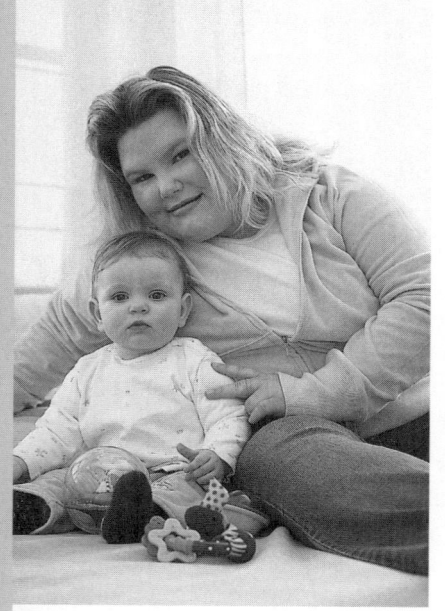

Silke, 25, 165 cm, Industriekauffrau, −12 kg

Bei meinem starken Überge-wicht habe ich schon viele Di-äten ausprobiert, dabei 20 Kilo abgenommen und dann mein Gewicht gehalten. Es stieg al-lerdings durch die Schwanger-schaft wieder etwas an. Die zu-sätzlichen Pfunde bin ich da-nach leider nicht wieder losge-worden. Deshalb habe ich die Idealdiät ausprobiert.

Vorher: »Mein Ziel ist es, es jetzt endlich zu schaffen und 30 Kilo abzunehmen.«

Die Motivation:

Natürlich weiß ich, dass mein Gewicht meiner Gesundheit schadet und dass Herzinfarkt oder Di-abetes drohen. Dem will ich vorbeugen.

Wie es mir ergangen ist und warum ich Erfolg hatte:

Da man bei den Rezepten nicht verhungern muss, fällt es relativ leicht, am Ball zu bleiben. Außerdem sind sie einfach zuzubereiten. Da ich gern koche, variiere ich auch viel. Ich spare beim Fett und koche Nudeln oder Kartoffeln nur als kleine Beilage zu reichlich Ge-müse. Manchmal brate ich einfach eine Hühnerbrust, und dazu gibt es Gemüse. Zwischenergebnis nach fünf Monaten: Neun weite-re Kilos sind runter. Sicher kein Rekord, aber ich bin zufrieden.

Wo es für mich schwierig wurde:
Zu Beginn musste ich jeden Tag neu einkaufen und fand es ziemlich aufwändig. Jetzt plane ich im Voraus und mache einmal einen Großeinkauf.

Das beste Erlebnis beim Abnehmen:
Ich selber sehe mir nicht an, ob ich abgenommen habe. Aber beim letzten Besuch bei meinen Eltern waren die schon sehr erstaunt. Außerdem passen einige Hosen nur noch mit Gürtel.

Meine nächsten Ziele und wie ich sie erreiche:
Dass ich abnehmen kann, habe ich ja schon bewiesen. Doch 30 Kilo will ich noch abnehmen, stetig und langsam. Ich weiß, dass ich es schaffe, weil ich mir jede Woche einen Tag gönne, wo ich nach Herzenslust bei Pasta oder Pommes »sündige«. Jetzt fange ich nach dem Mutterschutz bald wieder an zu arbeiten. Da nehme ich etwas Obst oder Gemüse mit, und in der Kantine reicht Salat mit einfacher Essig-Öl-Sauce.

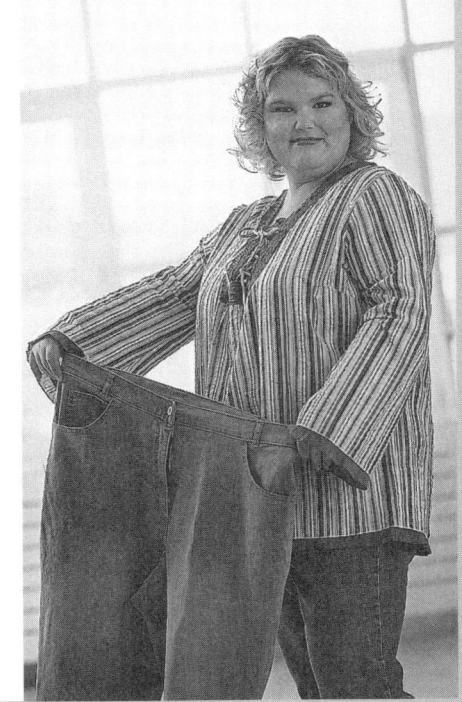

Nachher: »Diese Hose ist jetzt zu weit. Ein tolles Erfolgserlebnis für mich!«

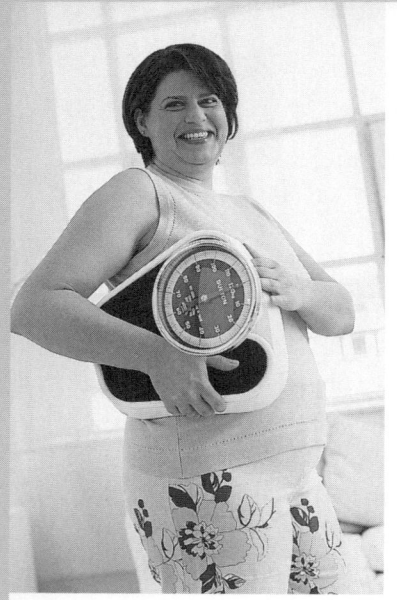

Iris, 38, 169 cm, Sekretärin, −17 kg

Ich war mal schlank, und so will ich wieder werden. 30 Kilo müssen runter. Ich weiß, dass ich mein Ziel nicht in wenigen Wochen erreiche. Doch ich habe genug innere Power, einen eisernen Willen, Spaß am Sport und eine gute Portion Gelassenheit. Das wird mir helfen.

Vorher: »30 Kilo weniger sind nicht einfach, aber warum soll das nicht klappen, wenn ich es will?«

Die Motivation:
Ich leide unter meinem Übergewicht. Da hilft nur Abnehmen. Doch Crash-Diäten, strenges Fasten und Kohlsuppen-Kuren habe ich schon ausprobiert, leider ohne dauerhaften Erfolg. Jetzt will ich mit der Idealdiät meine Ernährung umstellen.

Wie es mir ergangen ist und warum ich Erfolg hatte:
Gleich zu Anfang der Diät habe ich jede Woche ein ganzes Kilo abgenommen. Das hat mich total motiviert. Da war ich dann so eisern, dass mir im Skiurlaub eine Gabel Kaiserschmarrn gereicht hat. Schalte nun beim Essen immer mein Gehirn an: So kann ich abends gut auf Süßes oder Kräcker und Chips verzichten. Ins Büro nehme ich immer etwas mit, das ich auch dort schnell und unproblematisch zubereiten kann. Da ist es nicht schwer, die Diät durchzuhalten. Ohne Heißhunger und mit wachsender Begeisterung.

Wo es für mich schwierig wurde:

Wenn's im Beruf zu stressig wird oder auch Freunde mich brauchen, setze ich mit der Diät aus. Dann nehme ich nicht mehr so schnell ab. Aber ich kann ja jederzeit wieder in die Diät einsteigen.

Das beste Erlebnis beim Abnehmen:

Da fallen mir gleich mehrere ein, etwa als ich bei einer Bergtour merkte, dass ich weit weniger schnaufen musste als bisher. Außerdem jogge ich jetzt drei- bis viermal die Woche, statt zu walken. Ich bin viel fitter und habe ein ganz neues Körpergefühl! Auch mein Mann freut sich, denn er muss beim Bergwandern nicht mehr dauernd auf mich warten.

Meine nächsten Ziele und wie ich sie erreiche:

Klar, 17 Kilo weniger reichen noch nicht aus. Aber ich kenne nun das Prinzip der Idealdiät und probiere selber neue Rezepte aus. Ich kann das Abnehmen wunderbar in mein Leben integrieren. Mit dieser rundum einfachen und alltagstauglichen Idealdiät ist das kein Problem! Da schaffe ich die nächsten zehn bis 15 Kilo bis zu meinem Wunschgewicht auch noch.

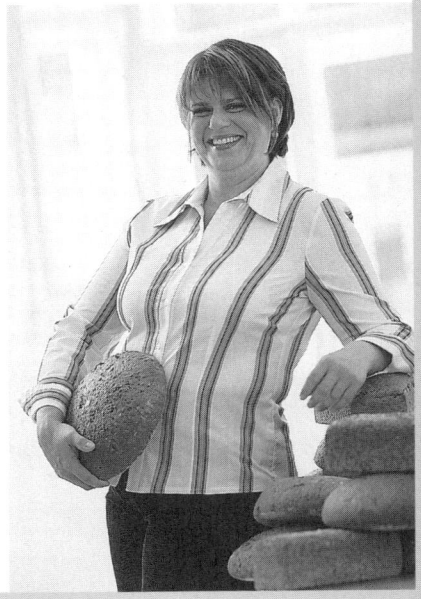

Nachher: »17 Kilo schon weg! Mit der Diät komme ich an mein hoch gestecktes Ziel. Ich bin jetzt schon glücklich!«

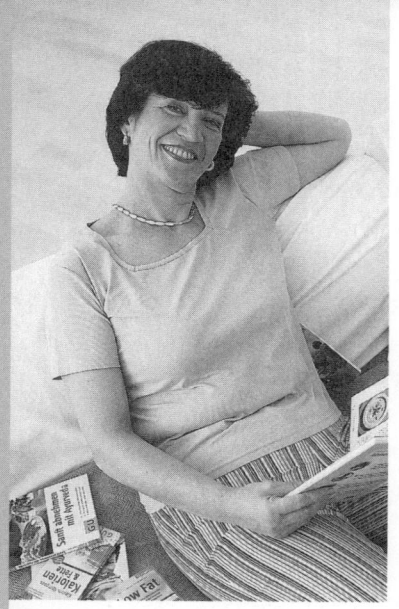

Dagmar, 47, 176 cm, Debitoren-Buchhalterin, −6 kg

Ich hatte zwar kein Übergewicht, aber mit der Tatsache, dass ich im Lauf der Jahre einen kleinen Bauch bekam, wollte ich mich nicht abfinden. Das hieß also: keine kurzfristige Diät, sondern die Ernährung umstellen.

Vorher: »Sobald etwas selbstverständlich ist, kann ich es sehr gut durchziehen. So war es auch mit der Idealdiät.«

Die Motivation:

Vier bis fünf Kilo mussten runter. Und das will ich langfristig auch halten. Dafür brauche ich eine Diät, die schmeckt und für die ich nicht recht lang einkaufen und kochen muss. Bei den tollen Rezepten der Idealdiät bereitet mir das Durchhalten von Haus aus keine Probleme.

Wie es mir ergangen ist und warum ich Erfolg hatte:

Ich koche gern, und bei den leckeren Rezepten habe ich keine Schwierigkeiten, mich total auf diese Diät einzustellen. Außerdem habe ich mein Ziel schnell erreicht: In fünf Wochen sechs Kilo abgenommen. Das ist doch supergut! Weder mit Heilfasten noch mit FdH habe ich mehr geschafft. Ich mache auch viel Sport, gehe zweimal pro Woche ins Fitness-Studio, am Wochende zum Tanzen. Wenn das Wetter mitmacht, jogge ich regelmäßig.

Wo es für mich schwierig wurde:

Kleine Dämpfer gibt es immer, aber schwierig war's eigentlich nie. Am Wochenende, wenn alle entspannt zu Hause waren, wollte ich hin und wieder schon etwas mehr essen. Dann habe ich eben zu Obst, Wasser oder Joghurt gegriffen. Auf Gummibärchen kann ich manchmal nicht verzichten. Aber daran scheitert ja die Diät nicht.

Das beste Erlebnis beim Abnehmen:

Es freut mich, dass die Kleidergröße um eine Nummer runterging. Und dass mich meine Kollegen und Freunde bewundern. Die wollen alle mehr über die Diät erfahren.

Meine nächsten Ziele und wie ich sie erreiche:

Ich möchte noch weitermachen, aber nicht, um noch mehr abzunehmen, sondern weil ich jetzt richtig süchtig bin nach diesem tollen Körpergefühl. Ich bin ein ganz neuer Mensch. Neue Frisur, neue Kleidung. Sogar meine Wohnung habe ich neu eingerichtet – nach Feng Shui. Diesen Kick durch die Diät haben auch meine Kollegen bemerkt. Sie sind ganz erstaunt, weil ich seither immer fit und top drauf bin.

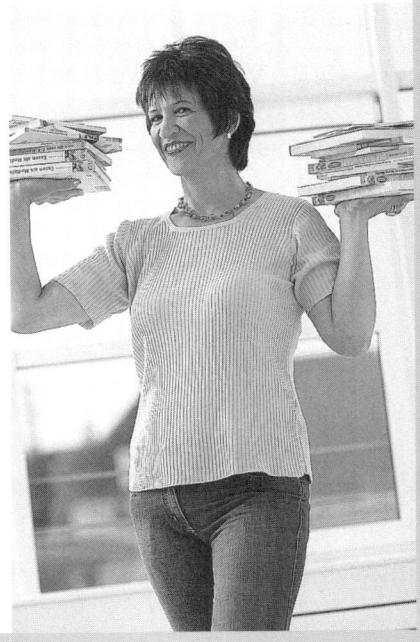

Nachher: »Ich bin zufrieden mit mir. Habe überall abgenommen. An den Hosen ist es deutlich zu erkennen.«

Abnehmen leicht gemacht

Fettaugen zählen oder Kohlenhydrate
verteufeln: Das hat nun ein Ende.
Steigen Sie ein in eine Diät,
die beide Nährstoffe im Blick hat.

Der kritische Blick in den Spiegel offenbart Pölsterchen an Stellen, die einer Bikinifigur nicht gerade gut stehen. Jetzt muss eine Diät her – und davon gibt es nicht wenige. Über 400 Diäten werden inzwischen für Abnehmwillige gezählt. Wobei die Zahl größtenteils aus der Fantasie der Diäterfinder bei der Namensgebung für ihre jeweiligen Patentrezepte und Diätsensationen resultiert.

Doch egal, ob Sie Trennkost essen, sich nur von Eiern oder Kartoffeln ernähren, Fett, Süßes, Kohlenhydrate oder alles meiden, sobald Sie zu Ihrem »normalen« Essen zurückkehren, kommen auch die Pfunde wieder. Und nicht zu knapp. Dann ist im nächsten Jahr erneut eine Hungerkur angesagt. Das nennt man Jo-Jo-Effekt. Wollen Sie wirklich abnehmen und dauerhaft Ihr niedriges Gewicht halten, sollten Sie die folgenden Grundsätze beherzigen.

◉ Die Kalorienbilanz muss ausgeglichen sein. Das heißt ganz simpel: Die Energie, die man sich über das Essen zuführt, muss man auch wieder verbrauchen, sonst nimmt man zu. Trotz Kritik am Kalorienzählen gilt nach wie vor: Wenn Sie mehr essen, als Sie benötigen, steigt Ihr Gewicht, egal, ob die dick machenden Kalorien aus Fetten, Kohlenhydraten, Eiweiß oder Alkohol stammen. Und: Wer sich viel bewegt, darf auch mehr essen und genießen. Leichtarbeit im Schlaraffenland macht (es) uns eben schwer.

◉ Die Zusammensetzung der Nahrung muss stimmen. Die Sündenböcke der letzten Jahre waren mal Fett, mal Kohlenhydrate. Die wechselweise Schuldzuweisung hat zu völlig konträren Diätprinzipien geführt. Auf der einen Seite steht die Atkins-Diät, eine extrem kohlenhydratarme, aber Fett-ohne-Limit-Diät, auf der anderen Seite die Niedrigfettwelle mit Low Fat. Besonders provozierend wirkt die generelle Kohlenhydrat-Freigabe oder so genannte Kohlenhydrat-Liberalisierung: Egal, ob Zucker oder Stärke, von Kohlenhydraten darf man bei diesen Diäten so viel essen, wie man will, angeblich ohne dick zu werden. Hauptsache, man hält das Fett knapp. Konsequenterweise wurden dann auch »Fettaugen« beziehungsweise nur noch die Fettkalorien und nicht mehr die Kalorien allgemein gezählt. Ausschlaggebend ist jedoch vor allem, wie viel wir essen und dass die Nahrung nicht zu viel konzentrierte Energie in Form von Fett,

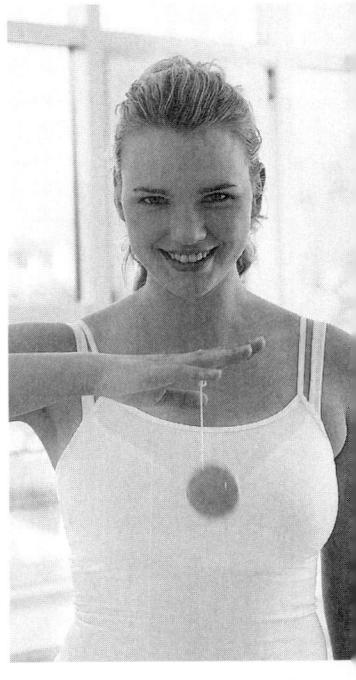

Auf und ab wie ein Jo-Jo hüpft das Gewicht nach vielen Diäten.

Stärke und Zucker enthält. Dagegen sind viele Ballaststoffe aus Obst und Gemüse das richtige Schlankheitskonzept.

Tipp

Bevor Sie abnehmen, berechnen Sie, ob Sie überhaupt zu dick sind. Der BMI (Body-Mass-Index) gilt als Maßeinheit für Übergewicht. Ihren BMI berechnen Sie mit folgender Formel:

BMI = Körpergewicht in Kilogramm, zweimal nacheinander dividiert durch Körpergröße in Metern.

Beispielsweise: 60 kg : 1,65 m = 36,36; 36,36 : 1,65 m = 22. Bei 60 kg und 165 cm Größe liegt der BMI also bei etwa 22.

Unter Experten gilt

- BMI weniger als 19: Untergewicht
- BMI 19 bis 25: Normalgewicht
- BMI 25 bis 30: leichtes Übergewicht
- BMI ab 30: starkes Übergewicht

Wie oft am Tag soll man essen? Sind drei oder fünf Mahlzeiten pro Tag richtig? Das lässt sich nicht so pauschal beantworten. Vielmehr gilt es zu unterscheiden, um wen es sich handelt, ob um Kinder und Jugendliche, um normalgewichtige Erwachsene mit hoher geistig-nervlicher Beanspruchung, um Sportler oder um Übergewichtige, die abnehmen wollen. Für Letztere kann ein entsprechend langer Abstand zwischen drei Hauptmahlzeiten durchaus Vorteile haben. So kann von einer Mahlzeit zur nächsten der Zucker im Blut verbraucht werden, und man entwickelt kein Insulinproblem. Doch dazu mehr ab Seite 54.

Insgesamt gilt aber, dass jeder für sich herausfinden muss, welcher Mahlzeitenrhythmus für ihn am besten passt. Fest steht allerdings: Tagsüber fast gar nichts und spätabends sehr viel auf einmal zu essen sowie ständig zwischendurch zu naschen, das ist für niemanden empfehlenswert.

Unsere Idealdiät

Trotz vertrackter gegensätzlicher Argumentationen und Auffassungen über die zweckmäßige Zusammensetzung von Schlankheitsdiäten und die Fragen nach dem Was, Wann und Wieviel: Es gibt eine einfache Lösung für ein gesundes Gewichtsmanagement. Die Diät muss zu Ihnen passen, das heißt Ihrem Stoffwechsel- und Aktivitätstyp entsprechen (siehe Check Seite 75). Nicht jeder speichert Energie gleich effizient und kann sie im Bedarfsfall wieder ebenso leicht mobilisieren. Bei Ihrer Diät sollten Sie sich daher lieber an das

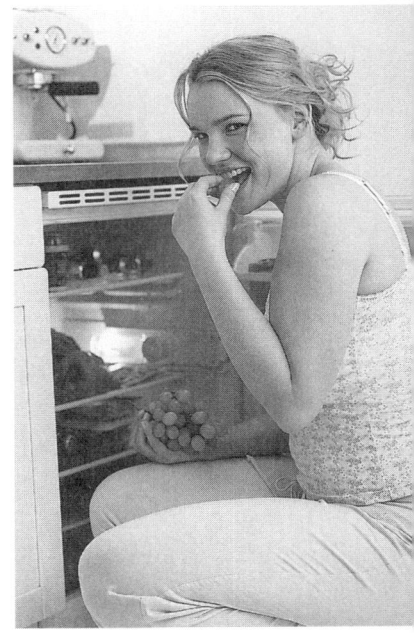

Bei Heißhunger: Obst aus dem Kühlschrank naschen. Schmeckt – und hält schlank.

für alle Lebensbereiche gültige Prinzip der Ausgewogenheit halten. Wir haben deshalb aktuelle wissenschaftliche Erkenntnisse ausgewertet und das Beste aus den seriösen Ansätzen kombiniert. Daraus ergibt sich die Idealdiät, die so ist, wie sie heißt:

● gut nachvollziehbar,

● überraschend einfach,

● alltagstauglich und unkompliziert,

● motivierend, schmackhaft und gesund.

Also kurz gesagt: ideal.

Für alle Fälle das Beste

Für die Idealdiät haben wir die beiden weltweit populärsten Abnehmmethoden, die Low-Fat- und die GLYX-Diät, abgewandelt und die einseitige Fixierung entweder auf die eine oder die andere Methode vermieden. Low-Fat- und GLYX-Diät haben auf den ersten Blick ganz unterschiedliche Ansätze. Die erste Methode verknappt den kalorienschweren Nachschub für die Fettzellen, das heißt, diese werden nicht übermäßig gefüllt. Das zweite Prinzip setzt auf die richtige Kohlenhydratauswahl. Dabei ist GLYX die Abkürzung für glykämischer Index. Dieser besagt, wie stark ein Lebensmittel den Blutzucker ansteigen lässt, und damit auch, wie viel Insulin der Körper produzieren muss, um den Blutzucker zu verwerten. Doch viel Insulin macht hungrig. Die richtigen Kohlenhydrate helfen also, den Heißhunger in Schach zu halten. Und weil wir dann weniger essen, kann auch nicht übermäßig Fett gespeichert werden. Wie das funktioniert, siehe ab Seite 63.

Doch egal, ob mit Low Fat oder mit GLYX, man muss sowohl den Kalorieninput (Essen) als auch den -output (Verbrennen) ausgeglichen halten. Was bedeutet: Wer sich mehr bewegt, braucht beim Essen weder mit Fett noch mit Kohlenhydraten allzu stark zu sparen.

Das Erfolgsgeheimnis liegt in der für Sie persönlich richtigen Mischung und Schwerpunktsetzung: Sind Sie ein Typ, der mit Low

Interview

Low Fat versus Idealdiät

Frage: Warum bist du von der Low-Fat- zur Idealdiät umgestiegen?

Britta: Nach der Low-Fat-Methode esse ich schon sehr lange. Da brauchte ich mal neue Anregungen und wollte andere Rezepte kennen lernen, um mein Repertoire zu erweitern.

Frage: Warst du mit der Low-Fat-Diät unzufrieden?

Britta: Nein, schließlich habe ich damit lange Zeit sehr erfolgreich abgenommen und fand es auch recht einfach. Doch ich suchte nach einer Diät, die meinen Stoffwechsel individueller berücksichtigt, und das macht die Idealdiät. Sie ist ausgewogener als die Low-Fat-Diät, denn bei ihr wird nicht nur Wert auf die richtigen Fette gelegt, sondern auch auf die richtigen Kohlenhydrate. Und die haben, wie ich mir erklären ließ, einen großen Einfluss auf meinen Insulinspiegel. Entscheiden also mit, ob ich Fett ansetze oder verliere. Und ganz wichtig für mich war, dass die Rezepte der Idealdiät sättigender sind und mir auch besser schmecken.

Fat und der damit verbundenen Kohlenhydratfreigabe nicht zufriedenstellend abnimmt, müssen Sie aufgrund Ihrer Stoffwechsellage vermehrt die Kohlenhydrate und ihre Blutzuckerreaktion (glykämischer Index, siehe Seite 63) im Auge behalten. Umgekehrt gilt natürlich das Gleiche: Sinkt trotz der Reduzierung der Kohlenhyd-

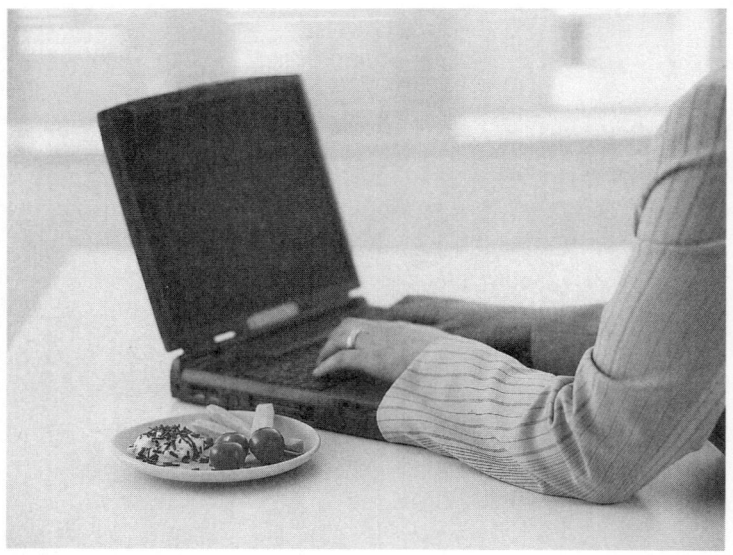

Die Idealdiät: bürotauglich und reich an Fitmachern für kreative Köpfe.

rate und der Beachtung der GLYX-Werte das Gewicht nicht, sollten Sie beim Fett sparen.

Alles in allem darf bei der Zusammenstellung der Speisen weder der Kohlenhydrat- noch der Fettgehalt allein eine Rolle spielen. Zwei Beispiele mögen dies verdeutlichen:

● Ein fettreicher Snack, etwa Chips oder Nüsse, liegt länger im Magen, bevor er endgültig verdaut ist. Deshalb haben Chips & Co. einen relativ niedrigen GLYX, das heißt, sie erhöhen den Blutzucker nicht so stark wie eine entsprechende Low-Fat-Mahlzeit, beispielsweise gekochte Kartoffeln. Doch wenn Übergewichtige jetzt glauben, dass sie in Fett schwelgen dürfen und Chips, Sahneeis und Schokolade ihrer Figur dienlicher sind als gekochte Kartoffeln und Brot, nur weil die zuletzt genannten Lebensmittel einen höheren glykämischen Index aufweisen, haben sie sich zu früh gefreut. Allzu leicht werden mit fettreichen Mahlzeiten und fettreichen Snacks nämlich viel zu viele Kalorien aufgenommen.

◉ Zucker, Weißbrot und andere Weißmehlprodukte sowie zuckerreiche Limonaden sind zwar fettarme beziehungsweise sogar fettfreie, jedoch kohlenhydratreiche Nahrungsmittel. Man hat aber nicht so viel auf dem Teller, und sie machen nicht so satt wie beispielsweise Vollkorn, Gemüse, Hülsenfrüchte und Obst. Letztere Lebensmittel füllen den Magen, halten das Insulin in Schach und machen satt, und das, obwohl sie wenig Kalorien enthalten. Ein

Ninas Tipp

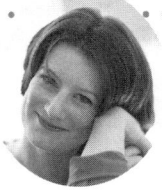

Kalorienarmer Snack

In meinem Sommerurlaub in Kanada habe ich eine kalorienarme Variante des Eiskaffees kennen gelernt, die man sich auch super zu Hause zwischendurch machen kann. Dazu gibt man kalten starken Kaffee mit etwas flüssigem Süßstoff und reichlich Eiswürfel in einen Cocktail-Shaker und schüttelt das Ganze kräftig. Dann den Kaffee in ein Glas gießen und nach Geschmack noch etwas Magermilch dazugeben. Schmeckt gut und erfrischt herrlich.

39

weiterer Vorteil: Sie sind reich an natürlichen Kohlenhydratbeglei-
tern wie Vitaminen, Mineralstoffen, bioaktiven Substanzen und
Ballaststoffen. Im Gegensatz dazu kann man von konzentrierten
Stärke- und Zuckerlieferanten wie Weißmehlprodukten und ganz
besonders von zuckerreichen Getränken viel verdrücken, ohne
richtig satt zu werden. Aber sehr schnell nimmt man hierdurch
ganz nebenbei größere Mengen an Kalorien zu sich. Außerdem bewirken diese Kohlenhydrate oft einen starken Anstieg des Hor-
mons Insulin im Blut, der der Fettverbrennung geradezu entgegen-
steht.

Fazit: Sowohl mit fettkonzentrierter als auch zu kohlenhydratrei-
cher Nahrung führen wir uns zu viele Kalorien zu und machen uns
das Abnehmen schwer. Wir brauchen eine Diät, die sowohl mit Fetten als auch mit Kohlenhydraten bewusst umgeht.

Mehr wissen, um weniger zu wiegen

Alles Wichtige über Fett, Kohlenhydrate und Übergewicht. Denn wer die Zusammenhänge im Körper kennt, kann effizienter abnehmen.

Unter Wissenschaftlern gibt es keine einheitliche Meinung über den Zusammenhang zwischen Nahrungsfettaufnahme und Entstehung von Übergewicht. Während die einen sagen, dass körperliche Inaktivität mehr zum Übergewicht beiträgt als Nahrungsfett, haben andere Autoren recht plausible Erklärungen dafür, dass vor allem zu viel Fett im Essen dick macht. Als Beweis führen sie an, dass es in relativ hoch industrialisierten Ländern vergleichsweise mehr

Stress macht dick. Deshalb Entspannungsmomente einbauen.

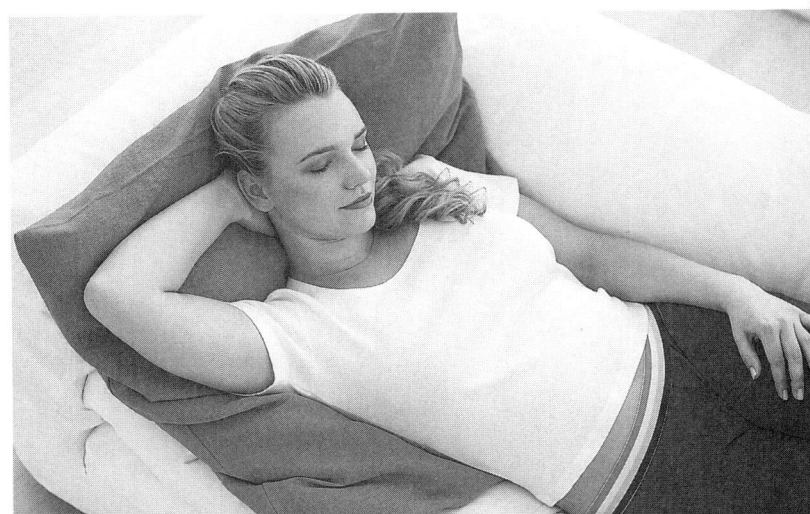

dicke Menschen gibt, weil dort mehr Fett über das Essen aufgenommen wird. Ihre Erklärung für die »Fett-macht-fett«-These: Fett hat mehr als doppelt so viele Kalorien wie Kohlenhydrate, also eine höhere Energiedichte; es ist im Körper nahezu unbegrenzt und sehr effizient speicherbar, praktisch ohne Energieverlust; fettreiche Speisen schmecken besser als fettarme, haben aber im Vergleich zu volumenreichen Kohlenhydraten eine geringere Sättigungswirkung.

Tipp

Essen Sie viel Obst und rohes Gemüse, denn sie enthalten reichlich sekundäre Pflanzenstoffe. Damit werden Farb- und Aromastoffe, Schutz- und Abwehrstoffe bezeichnet, die Pflanzen bilden, um gegen Krankheiten und Fressfeinde gefeit zu sein, oder die ihnen als Wuchsstoffe dienen. Was für die Pflanzen gut ist, hat auch auf uns positive Auswirkungen. Unter anderem sollen diese Stoffe den körpereigenen Gesundheitsschutz stärken und den Cholesterin- und Zuckerstoffwechsel günstig beeinflussen. Zu den sekundären Pflanzenstoffen zählen zum Beispiel Carotinoide in Möhren, Aprikosen oder Tomaten (Lycopin), Saponine in Hülsenfrüchten oder Flavonoide in roten Beeren.

Im Visier: fettbewusst essen

Das Fett ganz wegzulassen ist gesundheitlich so bedenklich wie ein ständiges Zuviel an Fettkalorien. Statt Fett immer nur als Dick- und Krankmacher hinzustellen, sollte die Forderung heute lauten: Die richtigen Fette als Gesund- heitsförderer essen, wie Öl, das reich ist an einfach ungesättig- ten Fettsäuren (etwa Oliven- und Rapsöl) sowie an Omega-3-Fett- säuren (wie in fettem Meeres- fisch, siehe Seite 46).

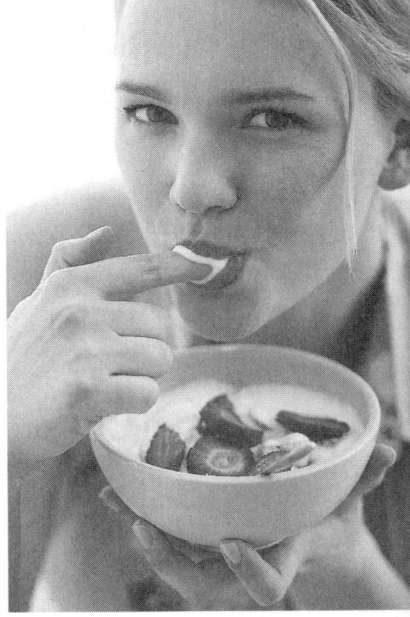

Insgesamt ergibt eine ballast- stoffreiche Ernährung (siehe Sei- te 50) durch mehr kohlenhyd- ratreiche Lebensmittel – vor al- lem in Form von Gemüse, Voll- kornprodukten, Hülsenfrüchten und Obst – verbunden mit ein- geschränktem Fettkonsum den Ausschlag für den Diäterfolg. Konsequenterweise konzentriert sich die Idealdiät daher auf die Doppelstrategie aus fettgesunder Ernährung nach Art der Mittel- meerküche (siehe Tipp Seite 79)

Der optimale Snack zum Abnehmen: Kohlenhydrate in Form von Obst in fettarmem Joghurt.

und kohlenhydratbewusster Ernährung, die sich am günstigen glykämischen Index der jeweiligen Lebensmittel und Speisen orientiert. Auf jeden Fall verbessert sich dadurch die Qualität Ihrer

Ernährung, weil diese Lebensmittel viele Vitamine und Mineralstoffe sowie verschiedene gesundheitsfördernde sekundäre Pflanzenstoffe (siehe Tipp Seite 42) enthalten. Außerdem essen Sie au-
tomatisch weniger Fett, wenn Ihr Speiseplan viel Gemüse und Obst
enthält: Sie müssen das Fett im Essen nicht so drastisch reduzieren wie bei klassischen Low-Fat-Diäten, wo Sie Kohlenhydrate im
Übermaß essen dürfen – egal ob als Stärke wie in Weißmehl oder
als Zucker in Limonaden oder Süßigkeiten. Die ungeliebte Mager-
kost müssen Sie bei unserer fettnormalisierten Ernährung nicht
befürchten. Weil diese Form der Ernährung schmeckt – schließlich
sind Fette die Geschmacksträger im Essen –, bleiben Sie lange Zeit
dabei. Wenn Sie außerdem in Anlehnung an die mediterrane Kü-
che (siehe Tipp Seite 79) Fette mit erwünschten einfach ungesättigten Fettsäuren und mehrfach ungesättigten Omega-3-Fettsäu-
ren wählen, sorgen Sie für bessere Blutzucker- und Blutfettwerte.

Fett ist nicht gleich Fett

Bisher war immer wieder die Sprache von erwünschten oder uner-
wünschten Fetten. Doch was sind Fette überhaupt? Vom chemi-
schen Aufbau her sind Fette zunächst alle gleich. Es sind relativ
komplizierte chemische Verbindungen mit jeweils drei Fettsäuren.
Welche Fettsäuren am Fettaufbau beteiligt sind, das macht den ei-
gentlichen Unterschied aus.

● Die gesättigten Fettsäuren kann der Körper selbst bilden, zusätzlich nimmt er sie mit der Nahrung auf. Je fester ein Nahrungsfett ist, desto mehr gesättigte Fettsäuren enthält es. Gesättigte Fettsäuren sind beispielsweise in Wurst, Fleisch, Käse oder Kokosfett
enthalten.

Interview

Abnehmen bei starkem Übergewicht

Frage: Du hast bereits 20 Kilo abgenommen und willst mit der Idealdiät weitere 30 verlieren. Brauchst du da nicht einen eisernen Willen und viel Geduld?

Silke: Klar hofft man immer, dass es schneller geht. Aber mittlerweile habe ich mich auf ein Pfund weniger pro Woche eingestellt. Damit bin ich vollauf zufrieden. Ich weiß, dass ich lange brauchen werde, um mein Wunschgewicht zu erreichen. Aber damit kann ich leben. Mittlerweile habe ich ja bewiesen, dass ich es schaffen kann. Auch wenn es nicht leichter wird. Durchhänger habe ich aber nicht, da ich mir jeden Tag mein Stück Schoko gönne und damit mein Hauptverlangen befriedigt ist.

Frage: Ist das nicht schlecht, sich mit Essen zu belohnen?

Silke: Gerade diese kleinen »Sünden« machen mir das Abnehmen einfacher. Denn damit ruiniere ich ja nicht meinen Erfolg, sondern ich motiviere mich. Übrigens auch mit einem Konzert, Kinobesuch oder einem Bummel in der Stadt. Ich bin also nicht aufs Essen fixiert, aber hin und wieder mag ich einen Abnehmerfolg auch mit einem guten Essen feiern. Bald komme ich unter die 100-Kilo-Marke. Dann habe ich mich schon mit meiner Freundin zum Essen verabredet. Und sollte ich dabei zu sehr über die Stränge schlagen, lege ich danach einen Obsttag ein.

● Ungesättigte Fettsäuren bewirken dagegen eine weiche bis ölige Konsistenz. Hier unterscheidet man zwischen einfach und mehrfach ungesättigten Fettsäuren. Der bekannteste einfach ungesättigte Vertreter ist die gesundheitsfördernde Ölsäure aus Oliven- und Rapsöl. Zur großen Gruppe der mehrfach ungesättigten Fettsäuren zählen die Omega-3-Fettsäuren. Aus ihnen bildet der Körper Gesundheitsschützer für Herz und Blutgefäße. Rapsöl enthält beides: einfach ungesättigte Fettsäuren und eine Omega-3-Fettsäure. Und fette Meeresfische wie Lachs, Makrele, Hering oder Thunfisch sind die besten Quellen für hochwertige Omega-3-Fettsäuren. Essen Sie zweimal in der Woche Meeresfisch, und verwenden Sie Rapsöl für Ihren täglichen Salat oder zum Dünsten von Gemüse.

Der Gesundheit (»cholesterinbewusste Ernährung«) wie der schlanken Linie schadet dagegen ein Überangebot gesättigter und gehärteter Fette.

Zusammenfassend lässt sich für den Alltagsgebrauch sagen, dass der Körper vor allem dann Fett deponiert, wenn wir zu viel essen und der überwiegende Teil davon hochkalorisches Fett enthält. Wegen seiner hohen Energiedichte wird das Energie-Soll leicht erreicht und bei niedrigem Kalorienumsatz, also bei bequemer Lebensweise, auch schnell überschritten. Schwerarbeiter und Leistungssportler dürfen beim Fett demzufolge reichlicher zugreifen als Leichtarbeiter. Wenn also bei Kalorienüberschuss zu viel Fett fett macht, wie sieht es dann mit den Kohlenhydraten aus?

Interview

Stagnation während der Diät

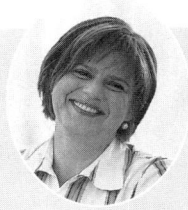

Frage: Hattest du auch Zeiten, in denen du trotz Diät kaum oder gar nicht abgenommen hast?

Iris: Es gab mal zwei Wochen, da ging bei mir kein Gramm runter. Da ich aber von anderen Diäten schon wusste, dass es diese Phasen geben kann, sagte ich mir: Nun ist es eben mal so. Dann kam auch noch etwas Stress dazu, und ich bekam Lust, neben den bewährten grünen auch einige gelbe Rezepte auszuprobieren. Damit konnte ich mein Gewicht problemlos halten. Als der Stress nachließ, kam auch wieder der Schwung, zu den strengeren grünen Rezepten zurückzukehren. Und prompt stellte sich der Abnehmerfolg wie von selbst wieder ein.

Frage: Was rätst du Menschen, bei denen das Gewicht einfach nicht weniger werden will?

Iris: Unbedingt dranbleiben, nichts erzwingen und sich nicht zu viel Sorgen machen. Der Mensch ist keine Maschine, manchmal will der Körper halt einfach kein Gramm Fett hergeben. Jetzt die Diät erst recht nicht frustriert abbrechen, sich aber auf jeden Fall weiterhin viel bewegen. Dann schmilzt auch das Fett irgendwann wieder.

Kohlenhydrate – vom Dickmacher zum Fitmacher

Bei den Kohlenhydraten gelang es, dank der positiven Erfahrungen in der Sportler- und Fitnessernährung den guten Ruf wiederherzustellen. Eiweißreiche Steakdiäten mit dekorativer, das heißt minimaler Salatbeilage wurden mittlerweile von kohlenhydratreichen Brot-, Körner-, Reis- und Kartoffeldiäten abgelöst. Ja, demnach halten sogar Spaghetti schlank, wenn man sie nicht mit fetttriefender Sauce isst.

Doch bevor wir uns der Frage zuwenden, woher dieser Sinneswandel in der Schlankheitsdiätetik kommt, müssen wir erklären, was Kohlenhydrate überhaupt sind.

Kohlenhydrate: »best energy« für Körper und Geist

Die neben Wasser mengenmäßig wichtigste Nährstoffgruppe in der Nahrung sind die Kohlenhydrate. Dazu gehören zahlreiche organische Verbindungen, die bekanntesten davon sind Stärke und Zucker. Diese verdaulichen Kohlenhydrate stellen den größten Teil der täglich benötigten Energie sowohl für körperlich-muskuläre Arbeit als auch geistig-nervliche Leistungen bereit. Mindestens 50 Prozent der täglichen Nahrungskalorien sollen aus Kohlenhydraten stammen.

Im Gegensatz dazu liefern die Ballaststoffe (siehe Seite 50) als unverdauliche Kohlenhydrate keine Energie. Sie sind aber für die Erhaltung von Gesundheit und Leistungsfähigkeit unverzichtbar.

Für Menschen mit geringem Energieumsatz in Beruf und Freizeit sowie für alle, die abnehmen und schlank bleiben möchten, empfehlen wir kohlenhydrathaltige Lebensmittel, die gleichzeitig

Ballaststoffe, Vitamine und Mineralstoffe enthalten – also die ernährungsphysiologisch wertvollen Lebensmittel wie Gemüse, Obst, Vollkornprodukte und Hülsenfrüchte. Sie sättigen gut und versorgen uns außerdem mit wichtigen Fitmachern und Schutzstoffen für unsere Gesundheit.

Mehr Zurückhaltung ist geboten bei stärkereichen, ballaststoffarmen Lebensmitteln wie Weißmehlerzeugnissen, Kartoffeln sowie Trauben- und Haushaltszucker, zuckerreichen Getränken und Süßigkeiten. Sie sind im Hinblick auf Vitamine, Mineralstoffe, bioaktive Pflanzenschutzstoffe etc. weniger gut oder sogar schlecht ausgestattet. Außerdem kann man von ihnen viel essen, ohne wirklich satt zu werden.

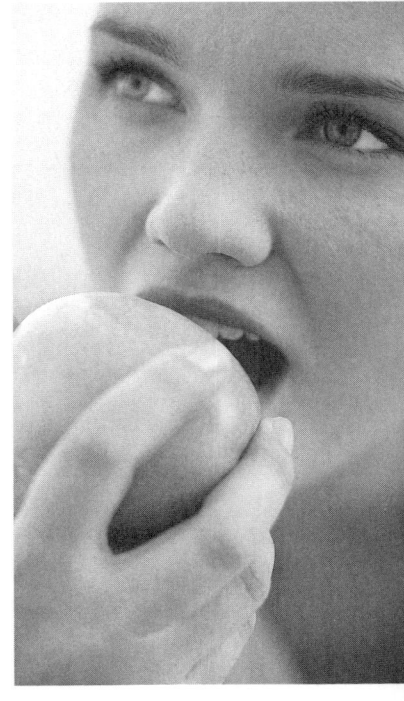

Powerpaket Apfel: Er enthält viele Kohlenhydrate, aber solche mit sehr niedrigem GLYX.

Bedenken Sie: Wer mit insgesamt weniger Kalorien sowohl satt werden als auch gut versorgt mit Vitalstoffen sein will, muss auf die richtigen Kohlenhydratquellen in der Ernährung achten. Sie stehen im Mittelpunkt der grünen Rezepte unserer Idealdiät – allen voran Gemüse, Salate und Obst sowie kernige Vollkornprodukte. Diese gesunden Schlankmacher besitzen einen günstigen GLYX und eine hohe Nährstoffdichte.

Ballaststoffe – keineswegs überflüssiger Ballast

Ballaststoffe haben Karriere gemacht von wertlosen »Schlacken-stoffen« zu anerkannten Gesundheitsschützern und externen Reglern des Kohlenhydrat- und Fettstoffwechsels. Außerdem sind sie mit dafür verantwortlich, ob wir Hunger haben oder satt sind. Besonders die löslichen Ballaststoffe aus Vollkornhafer, Gemüse und Obst halten das Cholesterin in Schach, sättigen anhaltend und helfen den Blutzuckeranstieg nach Mahlzeiten zu dämpfen. Ein ballaststoffreiches Essen füllt den Magen, ohne viele Kalorien zu enthalten. Alles zusammen kommt der schlanken Linie zugute.

Ballaststoffe können von den menschlichen Verdauungsenzymen nicht geknackt werden. Aber in unserem Darm lebt ein Heer von nützlichen Bakterien, die die Ballaststoffe zu gesundheitsfördernden Substanzen abbauen. Da die einzelnen Ballaststoffe unterschiedliche Wirkungen im Stoffwechsel entfalten, ist es empfehlenswert, für möglichst große Abwechslung im Speiseplan zu sorgen. Zu den besten Quellen zählen wieder Vollkornprodukte, Hülsenfrüchte, Gemüse und Obst. Täglich sollten Sie mindestens fünf Portionen Obst und Gemüse essen, dazu Vollkornprodukte – dann nehmen Sie auch genügend Ballaststoffe auf.

Sattmacher-Kohlenhydrate machen schlank

Was hat es nun mit dem Sinneswandel in der Schlankheitsdiätetik auf sich? Zunächst steht fest: Wer seinen Hunger stillen möchte mit Lebensmitteln, die weniger konzentrierte Kalorien als Fett, Stärke und Zucker enthalten, braucht viel auf dem Teller. Gemüse, Hülsenfrüchte, grobkörnige Vollkornprodukte und wasserreiches, saftiges Obst sind dann die richtige Wahl. An diesen Lebensmitteln können wir uns während einer Diät so richtig satt essen.

Interview

Disziplinmangel während der Diät

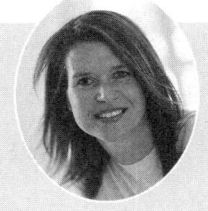

Frage: Fiel es dir immer leicht, die Diät konsequent durchzuhalten?

Katja: Ich hatte keine Lust, einen Salat mit in die Arbeit zu nehmen und den mittags allein zu essen. Stattdessen bin ich mit den Kollegen in die Kantine gegangen und habe dann nicht das Standardmenü gewählt, sondern etwas ausgesucht, das zur Diät passte. Also viel Gemüse und Salat, wenig Sauce; Kartoffeln, Nudeln oder Reis nur als kleine Beilage. Damit musste ich zwar fast immer am meisten bezahlen, aber ich konnte trotz Kantine erfolgreich abnehmen.

Frage: Wann hast du die Diätregeln vergessen?

Katja: Immer dann, wenn ich mit Freunden zum Essen ging. Ich bin ein Genussmensch und möchte abends auch mal weggehen, ohne mir Gedanken darüber zu machen, was ich essen oder ob ich noch ein zweites Glas Wein trinken darf. Weil solche Situationen aber nicht so oft vorkamen, habe ich einfach am nächsten Tag mit der Diät weitergemacht und festgestellt, dass ich trotzdem kontinuierlich pro Woche fast ein Pfund verlor.

Wer denkt aber beim Thema Kohlenhydrate und Dickwerden nicht immer noch – pardon – an die Schweinemast mit Kartoffeln und das sprichwörtliche Nudeln der Gänse für die begehrte Gänsestopfleber? Allerdings lassen sich diese Erkenntnisse aus der Tier-physiologie nur in sehr begrenztem Umfang auf den Menschen übertragen. Für die »Kohlenhydratmast« des Menschen, das heißt die Umwandlung von zu viel gegessenen Kohlenhydratkalorien in Fett, sind immerhin kaum essbare 450 bis 500 Gramm Kohlenhy-drate pro Tag erforderlich. Das würde etwa einem Kilo Gummibär-chen oder einem Kilo Weizenmischbrot entsprechen. Zudem ver-braucht der Stoffwechsel für die Neubildung von Fettsäuren aus Kohlenhydraten erst einmal Energie. Diese Umwandlungsverluste machen immerhin etwa 30 Prozent der mit den Kohlenhydraten aufgenommenen Energie aus. Im Vergleich zur direkten Einlage-rung von Nahrungsfett in Fettdepots, die äußerst ökonomisch und praktisch ohne Energieverlust verläuft, geht deshalb das Zuneh-men mit Kohlenhydraten deutlich schwerer vonstatten. Energie-einsparungen beim Essen während und nach einer Diät sollten deshalb vor allem beim Nahrungsfett vorgenommen werden. Und damit Sie beim Abnehmen auch wirklich satt werden, achten Sie auf die richtige Kohlenhydratauswahl, orientiert am glykämischen Index (siehe Seite 63).

Fett und Alkohol – gefährliches Dickmacher-Duo

Auch der im Übermaß genossen figurschädliche Alkohol ist eher in-direkt für den »Bierbauch« verantwortlich. Denn Alkohol wird nicht in Fett umgewandelt, sondern er stellt die Fettverbrennung zurück. Übrigens: Wenn dem Körper verschiedene Energiequellen wie Koh-lenhydrate, Alkohol und Fett angeboten werden, stellt er die Fette unten an und bevorzugt die leichter »brennbaren« Kohlenhydrate oder den Alkohol. Die »Erleichterung«, die ein Schnaps nach fettrei-chem Essen bringt, hat nichts mit verbesserter Fettverbrennung zu tun. Alkohol erleichtert allenfalls die Verdauungsarbeit. Die fette Bratwurst setzt dann aber umso leichter an! Nicht umsonst werden stark Übergewichtigen Medikamente verordnet, die die Fettverdauung teilweise blockieren. Das heißt, ein Teil des Fettes wandert ungenutzt durch den Darm und wird ausgeschieden, ohne im Körper gespeichert zu werden.

Ausgewogene Energiebilanz

Bei allem darf man aber das Grundgesetz einer jeden Energiebilanz nicht vergessen. Es besagt, dass die Energiebilanz

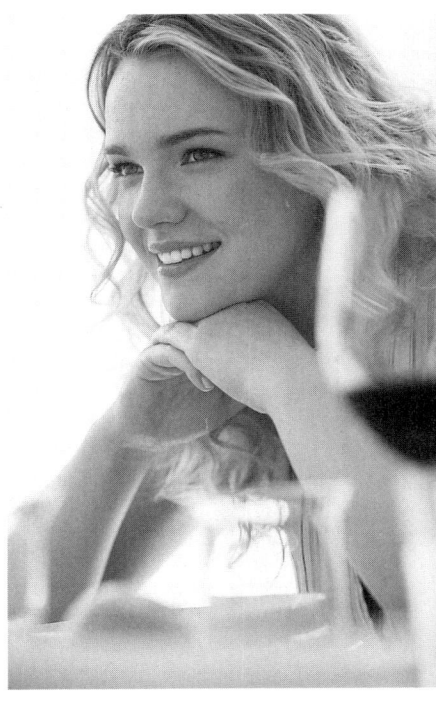

Hin und wieder ein Gläschen trockener Wein schadet nicht.

immer dann ausgeglichen ist, wenn die Menge der zugeführten Kalorien genau der der verbrauchten Kalorien entspricht. Nur bei Energieüberschuss (positiver Kalorienbilanz) kann man Energie speichern, das heißt zunehmen. Und dazu können sowohl zu viele Fett- als auch Kohlenhydratkalorien beitragen. Verführerische Botschaften sowohl von Low-Fat-Diäten als auch GLYX-Diäten wie »Kalorienzählen ist überflüssig« stimmen nicht grundsätzlich. Das gilt ganz besonders für bewegungsarme Sitzmenschen. Wenn Letz-

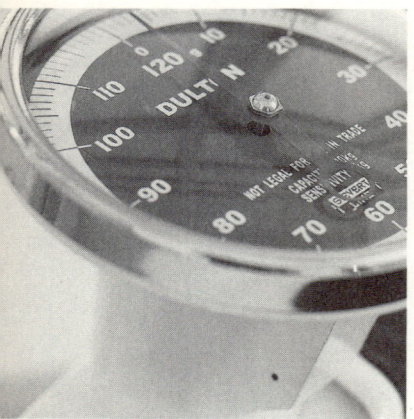

*Kein Wiegestress: Einmal pro Woche
den Erfolg überprüfen reicht!*

tere wahllos Süßigkeiten, Weiß-
mehlerzeugnisse, Softdrinks, Eis
und Snacks – auch die Low-Fat-
Varianten davon – in sich hinein-
stopfen, dürfen sie sich über die
Folgen nicht wundern. Da kommen mit einem Heißhungeranfall
schnell so viel Kalorien zusammen, wie einem Leichtarbeiter für
einen ganzen Tag reichen würden.

Zusätzlich gilt, dass bei Energieüberschuss meist auch das
Kohlenhydratangebot hoch ist.
Mit der Folge, dass das gleichzei-
tig in der Nahrung vorhandene Fett nicht verbrannt wird. Wenn der
Kalorienbedarf bereits durch die leichter »brennbaren« Kohlenhydrate gedeckt wird, kommt das Fett – weder das aus der Nahrung
noch das aus den körpereigenen Depots – als Energiequelle gar
nicht erst zum Zug. Folglich haben sowohl Kohlenhydrate als auch
Fett mit der (Über-)Gewichtsfrage zu tun.

Kohlenhydrate und Insulin

Wenn wir Kohlenhydrate essen, lösen sie im Körper eine Insulinreaktion aus. Insulin ist ein Hormon, das von den Inselzellen der
Bauchspeicheldrüse gebildet wird. Es aktiviert ein Transportsys-
tem, das den Blutzucker Glukose, das Endprodukt verdauter koh-
lenhydrathaltiger Nahrungsmittel, in die Muskel- und Fettzellen

schleust. Um seine Wirkung entfalten zu können, muss Insulin an Rezeptoren (Andockstellen) der Zellmembran gebunden werden. Übrigens: Insulin öffnet die Türen in die Zellen nicht nur für Zucker, sondern auch für Fettsäuren und Aminosäuren (den Eiweißbausteinen), sodass es zu Recht als Speicherhormon bezeichnet wird.

Es hat sich nun gezeigt, dass sich bei vielen Übergewichtigen vor allem über die Jahre die Insulinwirkung zunehmend verschlechterte. Sie haben über einen langen Zeitraum ihrem Körper zu viel Kohlenhydrate und Fett mit der Nahrung zugeführt, deshalb musste zu deren Verarbeitung stets viel Insulin gebildet werden. Die Zellen wurden schließlich wegen des ständigen hohen Insulinspiegels unempfindlich gegenüber diesem Hormon. Man

Tipp

Tragen Sie mindestens 10 Tage lang alles, was Sie essen und trinken, in eine Tabelle ein. Vom Frühstück bis zum Abendsnack notieren Sie sich in fünf Spalten: Uhrzeit, Menge und Art, was Sie gegessen oder getrunken haben, ob Sie allein waren oder in Gesellschaft und auch Ihre Stimmung beim Essen. Dieses Ernährungstagebuch wird Ihnen genau zeigen, ob die Lust auf Fett oder Kohlenhydrate oder ob eventuell bestimmte Situationen und Stimmungen an den Gewichtsproblemen schuld sind. So können Sie sich gezielt überlegen, wo Ihre größten Ernährungsfehler liegen und wie Sie aktiv etwas dagegen tun.

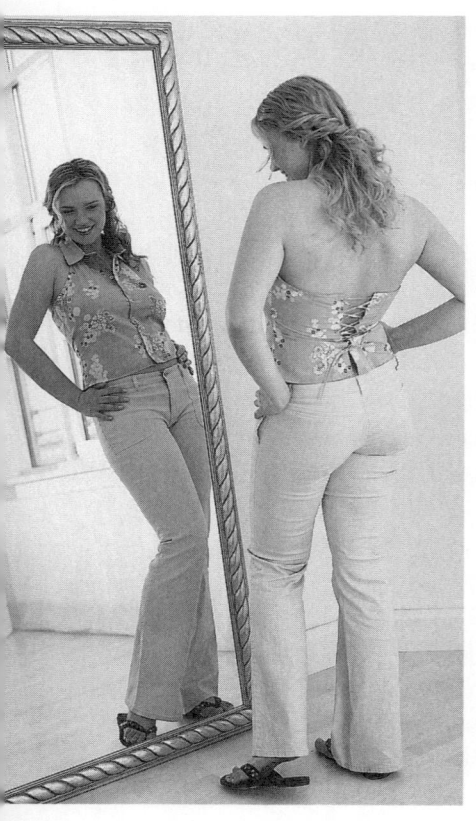

Belohnen Sie sich gelegentlich mit einem neuen Kleidungsstück. Das fördert das Durchhalten!

spricht von verminderter Insulinwirkung oder Insulinresistenz. Das Insulin kann seine volle Wirkung nicht mehr entfalten, mit der Folge, dass die Glukose nicht mehr vollständig in die Körperzellen aufgenommen werden kann. Freie Fettsäuren im Blut, deren Menge bei Übergewichtigen oft erhöht ist, blockieren zusätzlich den Zuckertransport in die Zellen, sodass sich die Stoffwechselsituation weiter verschlechtert.

Ist infolge Überernährung mehr Zucker im Blut vorhanden, als die Zellen verbrauchen können, schützen sie sich vor einer »Überzuckerung« und lassen die Glukose außen vor. Sie sperren quasi die (Zell-)Türen für den Zucker zu. Der Arzt sagt dann: Sie haben eine Verwertungsstörung für Zucker. Dadurch steigt natürlich die Blutzucker-Konzentration an. Übersteigt sie einen bestimmten Wert, wird Alarm gegeben, und der Körper schüttet noch mehr Insulin aus, um den Zucker doch noch abzubauen (Hyperinsulinämie). Beim

Übergewichtigen ist schließlich im Vergleich zu einem Normalgewichtigen ein Vielfaches an Insulin erforderlich, um noch eine normale Blutzuckerregulation zu gewährleisten. Letztendlich kommt es zur »Übergewichts-Zuckerkrankheit«, dem Diabetes Typ 2 (siehe Seite 59).

Je stärker die Insulinwirkung bei einem Übergewichtigen beeinträchtigt ist, desto ungünstiger wirkt sich eine uneingeschränkte kohlenhydratreiche Kost aus. Aber selbst dann ist nicht eine kohlenhydratfreie Ernährung das Allheilmittel. Vielmehr gilt es wiederum, sowohl die Fettmenge und Fettqualität als auch die Auswahl der Kohlenhydrate nach ihrer Blutzuckerwirksamkeit und der davon abhängigen Insulinreaktion konsequent zu beachten. Außerdem lässt sich der insulinabhängige Zuckertransport in die Zellen erst wieder verbessern, wenn wir den Gürtel enger schnallen und uns mehr bewegen, denn erst Abnehmen bringt den gestörten Insulin-Stoffwechsel wieder ins Gleichgewicht. Regelmäßige körperliche Aktivität erhöht die insulinunabhängige Glukoseaufnahme in die Muskelzellen und gleichzeitig die Insulinempfindlichkeit bzw. -wirkung an der Zell-

Schlank fernsehen mit Obst.

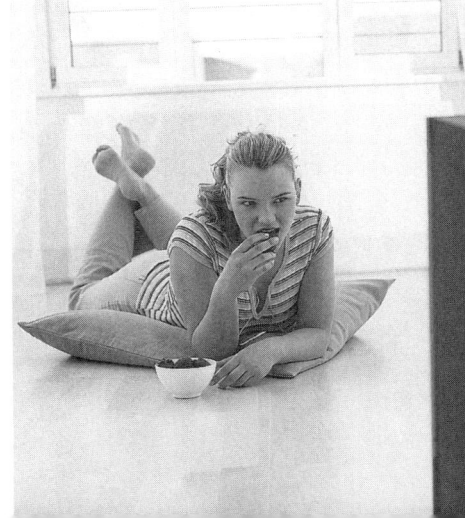

membran. Das heißt, der Blutzucker kann besonders effizient von den Zellen verwertet werden. Denn durch die vorangegangene körperliche Aktivität wurden die Energiespeicher in der Zelle entleert, nun bereitet sich die Zelle auf eine erneute Belastung vor, indem sie

Interview

Abnehmen mit Kleinkind und Mann

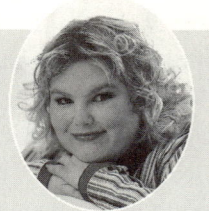

Frage: Abnehmen und auch noch für dein Baby kochen. Fällt dir das nicht schwer?

Silke: Ich habe ein gutes halbes Jahr nach der Geburt meiner Tochter wieder mit dem Abnehmen begonnen. Das war genau der richtige Zeitpunkt, denn für die Kleine muss ich noch nicht kochen. Sie bekommt Gläschen. Sie kann aber von vielen Gemüsegerichten der Idealdiät etwas mitessen.

Frage: Was sagt dein Mann, wenn du immer nur Diätrezepte auftischst?

Silke: Uwe unterstützt mich echt super. Doch manchmal kann er Gemüse nicht mehr sehen, und dann holt er sich etwas aus dem Fast-Food-Restaurant oder eine Pizza. Aber er ist rank und schlank und kann sich das leisten. Manchmal ist es schon schwierig, in einer Partnerschaft, wo die Geschmäcker so verschieden sind, eine Diät durchzuführen, aber da müssen wir jetzt durch. Er hat ja immer noch die Möglichkeit, mittags in die Kantine zu gehen. Außerdem gönnen wir uns an einem Tag in der Woche auch mal »ungesunde« Sachen. Schließlich soll die Diät nicht verhindern, dass wir zusammen auch mal ein leckeres Essen genießen.

Energie, sprich Glukose, aufnimmt. Bildlich gesprochen ist jede Zelle ein Akku, der entleert und dann wieder neu geladen wird. Regelmäßiges Training hat einen »Spareffekt« zur Folge, der bewirkt, dass der Körper insgesamt weniger Insulin zur Aufnahme der gleichen Menge Glukose benötigt und der die Bauchspeicheldrüse erheblich entlastet. Nicht umsonst ist Bewegung eine der unverzichtbaren Säulen der Diabetestherapie und konsequenterweise auch der Vorbeugung und Behandlung von Übergewicht.

Wenn die Insulinreaktion entgleist

Ein besonderes Problem besteht für übergewichtige Diabetiker. In unserem Zusammenhang ist nur der

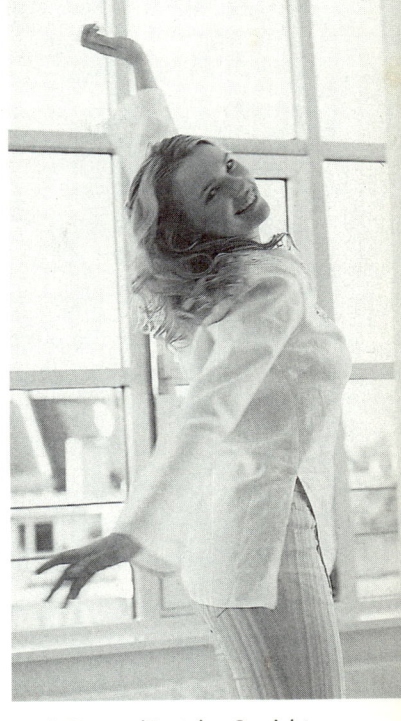

Auch Tanzen lässt das Gewicht sinken und fördert die Gesundheit.

so genannte Typ-2-Diabetes von Belang. Während nämlich beim Typ-1-Diabetiker das blutzuckersenkende Hormon Insulin fehlt und sein Ersatz im Vordergrund steht, wird beim Typ-2-Diabetiker entweder Insulin nicht in ausreichender Menge vom Körper gebildet, oder seine Wirkung ist unzureichend.

Der übergewichtige Typ-2-Diabetiker hatte zunächst eine ausreichende Insulinproduktion. Durch jahrelange Überernährung und Bewegungsmangel – auch in Verbindung mit einer erblichen Veranlagung – konnte der Stoffwechsel den Blutzucker allmählich immer schlechter regulieren. Der Körper entwickelt eine Insulinresistenz und als Folge daraus entsteht die Zuckerkrankheit, bei der der Blutzuckerspiegel krankhaft erhöht ist.

Ein übergewichtiger Typ-2-Diabetiker sollte deshalb so früh wie möglich seine Ernährung ändern und vor allem abnehmen. Als nachteilig hat sich das von allen Diätempfehlungen am besten verinnerlichte Zuckerverbot erwiesen. So wurde das Hauptproblem in der Ernährung an den Rand gedrängt, nämlich die insbesondere bei Typ-2-Diabetikern zu hohe Fettaufnahme. Zu viel Fett fördert nicht nur die Insulinresistenz, sondern auch eine Fettsucht (Adipositas) und begleitende Fettstoffwechselstörungen, die Herz und Kreislauf belasten. Experten sprechen vom Metabolischen Syndrom, dem weit verbreiteten Wohlstandsleiden als Preis für »gutes Leben«. Bei dieser ernährungsbedingten Stoffwechselkrankheit kommen Übergewicht, Bluthochdruck, Diabetes mellitus Typ 2 und Fettstoffwechselstörungen zusammen, mit der Folge eines hohen Herz-Kreislauf-Risikos.

Übergewichtige sollten sich vornehmlich von Lebensmitteln mit hohem Gehalt an Ballaststoffen und niedrigem glykämischem Index (siehe Seite 63) ernähren, um die Zuckerkonzentration im Blut und dadurch das Risiko von Diabetes, Herzinfarkt und Schlaganfall zu verringern.

Gesunde Sattmacher – nicht nur für Diabetiker

Die günstige Wirkung, die Kohlenhydrate mit niedrigem glykämischem Index und einfach ungesättigte Fettsäuren auf Blutzucker und Blutfettwerte haben, lässt es ratsam erscheinen, den Anteil

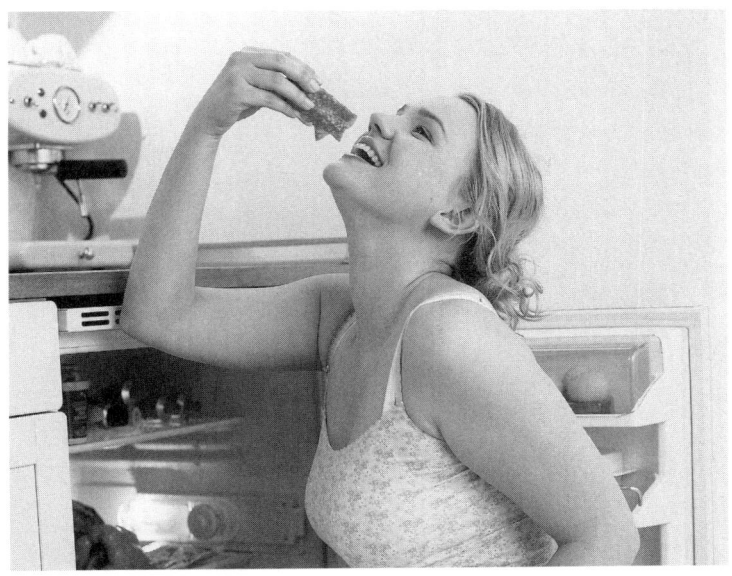

*Achtung! Solche »ungesunden Ausrutscher« wandern direkt in Ihre Fett-
pölsterchen.*

einfach ungesättigter Fettsäuren in der Ernährung leicht anzuhe-
ben und im Gegenzug Kohlenhydrate mit hohem glykämischem Index zu reduzieren. Dadurch wird der Anteil der Kohlenhydrate an
den Gesamtkalorien geringfügig auf zirka 50 Prozent gesenkt und
der Beitrag der einfach ungesättigten Fettsäuren auf 15 bis 20 Prozent erhöht mit dem Ziel, die Insulinreaktion positiv zu beeinflussen und vor Herz-Kreislauf-Erkrankungen zu schützen. Folge-
richtig sind auch in einem »schlanken« Speiseplan Olivenöl oder
besser noch Rapsöl (wegen des zusätzlichen Gehalts an Omega-
3-Fettsäuren), Nüsse und Oliven mit Augenmaß sowie fetthaltiger
Meeresfisch ausgesprochen erwünschte Begleiter.

Interview

Verändertes Körpergefühl nach der Diät

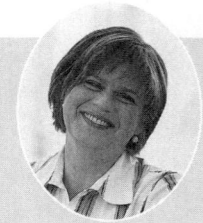

Frage: Du hast sehr viel abgenommen. Hat sich dadurch auch dein Körpergefühl geändert?

Iris: Ich würde sogar sagen, meine ganze Persönlichkeit hat sich gewandelt. Das fing schon damit an, dass ich statt walken plötzlich joggen konnte und jetzt drei- bis viermal pro Woche laufe. Danach fühle ich mich richtig wohl und starte super gelaunt in den Tag. Auch beim Bergwandern geht mir nicht mehr so schnell die Puste aus. Sogar meine Orangenhaut ist weg. Das hat auch mein Mann bemerkt. Klar bekomme ich dadurch ein anderes Körperbewusstsein. Ich fühle mich wohler in meiner Haut.

Frage: Was sagen deine Freunde und Kollegen dazu?

Iris: Besonders mein Mann freut sich. Ich kann jetzt so aktiv sein, wie ich möchte. Und die Kollegen sind natürlich begeistert, wie stetig und konsequent ich weiter abnehme.

Frage: Und was hast du selbst während der Diät für dich gelernt?

Iris: Neben all den praktischen Tipps kann ich mir nun eingestehen, dass ich kein Mensch bin und nie sein werde, der essen kann, was er will. Damit umzugehen habe ich nun gelernt. Und wie man sieht, klappt dies doch erstaunlich gut.

Glücklich mit GLYX

Essen mit GLYX und bei den Fetten sinnvoll sparen, das sind die Trittsteine, die sicher zum Abnehmerfolg führen.

Sie haben bei der Idealdiät die Fettaufnahme zum Beispiel von den üblichen etwa 40 Prozent Ihrer täglichen Kalorien auf etwa 30 bis maximal 35 Prozent reduziert und damit das von Ihren Fettzellen bevorzugte Füllmaterial rationiert. Um nun dauerhaft Ihr Gewicht zu halten, sollten Sie kontrolliert nur solche Kohlenhydrate aufnehmen, die einen niedrigen bis maximal mittleren glykämischen Index haben. Dieser Index, kurz GLYX genannt, ist ein Maß für den Anstieg des Blutzuckerspiegels im Blut nach dem Essen (siehe unten). So können Sie am besten Ihren Insulinspiegel niedrig halten und den Nährstoffstrom nach dem Essen nicht gleich wieder in die Einbahnstraße oder Sackgasse Fettspeicherung lenken.

Gesunde Verhältnisse mit dem GLYX

Kohlenhydrathaltige Lebensmittel können zu unterschiedlichen Blutzuckerreaktionen und Insulinantworten führen. Demzufolge können Nahrungskohlenhydrate nach ihrem glykämischen Index – kurz GLYX – eingeteilt werden. Dabei handelt es sich, wie schon gesagt, um einen Maßstab für den Blutzuckeranstieg nach dem

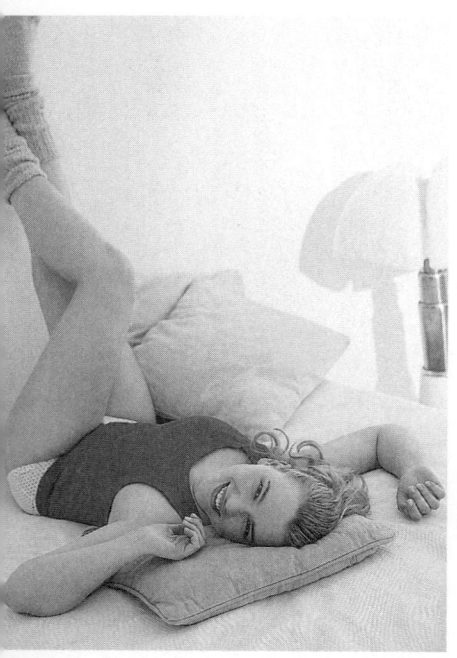

Die Haut wird überall straffer, das motiviert zum Weitermachen.

Essen. Bei einem niedrigen GLYX-Faktor steigt der Blutzuckerspiegel gemäßigter an, die Insulinreaktion schießt nicht über das Ziel hinaus. Ein Vorteil für alle, die satt, schlank und fit bleiben möchten. Außerdem werden Energielevel und Leistung möglichst konstant gehalten und größere Blutzuckerschwankungen vermieden.

Doch was können wir nun essen? Als anhaltende Energiespender beziehungsweise Kohlenhydrate mit Langzeitwirkung schneiden beispielsweise Spaghetti und andere Teigwaren aus Hartweizengrieß – vor allem, wenn sie nicht weich, sondern al dente gekocht werden –, recht gut ab. Aber auch grobkörnige Vollkornprodukte wie kernige Haferflocken oder Brote mit hohem Anteil möglichst intakter Körner wie Roggenvollkornbrot oder Pumpernickel gehören dazu sowie Hülsenfrüchte, Gemüse und fruchtzuckerreiche Obstsorten wie Äpfel und Beerenfrüchte. Allerdings muss auch bei Lebensmitteln mit niedrigem GLYX berücksichtigt werden, wie viel davon gegessen wird.

Lebensmittel mit hohem GLYX-Faktor und hoher Kohlenhydratkonzentration lassen den Blutzuckerspiegel nach dem Essen am

Interview

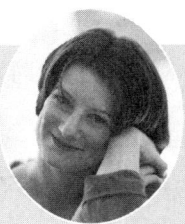

Nahrungsmittel-unverträglichkeiten

Frage: Bestimmte Nahrungsmittel kannst du nicht vertragen. Wie ging es dir mit der Idealdiät?

Nina: Auf viele Lebensmittel bin ich allergisch, bei anderen wird mir manchmal übel, mein Bauch schwillt sichtbar an, oder ich bekomme Leibschmerzen. Es ist schwierig rauszukriegen, auf was man reagiert. Rezepte mit Zutaten, bei denen ich es sicher weiß, habe ich ausgeschlossen, wie Bohnen, Kohl. Rezepte mit rohen Tomaten habe ich abgewandelt, indem ich die Tomaten gegart und dann zugefügt habe. Das ging ganz gut.

Frage: Welchen Einfluss hatte die Diät auf die Unverträglichkeiten?

Nina: Ich hatte vor der Diät Bedenken, da ich bisher bei jeder Diät Probleme damit hatte. Eigenartigerweise konnte ich jetzt fast alles gut oder weit besser vertragen. Ich merkte richtig, wie sich nach den ersten Wochen mit der Diät der Bauch entspannte. Gut an der Idealdiät ist, dass so viele Gerichte gegart werden. Man hat nicht das Gefühl, darbend an rohen Karotten und Knäckebrot zu nagen. Und anscheinend vertrage ich das meiste gegart viel besser. Außerdem gibt es genügend Ausweichmöglichkeiten durch das Modulsystem der Diät.

stärksten ansteigen und verursachen einen hohen Insulinspiegel im Blut, der dem Fettabbau im Weg steht. Zu den Lebensmitteln mit hohem glykämischem Index zählen Weißmehlprodukte, gekochte Kartoffeln, herkömmlicher geschälter weißer Reis, zuckerreiche Limonaden und Traubenzucker (Glukose). Letzterer löst den höchsten Blutzuckeranstieg aus. Unter Beachtung des GLYX können Sie also das Insulin regulieren beziehungsweise das Problem der überschießenden Insulinreaktionen sowie einen ständig erhöhten Insulinspiegel in den Griff bekommen.

Den GLYX-Wert eines Lebensmittels genau anzugeben macht wenig Sinn, denn auf ihn haben viele Faktoren Einfluss:

◗ Die Art der Stärke, das heißt, ob sie vorwiegend als schwerer verdauliche Amylose oder leichter verwertbares Amylopektin vorliegt. Reis beispielsweise besitzt je nach Sorte unterschiedliche Anteile dieser Stärkearten. Je höher der Anteil an Amylopektin, desto höher ist der GLYX-Wert. So können die GLYX-Werte verschiedener Reissorten stark voneinander abweichen.

◗ Wie die Stärke vorliegt, das heißt, ob sie isoliert und deshalb schnell verfügbar ist oder ob ballaststoffreiche Randschichten wie bei ganzen Getreidekörnern die Stärkeverdauung verlangsamen und der enthaltene Zucker so verzögert ins Blut gelangt.

◗ Wie Sie ein Lebensmittel essen, ob roh oder gegart, ob mit Biss oder weich gekocht.

◗ Auch die Zusammenstellung einer Mahlzeit spielt eine Rolle. So verringert Fett zwar wie bereits auf Seite 38 erwähnt den glykämischen Index, weil es länger im Magen verweilt und damit die Verdauung und Umwandlung auch der Kohlenhydrate zu Blutzucker verlangsamt. Selbstverständlich sollte diese »Fettbremse« aber nicht allzu oft und reichlich genutzt werden, wenn Sie eine schlanke Linie behalten oder bekommen wollen, denn sie liefert zu viele Kalorien. Kombinieren Sie allerdings (wenig) Kartoffeln mit hohem GLYX-Wert mit (viel) Gemüse oder Linsen (beide mit niedrigem GLYX-Faktor), so hat die resultierende Gesamtmahlzeit immerhin noch einen mittleren günstigen glykämischen Index. Auch den hohen GLYX-Faktor von weißem Reis können Sie so entschärfen.

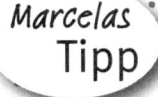

Marcelas Tipp

Kindgerechte Diät

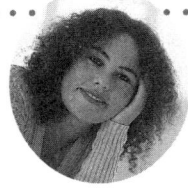

► Die grünen Rezepte der Diät akzeptieren auch Ihre Kinder, wenn Sie zum Gemüse noch Nudeln oder Kartoffeln kochen.

► Die gelben Rezepte essen meine Kinder auch so gern. Das macht die Idealdiät so praktisch: Ich brauche nicht extra zu kochen.

Die Menge macht's auch beim GLYX

Nicht zuletzt spielt neben dem GLYX auch der Gesamtkohlenhydratgehalt in einer typischen kohlenhydratreichen Mahlzeit eine Rolle. Berücksichtigt wird dies im neuesten diesbezüglichen Faktor, der so genannten glykämischen Last oder glycaemic load. Wie die Formel für die glykämische Last zeigt, spielt hier nicht nur der

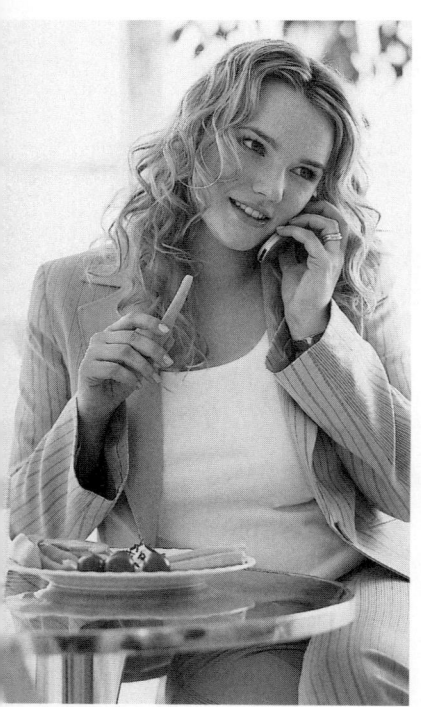

Abnehmen trotz Stress? Mit buntem Obst oder knackigem Gemüse ist es auch im Büro möglich.

GLYX-Wert eine Rolle, sondern auch der Kohlenhydratgehalt des Lebensmittels (siehe Info rechts). Wie wichtig es ist, nicht nur den GLYX-Wert zu berücksichtigen, sondern auch die Kohlenhydratmenge pro Portion, zeigt das Beispiel mit den Möhren:

Lange Zeit dachte man, Möhren hätten einen besonders hohen GLYX-Wert. Neuere Untersuchungen konnten das nicht bestätigen. Es kommt vor allem darauf an, wie Sie die Möhren essen: roh aus der Hand, schonend gedünstet oder weich gekocht. Aber selbst im letzteren Fall ist die glykämische Last nicht besonders hoch. Dazu müssen Sie wissen, dass 50 Gramm verfügbare Kohlenhydrate des betreffenden Lebensmittels die Standard-Testmenge sind. Um 50 Gramm Kohlenhydrate aus Möhren aufzunehmen, müssten Sie immerhin 800 Gramm Möhren essen. Mit einer normalen Portion von ca. 200 Gramm nehmen Sie natürlich auch deutlich weniger Kohlenhydrate auf, die gesamte glykämische Last ist verhältnismäßig gering. Anders sieht das bei konzentrierten Kohlenhydratträgern wie Kartoffeln – insbesondere Pommes frites – aus. Sie enthalten fünf- bis sechsmal mehr Koh-

Info

Die glykämische Last eines Lebensmittels berechnet sich wie folgt: Den GLYX-Wert mit dem Kohlenhydratgehalt der Portion in Gramm multiplizieren, den Wert durch 100 dividieren.

lenhydrate. Das heißt: Wenn Sie 100 Gramm Pommes frites essen, ist die glykämische Last deutlich höher als bei der entsprechenden Menge Möhren.

Wir haben die neuesten Erkenntnisse und die beschriebenen Anforderungen an eine figurfreundliche und gesunde Lebensmittelauswahl in einer ausführlichen und übersichtlichen Tabelle zusammengefasst (siehe Seite 91). Mit diesem Wegweiser haben Sie eine einfache Möglichkeit in der Hand, durch vernünftige Kohlenhydratauswahl Ihre Insulinreaktion gering zu halten und so günstigere Voraussetzungen zu schaffen, um Pfunde zu verlieren.

Achtung: Diätfallen

Es gibt beim Gang durch den Supermarkt zahllose Diätfallen: Lebensmittel, die viel Fett und jede Menge Kohlenhydrate mit hohem GLYX verbergen. Die folgende Tabelle bietet Ihnen nur einige figurfreundlichere Alternativen. Sie zeigen Ihnen, wie Sie bereits beim Einkauf verhindern, dass Sie Ihren Diätplan mit einer falschen Lebensmittelauswahl torpedieren. Probieren Sie es aus, und Sie werden feststellen, dass der Geschmack dabei keinesfalls auf der Strecke bleiben muss.

Diätfallen beim Einkauf

statt	*besser*
Mischbrot, Roggenbrot	GLYX-Idealdiät-Brot, Vollkornbrot mit ganzen Körnern
Toastbrot	Vollkorntoastbrot
Schinkenbrötchen	Thunfisch-Sandwich
gezuckerte Cornflakes	kernige Haferflocken
Schoko-Fertigmüsli	Müsli mit Früchten
Butter oder Margarine als Streichfett	Magerquark, Frischkäse unter 10 % Fett
Vollmilch	fettarme Milch oder Magermilch
Joghurt/Milchprodukte mit 3,5 % Fett	Milchprodukte mit 1,5 % Fett oder Magermilchprodukte
Sahnequark	Magerquark, mit etwas Mineralwasser cremig gerührt
Käse über 40 % Fett i. Tr.	Käse unter 40 % Fett i. Tr.
Blauschimmelkäse mit 60 % Fett i. Tr.	Blauschimmelkäse, mit Magerquark verrührt
Marmelade	Fruchtpüree
Mettwurst, Salami, Cervelatwurst	Geflügelwurst, Bierschinken, Jagdwurst
Leberwurst	Linsenpaste
Lammkotelett	Rinderlende
Hähnchenkeule	Hähnchenbrust

statt	besser
Schweinekamm	Schweineschnitzel
Aal	Lachs, Hering, Makrele
weißer Reis	Vollkornreis, Parboiled-Reis
Kartoffelpüree	Gemüsepüree
Fertigpizza	Gemüsepfanne aus der Tiefkühltruhe
Crème fraiche	saure Sahne, Frischkäse unter 10 % Fett
Mayonnaise	Joghurt-Salatcreme
Croissants	Vollkornbrötchen mit Leinsamen, Kürbiskernen
Blätterteig	Strudelteig
Sahnetorte	Apfelkuchen
Pudding	Rote Grütze
Sahneeis	Fruchteis
Vollmilchschokolade	Bitterschokolade
Gummibärchen	Trockenfrüchte, ungezuckert
gebrannte Mandeln	geröstete Esskastanien
Kartoffelchips	Chips mit nur 3 % Fett
Erdnussflips	Salzstangen
Käsegebäck	Salzgebäck
Eistee, gezuckerte Softdrinks, Cola, Limo	Saftschorle, Wasser, Milchmixgetränke, Sojadrink

Interview

Abnehmen im Alter und mit Partner

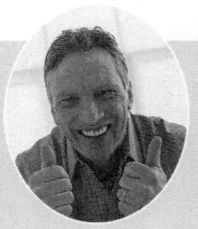

Frage: Du hast zusammen mit deiner Frau abgenommen. Welche Vor- und Nachteile hatte das für dich?

Helmut: Nachteile gar keine. Es war und ist einfach sehr, sehr schön, sich gegenseitig zu motivieren. Man spricht darüber, wie es einem schmeckt. Wir haben uns gegenseitig gestützt. Und natürlich auch miteinander erlebt, wie schnell wir sogar etwa gleich viel abgenommen haben. Ich hatte vor knapp 20 Jahren auch schon mal allein für mich abgenommen, doch mit meiner Frau ist das viel, viel besser.

Frage: Nimmt ein Mann anders ab als eine Frau?

Helmut: Also bei uns war das tatsächlich so. Ich habe schneller abgenommen, meine Frau hat mich aber bald eingeholt. Weil sich aber meine Frau in Beruf und Haushalt mehr bewegt als ich, kann sie ihr Gewicht besser halten. Mein Gewicht schwankt da etwas stärker.

Frage: Fällt es mit 60 schwerer, abzunehmen, als mit 40?

Helmut: Mir nicht! Möglicherweise gehe ich jetzt ruhiger an die Sache ran. Lasse mir fürs Abnehmen mehr Zeit und spüre nicht solch einen inneren Erfolgszwang. So ist es mir gelungen, kontinuierlich die Pfunde zu verlieren. Das fand ich richtig schön, weil ich jetzt das Gefühl habe, dass ich das Gewicht auch gut halten kann.

Frage: Lässt das Körperbewusstsein nicht mit den Jahren nach?

Helmut: Nein, ich möchte ja gerade als Rentner noch fit sein, um die freie Zeit mit meinem Hobby Segeln genießen zu können. Also muss ich auch was für meinen Körper tun und darf nicht mehr und mehr Fett ansetzen. Wichtig ist mir dann nur, dass nicht durch eine zu strenge Diät die Lebensqualität flöten geht. Denn mein Leben möchte ich gerade dann in vollen Zügen leben, wenn ich endlich Muße dazu habe.

Welcher Übergewichtstyp sind Sie?

Wissenschaftlich gesehen ist Übergewicht von vielen Faktoren abhängig. Die Adipositasforschung verfolgt daher auch viele Strategien zum Abnehmen. Der Einfluss genetischer Faktoren ist unumstritten. Ihr Anteil an der Entwicklung von Übergewicht wird mit 20 bis 70 Prozent angegeben. Tritt Übergewicht innerhalb von Familien gehäuft auf, hat das aber nicht nur mit einer entsprechenden Veranlagung zu tun. Ernährungs- und Bewegungsgewohnheiten werden ebenfalls innerhalb der Familie weitergegeben. Eine große Rolle spielen auch jeweils unterschiedliche Stoffwechselvoraussetzungen. Frauen haben ganz einfach die Anlage dazu, Fett schneller und effizienter zu speichern als Männer, die im Allgemeinen mehr stoffwechselaktive Muskelmasse besitzen als Frauen.

Deshalb nehmen Männer auch leichter ab. Im Fall von übermäßiger Fettspeicherung haben sie es allerdings auch dringend nötig abzuspecken. Das liegt wiederum an der unterschiedlichen Fettverteilung, wobei Männer bekanntlich eher in der Körpermitte zunehmen. Und gerade die Fettzellen am Bauch benötigen deutlich höhere Insulinspiegel als andere Fettzellen, um die normale Glukoseaufnahme aufrechtzuerhalten. Daher haben vor allem übergewichtige Männer mit dickem Bauch, also mit apfelförmigem Rumpf (Apfeltyp), in gesundheitlicher Hinsicht ein erhöhtes Risiko für Typ-2-Diabetes und Herz-Kreislauf-Erkrankungen. Sie sind stärker gefährdet als Frauen mit den typisch weiblichen Fetteinlagerungen an Hüften, Gesäß und Oberschenkeln, die dem Körper eine birnenähnliche Form (Birnentyp) geben. Somit nähren Übergewichtige vom Apfeltyp vornehmlich ihr Bauchfett, und dennoch fehlt ihnen ständig Energie. Sie sind nur theoretisch energiegeladen, abgerufen werden die reichhaltigen Energiereserven infolge Bewegungsmangel nicht.

Stark gefährdet, dick zu werden, sind vor allem die so genannten guten Futterverwerter. Bei ihnen sind offensichtlich durch den Bonus einer angeborenen »Extraportion« Insulin Hunger, Nahrungsaufnahme und (Fett-)Energiespeicherung besonders ausgeprägt. Dieser Stoffwechseltyp war in der Steinzeit im Vorteil, konnte er doch Energie für Mangelzeiten bevorraten. In heutigen Zeiten macht ihn dieses »Erbe« aber eher dick und krank. Allerdings nur, wenn übermäßig gegessen und ständig zu wenig Kalorien verbrannt werden. Prüfen Sie anhand unseres Fragebogens zu Ihrem Stoffwechseltyp und Ihrer persönlich richtigen Diätstrategie auf der nächsten Seite, ob Sie davon betroffen sind. In der Korrektur der Ernährungs- und Lebensweise liegt dann die beste Chance!

Der Diätcheck

Der folgende Diätcheck soll Ihnen helfen herauszufinden, ob Sie neben dem richtigen Augenmaß fürs Fett auch bei den Kohlenhydraten etwas vorsichtiger sein müssen und deshalb GLYX-bewusst essen sollten.

	Ja	Nein
Haben Sie Übergewicht, obwohl Sie gar nicht so viel essen?	Ⓧ	O
Nehmen Sie mit kohlenhydratreichen und fettarmen Diäten (low fat) kaum ab?	Ⓧ	O
Haben Sie das Gefühl, schon beim bloßen Anblick von kohlenhydratreichen Speisen zuzunehmen?	Ⓧ	O
Sind Sie bei Diäten immer hungrig?	Ⓧ	O
Wachen Sie nachts auf und müssen Sie dann etwas Süßes essen?	Ⓧ	O
Haben Sie nach einer kohlenhydratreichen Mahlzeit schon bald wieder Heißhunger auf Süßes oder verspüren Sie den Drang, etwas zu essen?	Ⓧ	O
Halten Sie sich für einen zwanghaften Esser?	O	Ⓧ
Leiden Sie öfter unter Heißhungerattacken?	Ⓧ	O

	Ja	Nein
Haben Sie oft ein unstillbares Verlangen nach Brot, Kuchen und Süßigkeiten?	⊘	○
Sind zuckerreiche Getränke (Limonaden) eine große Versuchung für Sie?	○	⊘
Trinken Sie abends regelmäßig mehr als zwei Gläser Wein oder Bier?	○	⊘
Haben Sie wenig Energie?	○	⊘
Fehlt Ihnen bei längeren körperlichen und/oder geistigen Anstrengungen das Durchhaltevermögen?	○	⊘
Sind Sie leicht gereizt?	⊘	○
Leiden Sie unter Stimmungsschwankungen?	○	⊘
Können Sie sich nicht gut konzentrieren?	⊘	○
Werden Sie besonders am Nachmittag leicht müde?	⊘	○
Nehmen Sie bei einer Diät besser ab, wenn Sie auch die Kohlenhydrate einschränken?	○	⊘
Nehmen Sie schnell zu, wenn Sie viel Kohlenhydrate, auch Zucker, essen?	○	⊘
Sind Sie eher ein Sitz- und kein Bewegungsmensch?	○	⊘

Die nächsten Fragen sollten Sie mit Ihrem Arzt besprechen:

	Ja	Nein
Leiden Sie an Stoffwechselerkrankungen wie erhöhten Blutzucker-, Blutfett- und Blutdruckwerten?	○	⊘
Beträgt Ihr Bauchumfang an der weitesten Stelle mehr als 88 cm (Frauen) bzw. mehr als 102 cm (Männern)?	⊘	○
Liegt bereits Übergewicht mit Diabetes Typ 2 und Insulinresistenz vor?	○	⊘

Auswertung des Checks

○ Haben Sie bei einer oder mehreren Fragen, die Sie mit Ihrem Arzt besprechen sollten, und bei den anderen Fragen überwiegend mit »Ja« geantwortet, lohnt es sich, ab sofort den Einfluss Ihrer Ernährung und Ihres Essverhaltens auf den Blutzuckerspiegel und die Insulinantwort ernst zu nehmen und entsprechend zu reagieren. Für Sie gelten beim Essen die »grünen« Rezepte und beim Sport die sanften Bewegungsaktivitäten – jedoch regelmäßig und mit Ausdauer.

○ Haben Sie bei keiner der mit dem Arzt zu behandelnden Fragen und nur bei einigen wenigen der anderen Fragen mit »Ja« geantwortet, ist Ihr Risiko hinsichtlich der Blutzucker- und Insulinreaktion mäßig bis gering. Dann sollten Sie ebenfalls beim Essen »grün« mit moderatem Training (vorzugsweise Ausdauersportarten) kombinieren. Sie dürfen jedoch die Zügel etwas lockerer lassen (»gelbe« Rezepte), wenn Sie sich mehr bewegen (gemischtes Ausdauer- und Krafttraining). Gelegentliche Esssünden (»rote« Rezepte) lassen sich durch noch mehr körperliche Aktivität ausgleichen (alle Belastungsformen und -intensitäten).

● Haben Sie nur selten bis gar nicht mit »Ja« geantwortet, heißt das, dass Sie kaum Gewichtsprobleme haben. Sie erfahren dennoch eine deutliche Verbesserung Ihrer Nährstoffversorgung, Ihres Gesundheitsschutzes und Ihrer Fitness, wenn Sie sich an die gesunde Mischung aus »grünen« und »gelben« Rezepten halten und bei der Bewegung ebenfalls den richtigen Mix von Ausdauer- und Kraftübungen einhalten.

● Wenn Sie ein Bewegungsmensch sind, haben Sie es am leichtesten hinsichtlich der Kohlenhydratmenge und -auswahl. Nur beim Fett sollten Sie sich der Gesundheit des Herz-Kreislauf-Systems zuliebe an der herzgesunden Mittelmeerküche orientieren (siehe Tipp rechts).

Schlank genießen außer Haus

Ein schlanker Ess-Stil lässt sich auf Dauer nur verwirklichen, wenn Sie auch außerhalb von Diätplänen und den eigenen vier Wänden zielsicher auswählen können. Ein Restaurantbesuch wird nicht zur Diätfalle, wenn Sie wissen, was Sie unbesorgt genießen dürfen. Mit einem Steak oder mit gegrilltem oder gedünstetem Fisch und einer

Tipp

Übernehmen Sie für diese Idealdiät viele Rezepte der Mittelmeerküche. Denn sie liefert eine Fülle pflanzlicher Lebensmittel mit günstigem glykämischem Index und Ballaststoffen wie Gemüse, Salat, Hülsenfrüchten, Obst und Nüssen. Außerdem enthält sie Olivenöl mit sehr viel einfach ungesättigten Fettsäuren als Hauptfettquelle, wenig bis mäßig viel Fisch, Geflügel, Milchprodukte und Eier, nur wenig dunkles Fleisch, geringe bis mäßige Mengen Wein, der üblicherweise mit den Mahlzeiten getrunken wird. Eine vorteilhaftere Abwandlung in unseren Rezepten ist die Verwendung von Rapsöl.

großen Portion Salat machen Sie nichts falsch, wenn Sie sich kohlenhydrat- und fettbewusst ernähren wollen. Weißbrot und Folienkartoffeln sollten Sie allerdings meiden. Doch es gibt noch mehr genuss- und figurfreundliche Angebote auf der Speisekarte in- und ausländischer Restaurants.

Wir empfehlen aus der deutschen Küche:

- Salate der Jahreszeit mit Putenbruststreifen oder Käsewürfeln
- Lachstatar/Heringstatar auf Pumpernickel mit gebratenem Rucolasalat
- Kleines Filetsteak mit reichhaltiger Gemüseauswahl
- Pochierten Lachs mit gedünstetem Spinat
- Tafelspitz mit Meerrettichsauce und gedünstetem Gemüse

Interview

Umgang mit Durchhängern

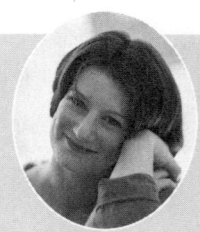

Frage: Du hattest immer wieder auch Durchhänger. Wann gab's die meistens?

Nina: Durchhänger habe ich vor allem abends gehabt. Außerdem war ich frustriert, wenn mein Gewicht nicht so schnell gesunken ist, wie ich wollte – trotz grüner Rezepte, Ellipsentrainer, Trampolin und regelmäßig Wasser trinken.

Frage: Wie hast du die Durchhänger aufgefangen?

Nina: Da konnte ich dann bei Gummibärchen am Abend nicht widerstehen, obwohl ich wusste, dass die gerade abends total verkehrt sind. Ich habe auch mal anderes als die Diätrezepte gegessen. Ich habe mir aber immer wieder gesagt: Gib nur die Diät nicht auf, fang einfach morgen wieder an, wo du aufgehört hast, und halt dich dran. Und das habe ich auch getan. Mit dem Ergebnis, dass mein Gewicht zwischendurch auch mal stagnierte, aber eigentlich immer weiter nach unten ging. Ich bin aber wegen der Durchhänger bei den grünen Rezepten geblieben. Auch da gibt es zum Glück Befriedigendes für solche Gelüste, wie zum Beispiel den Birnenauflauf oder den fruchtigen Radicchiosalat.

Frage: Ging das Gewicht auch mal wieder hoch?

Nina: Leider ja. Als ich im Job völlig im Stress war und auch tagsüber nicht nach der Diät gelebt habe. Im Stress greife ich zu Gummibärchen – und da waren zwei Wochen, die hätte ich ohne wohl nicht überlebt. Danach waren eineinhalb Kilo mehr auf der Waage. Aber ich hatte befürchtet, es würde viel mehr sein, bestimmt zwei oder drei Kilo. Also war ich noch ganz froh. Außerdem weiß ich: Egal, was war, ich kann mit der Diät weitermachen und werde mich wieder meinem Wunschgewicht nähern. Und so war's dann ja auch.

Beim Italiener bieten sich an:

- Gemüse-Antipasti und Meeresfrüchte
- Gegrillter Fisch mit Gemüse oder Salatbeilage
- Minestrone
- Schweinekotelett vom Grill mit Kräutersauce und Mittelmeergemüse (Zucchini, Paprika, Tomaten, Auberginen)
- Saltimbocca (Kalbsschnitzel) mit Salbei, Zitronensauce und Spinatgemüse

Beim Griechen gibt es:

- Griechischen Bauernsalat mit Oliven und Schafskäse
- Dorade vom Grill mit Salat und Gemüsebeilage
- Fleisch-Gemüse-Spieße mit Joghurtsauce (kein Lammfleisch!)
- Tsatsiki-Dip (Gurken-Joghurt) mit Gemüsestiften (Paprika, Karotte, Zucchini etc.)
- Gebackene Auberginen mit Joghurtsauce

Beim Franzosen können Sie essen:

- Ratatouille mit kurz gebratenem Schweinefilet
- Pot-au-feu (Kalbfleischeintopf)
- Gegrillten Fisch und Salate
- Gemüsesuppe mit Basilikumsauce
- Rindfleisch auf Burgunder Art mit jungen Pellkartoffeln

Beim Spanier sind empfehlenswert:

- Gazpacho
- Fischsuppe
- Gemüseragout
- Fisch aus dem Ofen

Beim Türken bieten sich an:

- Hirten- oder Bohnensalat
- Linsensuppe
- Spinat mit Joghurtsauce
- Geflügelspieß mit Gemüse

In asiatischen Restaurants sollten Sie bevorzugt Gerichte aus dem Wok mit wenig Basmatireis genießen. Ebenfalls empfehlenswert:

- Fondue in Brühe (Shabu Shabu)
- Gebackener Tofu
- Gemüse aus dem Bambusdämpfer
- Gedünsteter Fisch mit Gemüse

Silkes
Tipp

Trotz Diät zu Familien-
festen oder Einladungen

Während der Diät müssen Sie nicht auf größere Einladungen verzichten. Neulich war ich auf einer Hochzeit eingeladen. Solch einen Tag muss man für die Diät streichen. Um nicht zu viel Fett und Kalorien mit Kuchen aufzunehmen, nutze ich am Nachmittag, wenn es kurz nach dem großen Mittagessen schon wieder Kuchen gibt, eine Ausrede. Beispielsweise dass ich nach meiner Kleinen sehen muss. Dann trinke ich nur schnell eine Tasse Kaffee und fahre. Am nächsten Tag gibt es dann konsequent nur Obst. So habe ich solche großen Einladungen und Feste gut überstanden, ohne dass mein Gewicht wieder gestiegen ist.

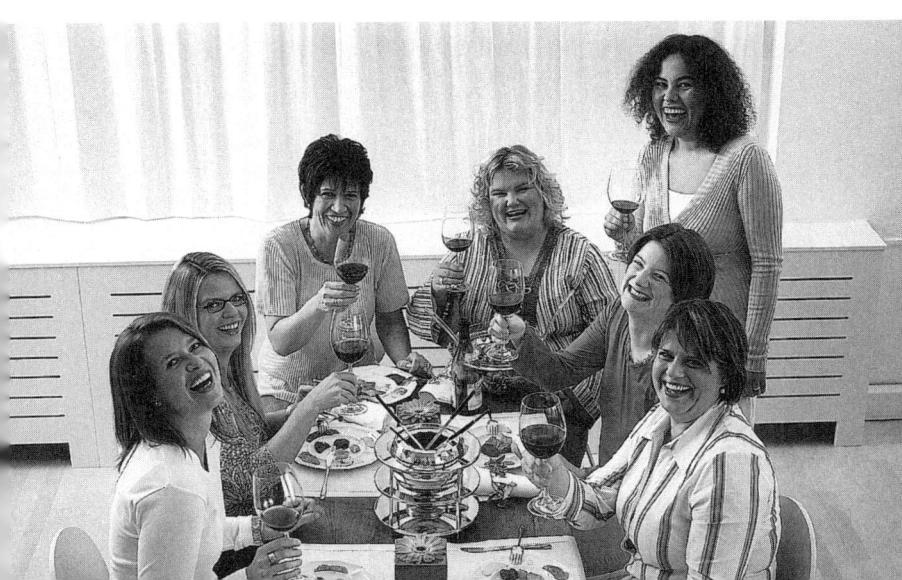

Typgerecht abnehmen

Wer konsequent abnehmen will, fährt bei unserer Diät voll auf der grünen Welle. Hier erfahren Sie, was es mit den Farben der Rezepte auf sich hat.

Weder Low-Fat- noch GLYX-Diät allein liefern den Schlüssel zum Wunschgewicht oder zur Gesundheit. Es geht vielmehr darum, die richtige Mischung und den für sich persönlich richtigen Weg zu finden. Dieser individuelle Ansatz muss verschiedene Gesichtspunkte und Voraussetzungen berücksichtigen wie

▶ bereits gemachte Diäterfahrungen,

▶ berufliche Situation und Lebensalter,

▶ Aktivitätsniveau und Aktivierbarkeit für sportliche Tätigkeiten,

▶ Geschmackspräferenzen und Nahrungsgewohnheiten,

▶ Verwendung von Fertiggerichten (Convenience-Food) beziehungsweise Anspruch an den Aufwand bei einer Diät,

▶ Tagestyp: zum Beispiel Morgen- oder Abendtyp (siehe Tipp Seite 86),

▶ Übergewichtstyp: entweder Apfel- oder Birnenfigur,

▶ Stoffwechseltyp: entweder guter Futterverwerter und Speichertyp mit dem »Sparsamkeitsgen« für das Überleben in Notzeiten oder Verbrennertyp als schlechter Futterverwerter, der mit dem

Tipp

Tiefkühlkost

▶ Wenn Sie zum Kochen keine Zeit haben und trotzdem abnehmen wollen, greifen Sie zu Tiefkühlgemüse. Dazu ein Fisch- oder Fleischfilet braten – fertig!

▶ Sie finden in den Tiefkühltruhen der Supermärkte auch viele leckere Gemüsemischungen mit Fleisch, Fisch, Kartoffeln oder Reis. Achten Sie dabei darauf, dass diese Gerichte weniger als 400 Kalorien und weniger als 15 Gramm Fett pro Portion enthalten. Viele Lebensmittelhersteller geben diese Nährwerte auf der Packung an.

Überfluss im Wohlstand weniger Gewichtsprobleme bekommt (siehe Tabelle Seite 89). Von der ererbten Stoffwechsellage hängt es unter anderem ab, wie empfindlich wir auf Kohlenhydrate reagieren und ob wir deshalb die Zügel hinsichtlich Kohlenhydratmenge und -auswahl stärker anziehen müssen oder etwas lockerer lassen können.

Die Rezepte der Idealdiät schmecken auch Ihren Gästen. Ganz sicher.

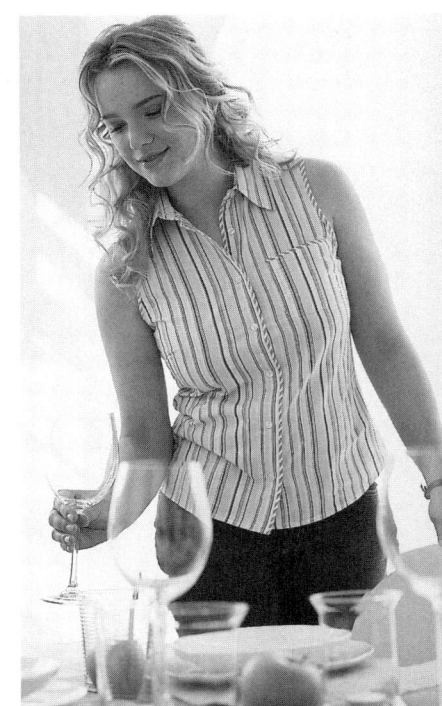

Tipp

Morgen- oder Abendtyp

● Der Morgentyp springt schon früh aus den Federn und ist sofort fit. Ihm reicht oft ein grünes Frühstück nicht, er sollte dann aber seine Abendmahlzeit konsequent aus den grünen Rezepten auswählen.

● Der Abendtyp kommt abends nicht ins Bett und morgens schlecht raus. Weil er seinen späten Appetit mit grünen Rezepten nicht stillen kann, wählt er fürs Abendessen ein gelbes Rezept aus. Morgens muss ihm dann ein grünes Frühstück reichen. Oder er startet mit einer Zwischenmahlzeit und verschiebt das grüne Frühstück auf den Vormittag.

Das Wichtigste an Ihrer Idealdiät ist jedoch, dass sie alltagstauglich sowie auf Ihre persönliche Situation und Ihren Lebensstil zugeschnitten ist.

Die richtige Farbe zum Erfolg

Ein einfaches Leitsystem weist Ihnen den richtigen Weg. Es ist geordnet nach den Ampelfarben. Sie bestimmen unter Berücksichtigung Ihrer persönlichen Zielsetzung und Stoffwechselsituation, welche Farbe Sie wählen.

(G) Grüne Rezepte (ab Seite 124): Grün ist die Farbe für das Einsteigerprogramm (die ersten vier Diätwochen) und beim kohlenhydratsensiblen Speichertyp sogar das Langzeitprogramm, um auf Dauer schlank, gesund und fit zu bleiben. Außerdem für jeden, der öfter schlechte Diäterfahrungen gemacht hat. Fettgehalt und glykämische Last sind so beschaffen, dass Sie auch unter schwierigen Abnehmvoraussetzungen Erfolg haben werden. Das gilt für die grüne Auswahl aus der Lebensmitteltabelle (ab Seite 91) und für den ebenfalls grün markierten Rezeptteil.

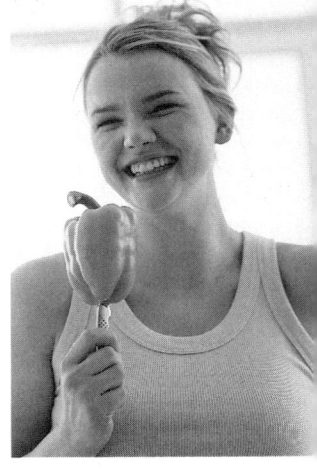

Mit Gemüse liegen Sie bei unserer Diät immer im grünen Bereich.

Gl Gelbe Rezepte (ab Seite 198): Gelb gilt für alle, die sich beim Abnehmen weniger schwer tun oder die sich statt einseitigem Anziehen der Kalorienbremse sportlich mehr verausgaben. Dafür haben sie den Extrabonus von mehr Lebensmitteln mit einem mittleren glykämischen Index. In der richtigen Kombination mit grünen Rezepten ein guter Mittelweg für die, die sich beim Abnehmen Zeit lassen wollen und gelegentliche Ausrutscher bei einer Diät mit mehr Bewegung ausbügeln. Übrigens: Mit einem leckeren Mix aus grünen und gelben Rezepten halten Sie ohne Jo-Jo-Effekt nach der Diät Ihr Gewicht.

(R) Rote Rezepte (ab Seite 242): Schlemmermenüs und Leckeres für Verbrennertypen mit entsprechendem Bewegungsnaturell.

Vom Start bis zum Ziel

Wir empfehlen für alle den gesunden Einstieg im grünen Bereich, das heißt, am Anfang Ihrer Ernährungsumstellung in den ersten vier Wochen grüne Rezepte zu wählen. So verbessern Sie die Qualität Ihrer Ernährung. Zusätzlich sollten Sie sich mehr bewegen. Wenn Sie Sportbeginner sind, raten wir zunächst zu einer allgemeinen Aktivierung im Alltag. Dazu haben wir Ihnen auf Seite 270 ein paar Tipps zusammengestellt. Sie werden überrascht sein, wie

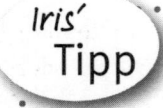

Iris'
Tipp

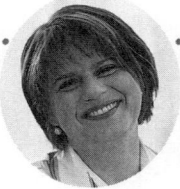

Die Diät erleichtern

Ich habe noch nie so viel eingekauft wie anfangs für diese Diät. Das kann's nicht sein, habe ich gedacht und dann bewusster eingekauft. Aus dieser Erfahrung heraus rate ich Ihnen: Besorgen Sie schon mal vor Beginn der Diät alle Grundnahrungsmittel, die Sie brauchen. Dann dauert der wöchentliche Einkauf nicht mehr so lang. Außerdem können Sie einen Wochenplan aufstellen, was Sie essen wollen, und dann einmal pro Woche einen Großeinkauf machen. Die ganz frischen Sachen bekommen Sie auch noch auf dem Weg zur Arbeit. Überdies variiere ich auch schon mal das eine oder andere Rezept, wenn ich gerade eine bestimmte Zutat nicht daheim habe.

viele Möglichkeiten es gibt, Schritt für Schritt mehr Bewegung in Ihr Leben zu bringen.

So aktiviert, fühlen Sie sich sicherlich motiviert, ein leichtes sportliches Einsteigerprogramm zu beginnen. Um die Zahl Ihrer muskulären Verbrennungsöfen und die Rate der dort stattfindenden Fettverbrennung zu steigern, ist es sinnvoll, einfache kräftigende Gymnastikübungen mit leichten Ausdauerübungen (zum Beispiel Walking oder Radfahren) zu kombinieren. So sind die Erfolgsaussichten am größten. Und mit schwindenden Pfunden und zunehmender Fitness kommt schließlich der Appetit auf ein intensiveres Workout. Mit der Folge, dass Sie auch beim Essen zulangen dürfen: Genuss ohne Reue sowohl im gelben als auch roten Bereich. Also gelbe und rote Rezepte nur mit Sportprogramm oder entsprechender körperlicher Beanspruchung im Beruf genießen, um abzunehmen.

Stoffwechseltyp	Essen	Sport
Speichertyp	Grün: niedrige glykämische Last, Fett mit Augenmaß	Soft: vorzugsweise Ausdauer
Mischtyp	Gelb: niedrige bis mittlere glykämische Last, fettmoderat nach Art der Mittelmeerküche	Medium: gemischtes Ausdauer- und Krafttraining
Verbrennungstyp	Rot: fettnormal nach Art der Mittelmeerküche, kohlenhydratliberal	Intensiv: alle Belastungsformen und -intensitäten

Die große Ideal-Lebensmitteltabelle

Mit drei Farben sind alle gängigen Lebensmittel vom Aal bis zur Zwiebel gekennzeichnet, und keines wird verboten. So wissen Sie auf einen Blick, was Ihnen beim Abnehmen gut tut und wovon Sie weniger essen sollten. Wenn Sie in dieser Tabelle ein Lebensmittel vermissen, liegen keine Daten über die glykämische Last vor. In diesem Fall verwenden Sie die Angaben eines möglichst ähnlichen Lebensmittels.

▶ Bei der glykämischen Last berücksichtigt die Tabelle, wie stark die im Lebensmittel enthaltenen Kohlenhydrate den Blutzucker ansteigen lassen und wie viele dieser Kohlenhydrate pro üblicher Portion enthalten sind. Dabei kann es schon eine Rolle spielen, ob Sie beispielsweise eine dünne oder dicke Brotscheibe essen.

▶ Beim Fett beurteilt die Tabelle nicht nur die Menge, sondern auch die Qualität. So ist Hering zwar ein fetter Fisch, wird wegen der wertvollen Fettsäuren aber empfohlen.

▶ Das Gesamturteil ergibt sich aus der jeweils schlechtesten Bewertung. Hierbei bedeutet:

Ⓖ Grün: Guten Appetit, damit essen Sie sich satt

Ｇｌ Gelb: Empfehlenswert, auf Portionsgröße achten

◬ Rot: Nur gelegentlich kleine Portionen essen

Lebensmittel	Glykämische Last pro üblicher Portion	Fett	Gesamturteil
Aal (150 g)	G	R	R
Ananas (120 g)	G	G	G
Ananassaft (250 ml)	Gl	G	Gl
Anchovis ohne Fett (100 g)	G	Gl	Gl
Apfel (120 g)	G	G	G
Apfel, getrocknet (60 g)	G	G	G
Apfelsaft (250 ml)	Gl	G	Gl
Apfelsine (120 g)	G	G	G
Apfelsinensaft (250 ml)	G	G	G
Appenzeller Käse, 50 % Fett i. Tr. (30 g)	G	R	R
Aprikosen (120 g)	G	G	G
Aprikosen, getrocknet (60 g)	G	G	G
Artischocke (100 g)	G	G	G
Aubergine (200 g)	G	G	G
Austern (50 g)	G	G	G
Austernpilze (100 g)	G	G	G
Avocado (200 g)	G	Gl	Gl
Bachforelle (150 g)	G	G	G
Baguette (30 g)	Gl	G	Gl
Banane (120 g)	Gl	G	Gl
Barsch (150 g)	G	G	G

Lebensmittel	Glykämische Last pro üblicher Portion	Fett	Gesamturteil
Basilikum (5 g)	Ⓖ	Ⓖ	Ⓖ
Bergkäse, 45 % Fett i. Tr. (30 g)	Ⓖ	⚠R	⚠R
Bierschinken (20 g)	Ⓖ	Gl	Gl
Birkenpilz (100 g)	Ⓖ	Ⓖ	Ⓖ
Birne (120 g)	Ⓖ	Ⓖ	Ⓖ
Bismarckhering (150 g)	Ⓖ	Gl	Gl
Blätterteig (20 g)	Ⓖ	Gl	Gl
Blauschimmelkäse, 60 % Fett i. Tr. (30 g)	Ⓖ	⚠R	⚠R
Blumenkohl (200 g)	Ⓖ	Ⓖ	Ⓖ
Bockwurst (80 g)	Ⓖ	⚠R	⚠R
Bohnen, grün (200 g)	Ⓖ	Ⓖ	Ⓖ
Bohnen, weiß, roh (70 g)	Ⓖ	Ⓖ	Ⓖ
Bonbon (1 Stück = 3g)	Ⓖ	Ⓖ	Ⓖ
Brasse (150 g)	Ⓖ	Ⓖ	Ⓖ
Brathering (150 g)	Ⓖ	Gl	Gl
Bratwurst (100 g)	Ⓖ	⚠R	⚠R
Brechbohnen (200 g)	Ⓖ	Ⓖ	Ⓖ
Brezel (1 Stück = 30 g)	Gl	Ⓖ	Gl
Brezel (2 Stück = 60 g)	⚠R	Ⓖ	⚠R
Briekäse, 50 % Fett i. Tr. (30 g)	Ⓖ	⚠R	⚠R
Brokkoli (200 g)	Ⓖ	Ⓖ	Ⓖ

Lebensmittel	Glykämische Last pro üblicher Portion	Fett	Gesamturteil
Brot			
– GLYX-Idealdiät-Brot (kleine Scheibe = 30 g)	G	G	G
– GLYX-Idealdiät-Brot (50 g)	G	G	G
– GLYX-Idealdiät-Brotbackmischung	G	G	G
– Mischbrot (kleine Scheibe = 30 g)	G	G	G
– Vollkornbrot (kleine Scheibe = 30 g)	G	G	G
– Vollkornbrot (50 g)	Gl	G	Gl
– Weißbrot (50 g)	Gl	G	Gl
Brötchen			
– Weißmehlbrötchen (50 g)	Gl	G	Gl
– Vollkornbrötchen (50 g)	Gl	G	Gl
Bückling (150 g)	G	Gl	Gl
Buschbohnen (200 g)	G	G	G
Butter (10 g)	G	R	R
Buttermilch (250 ml)	G	G	G
Butterpilz (100 g)	G	G	G
Butterschmalz (30 g)	G	R	R
Camembert, 60 % Fett i. Tr. (30 g)	G	R	R
Camembert, 45 % Fett i. Tr. (30 g)	G	Gl	Gl
Cantaloupe-Melone (120 g)	G	G	G
Cashewnüsse (50 g)	G	Gl	Gl

Lebensmittel	Glykämische Last pro üblicher Portion	Fett	Gesamturteil
Cervelatwurst (20 g)	G	R	R
Champignons (100 g)	G	G	G
Cheddarkäse, 50 % Fett i. Tr. (30 g)	G	R	R
Chicorée (100 g)	G	G	G
Chinakohl (100 g)	G	G	G
Clementine (40 g)	G	G	G
Cornflakes, gesüßt (30 g)	R	G	R
Cornflakes mit Ballaststoffen (30 g)	Gl	G	Gl
Couscous, roh (50 g)	R	G	R
Couscous, roh (30 g)	Gl	G	Gl
Crème fraîche (1 EL = 15 g)	G	Gl	Gl
Datteln, getrocknet (60 g)	R	G	R
Diätmargarine (10 g)	G	Gl	Gl
Dickmilch, 3,5 % Fett (250 ml)	G	Gl	Gl
Distelöl (10 g)	G	Gl	Gl
Doppelrahmfrischkäse (30 g)	G	R	R
Dorsch (150 g)	G	G	G
Edamer, 45 % Fett i. Tr. (30 g)	G	R	R
Edamer, 30 % Fett i. Tr. (30 g)	G	Gl	Gl
Edelpilzkäse, 60 % Fett i. Tr. (30 g)	G	R	R
Ei (1 Stück = 60 g)	G	Gl	Gl

	Glykämische Last pro üblicher Portion	Fett	Gesamturteil
Eis			
– Fruchteis (50 g)	Ⓖ	Ⓖ	Ⓖ
– Milcheis (50 g)	Ⓖ	Ⓖ	Ⓖ
– Sahneeis (50 g)	Ⓖ	⚠R	⚠R
Eisbergsalat (100 g)	Ⓖ	Ⓖ	Ⓖ
Emmentaler, 45 % Fett i. Tr. (30 g)	Ⓖ	⚠R	⚠R
Endiviensalat (100 g)	Ⓖ	Ⓖ	Ⓖ
Ente (150 g)	Ⓖ	⚠R	⚠R
Erbse (200 g)	Ⓖ	Ⓖ	Ⓖ
Erdbeere (120 g)	Ⓖ	Ⓖ	Ⓖ
Erdbeermarmelade (30 g)	Ⓖ	Ⓖ	Ⓖ
Erdnüsse (50 g)	Ⓖ	Gl	Gl
Erdnussöl (1 EL = 10 g)	Ⓖ	Gl	Gl
Feige, getrocknet (60 g)	Gl	Ⓖ	Gl
Felchen (150 g)	Ⓖ	Ⓖ	Ⓖ
Feldsalat (50 g)	Ⓖ	Ⓖ	Ⓖ
Feta, 45 % Fett i. Tr. (30 g)	Ⓖ	Gl	Gl
Fisch (siehe einzelne Sorten)			
Fleisch (siehe einzelne Sorten)			
Fleischkäse (100 g)	Ⓖ	⚠R	⚠R
Fleischwurst (20 g)	Ⓖ	Gl	Gl

Lebensmittel	Glykämische Last pro üblicher Portion	Fett	Gesamturteil
Flunder (150 g)	G	G	G
Forelle (150 g)	G	G	G
Frankfurter Würstchen (80 g)	G	R	R
Frischkäse, 20 % Fett i. Tr. (30 g)	G	Gl	Gl
Fruchtzucker (10 g)	G	G	G
Fruchtzucker (30 g)	G	G	G
Frühlingszwiebeln (50 g)	G	G	G
Gans (150 g)	G	R	R
Gänseschmalz (30 g)	G	R	R
Garnele (100 g)	G	G	G
Geflügelwurst, mager (20 g)	G	Gl	Gl
Gelbwurst (20 g)	G	Gl	Gl
Gemüsemais (150 g)	Gl	G	Gl
Gemüsemais (80 g)	G	G	G
Gewürzgurke (100 g)	G	G	G
GLYX-Idealdiät-Brot (kleine Scheibe = 30 g)	G	G	G
GLYX-Idealdiät-Brot (50 g)	G	G	G
Goldbarsch (150 g)	G	G	G
Gorgonzola, 48 % Fett i. Tr. (30 g)	G	R	R
Gouda, 40 % Fett i. Tr. (30 g)	G	Gl	Gl
Grapefruit (120 g)	G	G	G

Lebensmittel	Glykämische Last pro üblicher Portion	Fett	Gesamturteil
Grapefruitsaft, ungesüßt (250 ml)	Gl	G	Gl
Grünkohl (200 g)	G	G	G
Gruyère, 45 % Fett i. Tr. (30 g)	G	R	R
Gummibärchen (5 Stück = 8 g)	G	G	G
Gummibärchen (20 Stück = 32 g)	R	G	R
Gurke (200 g)	G	G	G
Hackfleisch, Rind (50 g)	G	Gl	Gl
Hackfleisch, Rind (75 g)	G	R	R
Haferflocken (30 g)	G	G	G
Halbfettmargarine (10 g)	G	G	G
Harzer Käse, ca. 2 % Fett i. Tr. (30 g)	G	G	G
Hase (150 g)	G	G	G
Haselnüsse (50 g)	G	Gl	Gl
Hecht (150 g)	G	G	G
Heidelbeeren (120 g)	G	G	G
Heilbutt (150 g)	G	G	G
Hering (150 g)	G	Gl	Gl
Hering, mariniert (150 g)	G	Gl	Gl
Himbeeren (120 g)	G	G	G
Hirsch (150 g)	G	Gl	Gl
Holunderbeeren (120 g)	G	G	G

Lebensmittel	Glykämische Last pro üblicher Portion	Fett	Gesamturteil
Honig (10 g)	Ⓖ	Ⓖ	Ⓖ
Honig (30 g)	Ⓖⓛ	Ⓖ	Ⓖⓛ
Honigmelone (120 g)	Ⓖ	Ⓖ	Ⓖ
Hühnerbrust ohne Haut (150 g)	Ⓖ	Ⓖ	Ⓖ
Hühnerkeule ohne Haut (150 g)	Ⓖ	Ⓖⓛ	Ⓖⓛ
Hüttenkäse, 10 % Fett i. Tr. (30 g)	Ⓖ	Ⓖ	Ⓖ
Jagdwurst (20 g)	Ⓖ	Ⓖⓛ	Ⓖⓛ
Joghurt, 3,5 % Fett (200 g)	Ⓖ	Ⓖⓛ	Ⓖⓛ
Joghurt, 1,5 % Fett (200 g)	Ⓖ	Ⓖ	Ⓖ
Joghurt, 0,1 % Fett (200 g)	Ⓖ	Ⓖ	Ⓖ
Johannisbeeren (120 g)	Ⓖ	Ⓖ	Ⓖ
Kabeljau (150 g)	Ⓖ	Ⓖ	Ⓖ
Kaffee, ungesüßt (200 ml)	Ⓖ	Ⓖ	Ⓖ
Kalbfleisch			
– Brust (150 g)	Ⓖ	Ⓡ	Ⓡ
– Filet (150 g)	Ⓖ	Ⓖ	Ⓖ
– Haxe (150 g)	Ⓖ	Ⓖ	Ⓖ
– Keule (150 g)	Ⓖ	Ⓖ	Ⓖ
– Kotelett (150 g)	Ⓖ	Ⓖ	Ⓖ
– Schnitzel (150 g)	Ⓖ	Ⓖ	Ⓖ
Kaninchen (150 g)	Ⓖ	Ⓡ	Ⓡ

Lebensmittel	Glykämische Last pro üblicher Portion	Fett	Gesamturteil
Karotte (200 g)	G	G	G
Karpfen (150 g)	G	Gl	Gl
Kartoffel (100 g)	G	G	G
Kartoffel (200 g)	Gl	G	Gl
Kartoffelchips (50 g)	Gl	R	R
Kartoffelpüree (150 g)	Gl	G	Gl
Kasseler (150 g)	G	R	R
Kaugummi (1 Stück = 3,3 g)	G	G	G
Kefir, 1,5 % Fett (200 g)	G	G	G
Ketchup (5 g)	G	G	G
Kichererbsen, roh (70 g)	G	G	G
Kidneybohnen, roh (70 g)	G	G	G
Kirschen (120 g)	G	G	G
Kiwi (2 Stück = 120 g)	G	G	G
Klare Brühe (250 ml)	G	G	G
Knackwurst (60 g)	G	R	R
Knoblauch (5 g)	G	G	G
Knollensellerie (200 g)	G	G	G
Kohlrabi (200 g)	G	G	G
Kokosfett (20 g)	G	R	R
Kokosnuss (50 g)	G	R	R

Lebensmittel	Glykämische Last pro üblicher Portion	Fett	Gesamturteil
Konfitüre, max. 50 % Zucker (30 g)	G	G	G
Kopfsalat (100 g)	G	G	G
Korinthen (60 g)	R	G	R
Korinthen (1 EL = 15 g)	G	G	G
Krabben (100 g)	G	G	G
Krebs (100 g)	G	G	G
Kürbis (200 g)	G	G	G
Kürbiskernöl (10 g)	G	Gl	Gl
Lachs (150 g)	G	Gl	Gl
Lachs, geräuchert (50 g)	G	Gl	Gl
Lachsforelle (150 g)	G	G	G
Lachsschinken (20 g)	G	G	G
Lamm			
– Kotelett, mager (75 g)	G	Gl	Gl
– Filet (100 g)	G	Gl	Gl
– Keule, mager (100 g)	G	R	R
– Schulter, mager (100 g)	G	R	R
Leberkäse (100 g)	G	R	R
Leberwurst (20 g)	G	Gl	Gl
Limabohnen, roh (70 g)	G	R	R
Limone (75 g)	G	G	G

Lebensmittel	Glykämische Last pro üblicher Portion	Fett	Gesamturteil
Linsen, roh (70 g)	Ⓖ	Ⓖ	Ⓖ
Linsen, rote, roh (70 g)	Ⓖ	Ⓖ	Ⓖ
Macadamianuss (30 g)	Ⓖ	Gl	Gl
Magermilch (250 ml)	Ⓖ	Ⓖ	Ⓖ
Mais (100 g)	Gl	Ⓖ	Gl
Maiskeimöl (10 g)	Ⓖ	Gl	Gl
Makrele (150 g)	Ⓖ	Gl	Gl
Makrele, geräuchert (50 g)	Ⓖ	Gl	Gl
Mandarine (50 g)	Ⓖ	Ⓖ	Ⓖ
Mandel (30 g)	Ⓖ	Gl	Gl
Mango (120 g)	Ⓖ	Ⓖ	Ⓖ
Mangold (200 g)	Ⓖ	Ⓖ	Ⓖ
Marmelade, max. 50 % Zucker (30 g)	Ⓖ	Ⓖ	Ⓖ
Mascarpone (30 g)	Ⓖ	Ⓡ	Ⓡ
Matjes (150 g)	Ⓖ	Gl	Gl
Mayonnaise, 50 % Fett (10 g)	Ⓖ	Gl	Gl
Mayonnaise, 80 % Fett (10 g)	Ⓖ	Ⓡ	Ⓡ
Meerrettich (5 g)	Ⓖ	Ⓖ	Ⓖ
Mett, Schwein (30 g)	Ⓖ	Ⓡ	Ⓡ
Mett, Schwein (50 g)	Ⓖ	Ⓡ	Ⓡ
Mettwurst (20 g)	Ⓖ	Ⓡ	Ⓡ

Lebensmittel	Glykämische Last pro üblicher Portion	Fett	Gesamturteil
Miesmuschel (100 g)	G	G	G
Milch			
– Vollmilch (250 ml)	G	R	R
– Fettarme Milch (250 ml)	G	G	G
– Magermilch (250 ml)	G	G	G
Milcheis (50 g)	G	G	G
Mineralwasser	G	G	G
Mohn (20 g)	G	Gl	Gl
Möhre (200 g)	G	G	G
Möhrensaft ohne Honig (250 ml)	G	G	G
Morcheln (100 g)	G	G	G
Mortadella (20 g)	G	Gl	Gl
Mozzarella, 45 % Fett i. Tr. (30 g)	G	Gl	Gl
Müslimischung (30 g)	Gl	G	Gl
Naturreis, roh (50 g)	Gl	G	Gl
Naturreis, roh (30 g)	G	G	G
Nougat (30 g)	G	Gl	Gl
Nudeln ohne Ei, roh (50 g)	Gl	G	Gl
Nudeln ohne Ei, roh (100 g)	R	G	R
Nudeln mit Ei, roh (50 g)	Gl	G	Gl
Nudeln mit Ei, roh (100 g)	R	G	R

Lebensmittel	Glykämische Last pro üblicher Portion	Fett	Gesamturteil
Nuss-Nougat-Creme (20 g)	G	Gl	Gl
Oliven, grüne (50 g)	G	Gl	Gl
Oliven, schwarze (50 g)	G	Gl	Gl
Olivenöl (10 g)	G	Gl	Gl
Orange (120 g)	G	G	G
Orangensaft (250 ml)	Gl	G	Gl
Palmkernfett (20 g)	G	R	R
Papaya (120 g)	Gl	G	Gl
Paprika (200 g)	G	G	G
Paranüsse (50 g)	G	Gl	Gl
Parmesan, 37 % Fett i. Tr. (10 g)	G	Gl	Gl
Pekannüsse (50 g)	G	Gl	Gl
Petersilie (5 g)	G	G	G
Pfifferlinge (100 g)	G	G	G
Pfirsich (120 g)	G	G	G
Pflaume (120 g)	G	G	G
Pilze (s. a. einzelne Arten) (100 g)	G	G	G
Pinienkerne (50 g)	G	Gl	Gl
Pistazienkerne (50 g)	G	Gl	Gl
Fertigpizza mit Käse (200 g)	R	R	R
Pommes frites (in Fett gebacken, 150 g)	R	R	R

103

Lebensmittel	Glykämische Last pro üblicher Portion	Fett	Gesamturteil
Popcorn, salzig (20 g)	Gl	G	Gl
Porree (200 g)	G	G	G
Portulak (200 g)	G	G	G
Pute			
– Brust, ohne Haut (150 g)	G	G	G
– Keule, ohne Haut (150 g)	G	Gl	Gl
Quark			
– Magerquark, 0,3 % Fett (30 g)	G	G	G
– Speisequark, 20 % Fett i. Tr. (30 g)	G	Gl	Gl
– Sahnequark, 40 % Fett i. Tr. (30 g)	G	Gl	Gl
Radicchio (100 g)	G	G	G
Radieschen (100 g)	G	G	G
Rapsöl (10 g)	G	Gl	Gl
Reh (150 g)	G	G	G
Reis			
– Naturreis, roh (30 g)	G	G	G
– Naturreis, roh (50 g)	Gl	G	Gl
– Parboiled Reis, roh (30 g)	G	G	G
– Parboiled Reis, roh (50 g)	Gl	G	Gl
– Weißer Reis, roh (30 g)	Gl	G	Gl

Lebensmittel	Glykämische Last pro üblicher Portion	Fett	Gesamturteil
– Weißer Reis, roh (50 g)	R	G	R
Reiskräcker (30 g)	R	G	R
Renke (200 g)	G	G	G
Rettich (100 g)	G	G	G
Rhabarber (120 g)	G	G	G
Rindfleisch			
– Dicke Rippe (150 g)	G	R	R
– Filet (100 g)	G	G	G
– Kamm (150 g)	G	R	R
– Keule/Schlegel (150 g)	G	R	R
– Lende/Roastbeef (150 g)	G	G	G
– Rostbraten (150 g)	G	R	R
– Hack (50 g)	G	R	R
– Tatar (50 g)	G	G	G
– Zunge (100 g)	G	R	R
Roastbeef, Aufschnitt (30 g)	G	Gl	Gl
Rosenkohl (200 g)	G	G	G
Rosine (60 g)	R	G	R
Rosine (1 EL = 15 g)	G	G	G
Rotbarsch (150 g)	G	G	G
Rotkohl (200 g)	G	G	G

Lebensmittel	Glykämische Last pro üblicher Portion	Fett	Gesamturteil
Rucola (50 g)	Ⓖ	Ⓖ	Ⓖ
Safloröl (10 g)	Ⓖ	Gl	Gl
Sahne (1 EL = 10 g)	Ⓖ	Gl	Gl
Sahne (30 g)	Ⓖ	△R	△R
Salami (30 g)	Ⓖ	△R	△R
Sardine (200 g)	Ⓖ	Gl	Gl
Sauerkraut (100 g)	Ⓖ	Ⓖ	Ⓖ
Sauerrahm (1 EL = 15 g)	Ⓖ	Gl	Gl
Saure Sahne (1 EL = 15 g)	Ⓖ	Gl	Gl
Schafskäse, 45 % Fett i. Tr. (30 g)	Ⓖ	△R	△R
Schellfisch (150 g)	Ⓖ	Ⓖ	Ⓖ
Schinken, gekocht (30 g)	Ⓖ	Ⓖ	Ⓖ
Schlagsahne (30 g)	Ⓖ	△R	△R
Schleie (150 g)	Ⓖ	Ⓖ	Ⓖ
Schmand (1 EL = 15 g)	Ⓖ	Gl	Gl
Schmelzkäse, 20 % Fett i. Tr. (30 g)	Ⓖ	Gl	Gl
Schmelzkäse, 30 % Fett i. Tr. (30 g)	Ⓖ	Gl	Gl
Schmelzkäse, 45 % Fett i. Tr. (30 g)	Ⓖ	△R	△R
Schokolade			
– Milchschokolade (50 g)	Ⓖ	△R	△R
– Weiße Schokolade (50 g)	Ⓖ	△R	△R

Lebensmittel	Glykämische Last pro üblicher Portion	Fett	Gesamturteil
Scholle (150 g)	G	G	G
Schwarzwurzeln (200 g)	G	G	G
Schweinefleisch			
– Bug/Schulter (150 g)	G	R	R
– Filet (150 g)	G	G	G
– Kamm (150 g)	G	R	R
– Keule (150 g)	G	R	R
– Kotelett (150 g)	G	R	R
– Schnitzel (150 g)	G	G	G
– Kasseler (150 g)	G	R	R
– Mett (50 g)	G	R	R
– Zunge (100 g)	G	R	R
Schweineschmalz (30 g)	G	R	R
Seehecht (150 g)	G	G	G
Seelachs (150 g)	G	G	G
Seezunge (150 g)	G	G	G
Sellerie (200 g)	G	G	G
Senf (2 g)	G	G	G
Sesam (10 g)	G	Gl	Gl
Sesamöl (10 g)	G	Gl	Gl
Sojaöl (10 g)	G	Gl	Gl

Lebensmittel	Glykämische Last pro üblicher Portion	Fett	Gesamturteil
Sonnenblumenkerne (10 g)	G	Gl	Gl
Sonnenblumenöl (10 g)	G	Gl	Gl
Spargel (200 g)	G	G	G
Speck (30 g)	G	R	R
Spinat (200 g)	G	G	G
Sprotte (100 g)	G	G	G
Stachelbeeren (120 g)	G	G	G
Staudensellerie (200 g)	G	G	G
Steckrübe (200 g)	G	G	G
Sushi (100 g)	Gl	G	Gl
Süßkartoffel (200 g)	R	G	R
Thunfisch (150 g)	G	Gl	Gl
Thunfisch, in Öl eingelegt (50 g)	G	Gl	Gl
Thunfisch, ohne Öl eingelegt (50 g)	G	G	G
Tilsiter, 45 % Fett i. Tr. (30 g)	G	R	R
Tintenfisch (100 g)	G	G	G
Tomate (200 g)	G	G	G
Tomatenmark (5 g)	G	G	G
Tomatensaft (250 ml)	G	G	G
Topinambur (200 g)	G	G	G
Trauben (120 g)	G	G	G

Lebensmittel	Glykämische Last pro üblicher Portion	Fett	Gesamturteil
Vollkornbrot (kleine Scheibe = 30 g)	G	G	G
Vollkornbrot (50 g)	Gl	G	Gl
Vollmilch (250 ml)	G	R	R
Walnüsse (50 g)	G	Gl	Gl
Walnussöl (10 g)	G	Gl	Gl
Wassermelone (120 g)	G	G	G
Weintrauben (120 g)	G	G	G
Weißkohl (200 g)	G	G	G
Weißwurst (60 g)	G	R	R
Weizenkeimöl (10 g)	G	Gl	Gl
Wiener Würstchen (60 g)	G	R	R
Wirsing (200 g)	G	Gl	Gl
Zander (150 g)	G	G	G
Ziegenkäse, 45 % Fett i. Tr. (30 g)	G	Gl	Gl
Zitrone (80 g)	G	G	G
Zitronensaft (20 g)	G	G	G
Zucchini (200 g)	G	G	G
Zucker (Haushaltszucker) (10 g)	G	G	G
Zucker (Haushaltszucker) (20 g)	Gl	G	Gl
Zucker (Haushaltszucker) (30 g)	R	G	R
Zuckermais (150 g)	Gl	G	Gl

Lebensmittel	Glykämische Last pro üblicher Portion	Fett	Gesamturteil
Zuckermais (80 g)	Ⓖ	Ⓖ	Ⓖ
Zwetschge (120 g)	Ⓖ	Ⓖ	Ⓖ
Zwiebel (30 g)	Ⓖ	Ⓖ	Ⓖ

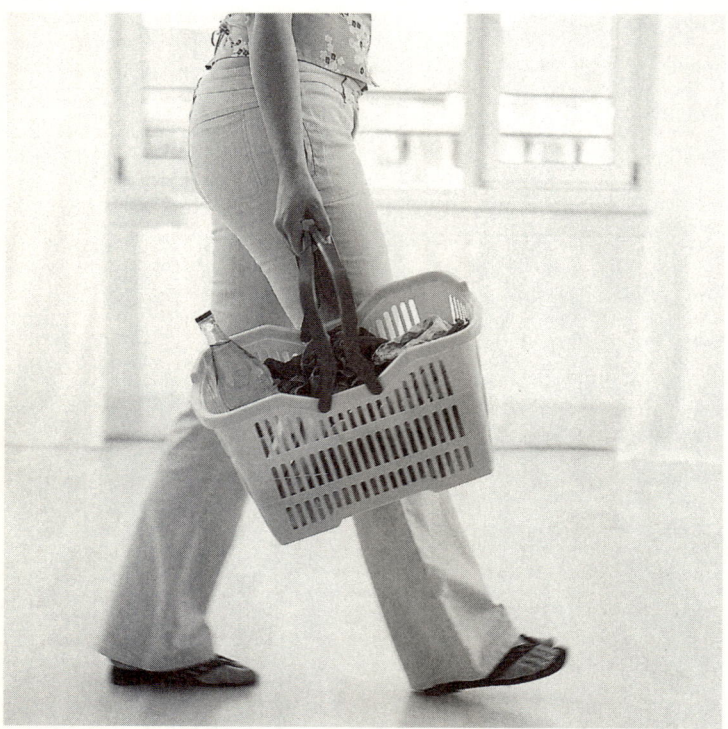

Machen Sie den Einkauf zu einem Erlebnis der Sinne.

Alles auf einen Blick

Statistik

Jeder Zweite hat Übergewicht, jeder Fünfte sogar eine echte Fettsucht mit starken gesundheitlichen Nachteilen. Übergewicht ist damit das größte Gesundheitsproblem in den Industrieländern.

Bierbauch-Gefahr

Siedelt sich Fett vor allem im Bauchbereich an, spricht man vom Apfeltyp. Er hat ein höheres Risiko für Diabetes und Herz-Kreislauf-Probleme.

Fett- und kohlenhydratbewusst

Die Idealdiät achtet sowohl auf Fette als auch auf Kohlenhydrate. Damit ist sie weder eine reine Low-Fat- noch eine GLYX-Diät. Indem sie diese beiden modernen Abnehmformen vereint, bietet sie den optimalen Weg, effektiv und gesund das Wunschgewicht zu erreichen. Allein mit Ernährung ist es jedoch nicht getan. Auch die Bewegung müssen Sie intensivieren.

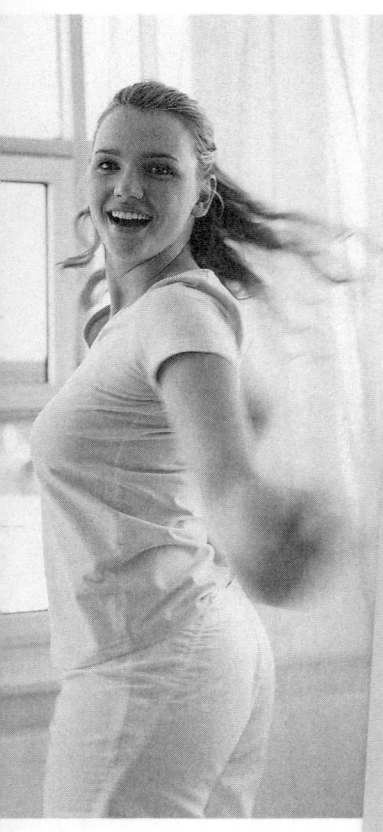

Glykämischer Index

Der glykämische Index (GLYX) ist ein Maß für den Blutzuckeranstieg, der durch die Kohlenhydrate in den Lebensmitteln ausgelöst wird. Aufgrund des erhöhten Blutzuckers schüttet der Körper vermehrt Insulin aus, um den Zucker in die Zellen zu schleusen. Doch Insulin ermöglicht auch den Fettzellen, Fett zu speichern und den Fettabbau zu blockieren. Ein hoher Insulinspiegel führt daher bei vielen zu Gewichtsproblemen. Je höher der GLYX-Wert eines Lebensmittels, desto mehr Insulin wird gebildet und desto schlechter werden Fettspeicher geleert. Daher sind solche Lebensmittel zum Abnehmen ungeeignet.

Nur wer mehr Kalorien verbrennt, als er aufnimmt, verliert auch Gewicht. Daher auf Kalorien, die weniger sättigen, verzichten, wie Fette und Kohlenhydrate mit hohem GLYX (siehe oben).

Typgerecht abnehmen

Grob kann sich jeder einem der drei Typen zuordnen:

● Der **Speichertyp** nimmt schnell zu und trotz fettreduzierter Ernährung schlecht ab, hat oft Hunger auf Süßes und sportelt wenig. Um abzunehmen, braucht er eine fett- und kohlenhydratbewusste Ernährung, also die grünen Rezepte. Mit den gelben Rezepten geht's nur schwer bzw. langsamer.

● Zum **Mischtyp** gehören vermutlich die meisten. Er isst gern und mag fast alles, treibt kaum oder gar nicht Sport und nimmt stetig zu. Mit den grünen Rezepten purzeln die Pfunde, möglicherweise auch mit den gelben. Diese eignen sich allerdings eher dazu, den Abnehmerfolg zu stabilisieren.

● Der **Verbrennertyp** nimmt eher langsam zu. Er sportelt gern und hat seltener Gewichtsprobleme. Um abzunehmen, sollte er viel Sport treiben und einen Mix aus grünen, gelben und roten Rezepten essen. Je mehr grüne Rezepte, desto schneller und sicherer verliert er die überflüssigen Pfunde.

Es gibt keine festen Regeln, wie viele Mahlzeiten pro Tag gut sind. Das muss jeder für sich entscheiden. Wichtig ist, einen festen Ess-Rhythmus zu finden. Dann vermeidet man Naschen und die langsame Entwicklung von Heißhungerattacken. Die Idealdiät bietet für jeden Tag drei Haupt- und zwei Zwischenmahlzeiten an.

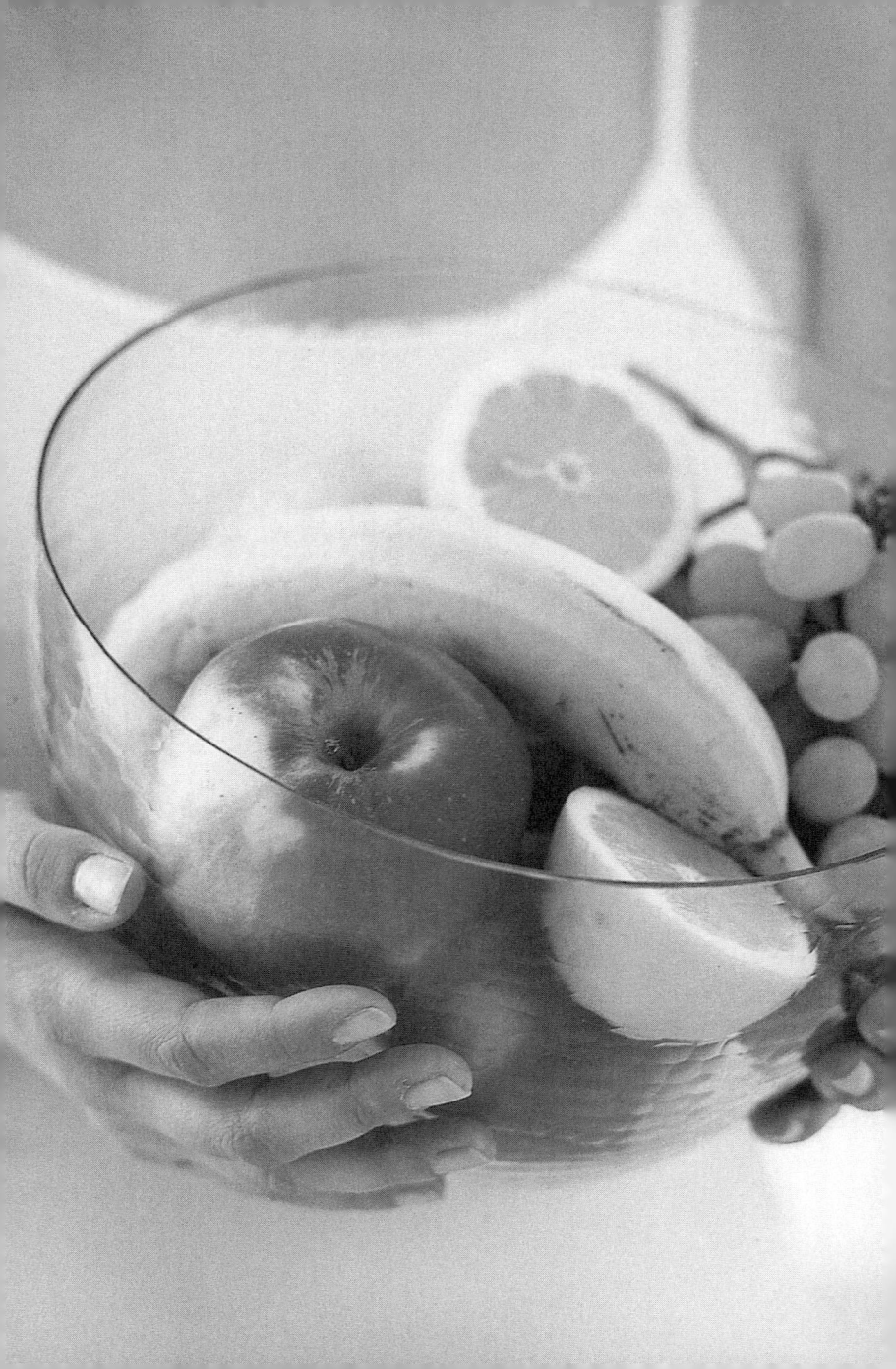

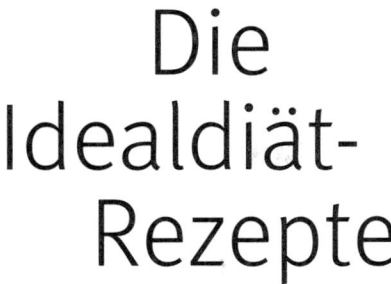

Die
Idealdiät-
Rezepte

Bei der Idealdiät beginnt die Freude am Abnehmen bereits beim Essen. In diesem Kapitel finden Sie 100 Beweise dafür, dass eine kohlenhydrat- und fettbewusste Ernährung sehr gut schmecken kann. Und weil sich diese schnellen Rezepte ganz einfach in Ihren Alltag einbauen lassen, bleiben Sie schlank und fit.

Einfach und trotzdem gut

*Mit den einfachen Idealdiät-Rezepten
wird Ihnen das Abnehmen leichtfallen.
Alles, was Sie dazu noch wissen sollten,
erfahren Sie hier.*

Diätrezepte müssen schnell gehen, Abwechslung bieten, unkompliziert funktionieren, etliche sollten bürotauglich sein, und alle müssen super schmecken. Klingt gar nicht nach Diätkost? Ist eigentlich auch keine, denn unter den 100 Rezepten plus vielen Varianten können Sie frei wählen. Sie brauchen keinen strengen Plan einzuhalten, auf keine Lebensmittel strikt zu verzichten und keine Farbpunkte, Fette oder Kalorien zu zählen. Was Sie beachten sollten:

▶ »Grüne« Rezepte garantieren Ihnen den Abnehmerfolg. Sie enthalten kaum Fette, und wenn, dann nur sehr gesunde aus Pflanzenölen und Fischen. Außerdem liefern sie kaum Kohlenhydrate, die schnell ins Blut gehen und somit den Insulinspiegel erhöhen. Damit würden diese Kohlenhydrate nämlich die Fettzellen beim Fettabbau blockieren. Genau das Gegenteil soll aber durch die grünen Rezepte erreicht werden.

▶ Mit den »gelben« Rezepten werden Sie Ihr Gewicht halten oder langsam abnehmen. Hier wurde weniger auf die Kohlenhydrate geachtet. Allerdings gehen auch diese Rezepte sehr bewusst mit dem Fett um.

◐ Für Ausnahmesituationen, wenn Sie sich hin und wieder mal belohnen wollen und besonders für die sportlichen Typen sind die wenigen »roten« Rezepte als zusätzliche Alternative gedacht. Aber Achtung: Nur wer jeden Tag eifrig sportelt, darf sich die roten Rezepte täglich leisten und hält trotzdem sein Gewicht!

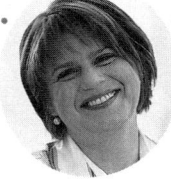

Iris'
Tipp

Raus aus dem Bett

Ich jogge regelmäßig vor dem Frühstück. Damit sich mein Magen dann beim Laufen nicht so leer anfühlt, trinke ich vorher immer etwas Wasser.

Das Prinzip der Idealdiät

Es kann einfacher nicht sein: Sie wählen jeden Tag ein Frühstück und für das Mittag- und Abendessen je eine Hauptmahlzeit aus dem großen Rezeptangebot aus. Die Rezepte bieten viel Abwechslung. Probieren Sie daher möglichst oft neue Gerichte aus. Sie können die Rezepte auch selbst abwandeln, indem Sie ein Gemüse gegen ein anderes »grünes« Gemüse austauschen (siehe GLYX-Tabelle Seite 91ff.). So schmeckt Ihnen die Idealdiät auch noch nach Wochen, wird weder langweilig noch einseitig und liefert alle notwendigen Nährstoffe.

Für zwischendurch

Neben den Hauptmahlzeiten gönnen Sie sich täglich mindestens zwei kleine Zwischensnacks. Einer davon sollte Obst oder Gemüse sein. Aber keine Banane und keine Avocado. Die gehören nicht zu den grünen Lebensmitteln (siehe Tabelle Seite 91). Ein Apfel, eine Karotte, Trauben, Paprikastreifen und vieles andere sind ideal. Als zweite Zwischenmahlzeit gönnen Sie sich einen fettarmen Joghurt, einen Magerquark oder auch eine Buttermilch. Mit einem Teelöffel gerösteter Haselnüsse, ein paar Kürbiskernen, gehackten Wal- oder Erdnüssen geben Sie diesem Snack den nötigen Geschmack.

Interview

Preis und Aufwand

Frage: Hast du während der Diät mehr Geld fürs Essen ausgeben?

Katja: Vermutlich nicht, aber so genau kann ich das gar nicht sagen. Zwar habe ich noch nie so viel eingekauft wie bei dieser Diät. Doch vorher bin ich eher mal essen gegangen, und das ist auch nicht billig.

Frage: Hat die Idealdiät viel Arbeit gemacht?

Katja: Man muss häufiger einkaufen. Aber die meisten Rezepte sind recht einfach und schnell zuzubereiten. Der Aufwand hält sich in Grenzen.

Das wäre auch eine gute Alternative zu den herkömmlichen und leider viel zu fetten Knabbereien am Abend.

Wann Sie die Zwischenmahlzeiten genießen, bestimmen Sie selbst: Der eine möchte unbedingt noch ein Dessert und isst daher die Zwischenmahlzeit gleich nach dem Mittagessen, andere verspüren am späten Nachmittag den kleinen Hunger und brauchen dann einen Anschub, damit sie bis zum Abend fit bleiben. Wählen Sie selbst!

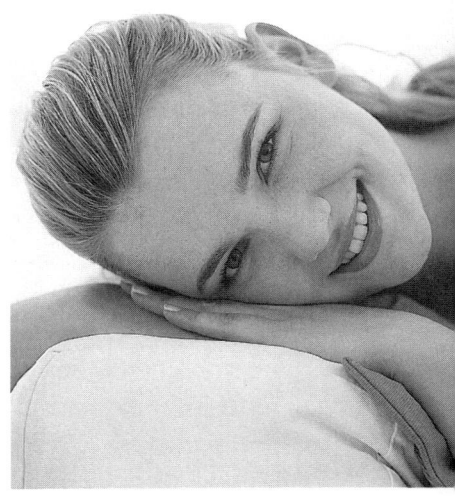

Abnehmen kann so leicht sein!

Trinken nicht vergessen!

Und zum Schluss noch etwas ganz Wichtiges: Trinken Sie mindestens zwei Flaschen Mineralwasser am Tag. Wir brauchen das Wasser, um nicht schlappzumachen. Schon ab zwei Prozent zu wenig Flüssigkeit reagiert der Körper auf den Wassermangel. Wir fühlen uns dann unwohl, können uns schlechter konzentrieren, und die Leistung lässt nach. Somit verbrennt der Körper weniger Kalorien. Außerdem sorgt Wasser dafür, dass kein Hunger aufkommt. Die Erfahrung zeigt, dass ein diffuses Hungergefühl oft schon durch ein Glas Wasser gestillt werden kann. Auch deshalb ist Wasser beim Abnehmen so wichtig.

Wir empfehlen ein besonders kalziumreiches Wasser mit mindestens 150 mg Kalzium (Ca) pro Liter. Aus der Tabelle auf Seite 133f., in der längst nicht alle kalziumreichen Mineralwässer aufgelistet sind, ersehen Sie, dass es viele davon gibt. Das Kalzium aus dem Mineralwasser kann der Körper sehr gut verwerten. Diesen wichtigen Knochenbaustoff bekommen wir in der Regel über Milchprodukte. Ganz besonders viel steckt im Käse. Weil aber diese fettbewusste Diät auf die meist recht fettreichen Käsesorten verzichtet, raten wir zu einem kalziumreichen Mineralwasser. So kommt das Kalzium auf keinen Fall zu kurz – eine gute Vorbeugung gegen den Knochenabbau im Alter.

Augen auf bei den Kohlenhydraten

Wer konsequent die grünen Rezepten anwendet, wird bald merken, dass es Nudeln, Kartoffeln oder Reis fast gar nicht oder nur in kleinen Portionen gibt. Größere Portionen würden die glykämische Last (GL) erhöhen und damit den Körper auf Fettspeicherung programmieren. Deshalb verzichten die grünen Rezepte weitgehend auf diese Beilagen. Wenn Sie das aber nicht wollen oder können, greifen Sie hin und wieder auf eines der gelben Rezepte zurück.

Das Brot zur Diät

In der Regel essen wir morgens Brötchen, Toast oder Brot, oftmals mit Marmelade. Damit starten wir mit reichlich Kohlenhydraten in den Tag, die wir auch brauchen, um aktiv zu werden. Am Abend kommt bei vielen ebenfalls Brot auf den Tisch. Doch gerade diese Kohlenhydrate lassen den Blutzucker ansteigen, stimulieren die Insulinausschüttung, halten aber nicht lange fit. Die bessere Alter-

Interview

Abnehmen im Job

Frage: Wie hast Du es geschafft, trotz des Jobs abzunehmen?

Dagmar: Das ging gut. Ich arbeite halbtags. Also habe ich am Nachmittag oder abends vorgekocht. Vieles konnte ich mit ins Büro nehmen.

Frage: Und wenn Du einen Vollzeitjob gehabt hättest?

Dagmar: Auch dann hätte ich meinen Abnehmerfolg erreicht. Ganz bestimmt. Außerdem bietet die Kantine auch immer einen Salat an.

native wäre also ein grünes Frühstück oder ein Abendessen mit nur wenig Mischbrot, dafür mehr Gemüse oder bestimmten Obstsorten, die nur eine niedrige glykämische Last aufweisen (siehe Seite 91ff.) und damit weder den Zuckerstoffwechsel unnötig antreiben noch dick machen und trotzdem genügend Energie geben.

GLYX-Idealdiät-Brot

Wer aber auf Brot nicht verzichten und sich trotzdem kohlenhydratbewusst ernähren möchte, für den gibt es jetzt parallel zur Idealdiät das GLYX-Idealdiät-Brot vom Bäcker. Der glykämische Index eines Brotes kann recht unterschiedlich sein. Er hängt von den Zutaten ab und wie fein sie vermahlen sind. Weißbrot, Mischbrot und feinkrumige Vollkornbrote haben einen höheren, solche mit ganzen Körnern und mit Ölsaaten wie Leinsamen, Sonnenblumenkernen und Haferflocken einen niedrigen GLYX-Faktor.

Das GLYX-Idealdiät-Brot sorgt für einen dosierten Blutzucker-anstieg und eine gemäßigte Insulinantwort. Damit ist es der ideale Diätbegleiter. 100 Gramm, also zwei dicke Scheiben des aus Roggen-, Weizen- und Hafervollkorn mit Sonnenblumen- und Leinsamen sowie Haferkleiekonzentraten und Ballaststoffkomponenten hergestellten GLYX-Idealdiät-Brotes enthalten knapp 200 kcal, rund 8 Gramm Eiweiß, 36 Gramm Kohlenhydrate, nur knapp 3 Gramm Fett, aber ganze 8,5 Gramm Ballaststoffe.

Der an der Universität Freiburg ermittelte glykämische Index für das GLYX-Idealdiät-Brot liegt voll im grünen Bereich. Dies gilt auch für die glykämische Last. Dadurch und aufgrund des höheren Eiweißanteils unterstützt das Brot eine kohlenhydrat-, fitness- und schlankheitsbewusste Ernährung.

Achten Sie also bei Ihrem nächsten Broteinkauf darauf, welcher Bäcker dieses Brot anbietet. Finden Sie es nicht, so suchen Sie nach Alternativen. Beispielsweise gibt es im deutschen Lebensmittelhandel 500-Gramm-Brotbackmischungen für das GLYX-Idealdiät-Brot. Backen Sie es von Hand oder im Brotbackautomaten.

Einfache Handhabung

Um die Rezeptauswahl schnell treffen zu können, finden Sie Kurz-infos zu jedem Rezept gleich unter dem Rezeptnamen notiert. Sie werden viele vegetarische Rezepte entdecken, etliche, die sich fürs Büro (aber auch andere Arbeitsplätze) eignen, daneben haben wir auch recht preiswerte Rezepte gekennzeichnet. Wenn es ganz besonders schnell gehen soll, greifen Sie zu den Blitzrezepten. Dafür brauchen Sie insgesamt nur etwa 15 Minuten. Allerdings macht kein Rezept mehr als 30 Minuten echte Arbeit. Alles andere sind Back-, Koch- oder Quellzeiten, in denen Sie sich ums Essen nicht aktiv zu kümmern brauchen.

Wenn Sie im Stress sind und seltener zum Einkaufen kommen, nutzen Sie auch Tiefkühlgemüse und -obst. Außerdem besteht immer noch die Möglichkeit, die Rezepte abzuwandeln. Lebensmittel, die nach der Idealdiät-Tabelle (siehe Seite 91ff.) gleich beurteilt werden, können Sie ohne Weiteres gegeneinander auswechseln.

Tipp

▶ Alle Rezepte sind für eine Person berechnet. Sie schmecken aber bestimmt auch Ihrer Familie oder Ihren Freunden. Dann einfach die Mengen entsprechend vervielfachen.

▶ Beim Backen benutzen Sie bei diesen Rezepten die mittlere Schiene Ihres Backofens. Haben Sie einen Umluftherd, brauchen Sie nicht vorzuheizen und können die Backofen-Temperatur um etwa zehn Prozent senken.

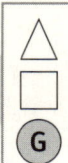

Blitz-Frühstück

Arbeitszeit: 1 Min.

Blitzrezept, bürotauglich, vegetarisch

200 g Magermilchjoghurt
100 ml Birnensaft
100 ml heller Traubensaft
Zimt

1. Den Joghurt mit den Säften verrühren und ganz nach Geschmack mit Zimt würzen.

Pro Portion ca.				
kcal	Eiweiß	Fett	Kohlenhydrate	Ballaststoffe
197	10 g	1 g	35 g	0 g

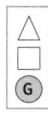

Möhren-Apfel-Frischkost

Arbeitszeit: 10 Min.

Blitzrezept, bürotauglich, vegetarisch

1 EL Mandelblättchen
1 Möhre
1 kleiner Apfel
½ TL Zitronensaft
1 EL Rosinen
2 EL Magermilchjoghurt

1. Mandelblättchen in einer Pfanne ohne Fett kurz rösten.
2. Möhre und Apfel schälen und raspeln, mit Zitronensaft beträufeln. Rosinen, geröstete Mandeln und Joghurt unterrühren.

Pro Portion ca.				
kcal	Eiweiß	Fett	Kohlenhydrate	Ballaststoffe
172	4 g	6 g	24 g	8 g

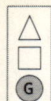

Beeren-Flocken-Müsli

Arbeitszeit: 10 Min.

bürotauglich, vegetarisch

200 g Himbeeren, Erdbeeren (frisch oder tiefgekühlt) oder Kirschen (frisch oder ungezuckert aus dem Glas)
4 EL kernige Haferflocken
4 EL fettarme Milch
75 g Magermilchjoghurt

1. Beeren waschen und putzen, Kirschen entsteinen und vierteln. Bei Tiefkühlbeeren diese auftauen bzw. Kirschen aus dem Glas abtropfen lassen.
2. Früchte mit Haferflocken, Milch und Joghurt verrühren.

Tipp

Meiden Sie Früchte aus dem Glas oder der Dose, die in einer Zuckerlösung eingekocht wurden. Besser für Ihre Linie sind frische Früchte oder Tiefkühlware. Sie enthalten außerdem noch alle Vitalstoffe. Wenn nicht vorrätig, können Sie auf Obstkonserven ausweichen, die ohne Zuckerzusatz auskommen und denen höchstens künstliche Süßstoffe zugegeben wurden.

Pro Portion ca.				
kcal	Eiweiß	Fett	Kohlenhydrate	Ballaststoffe
264	**12 g**	**4 g**	**40 g**	**16 g**

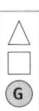

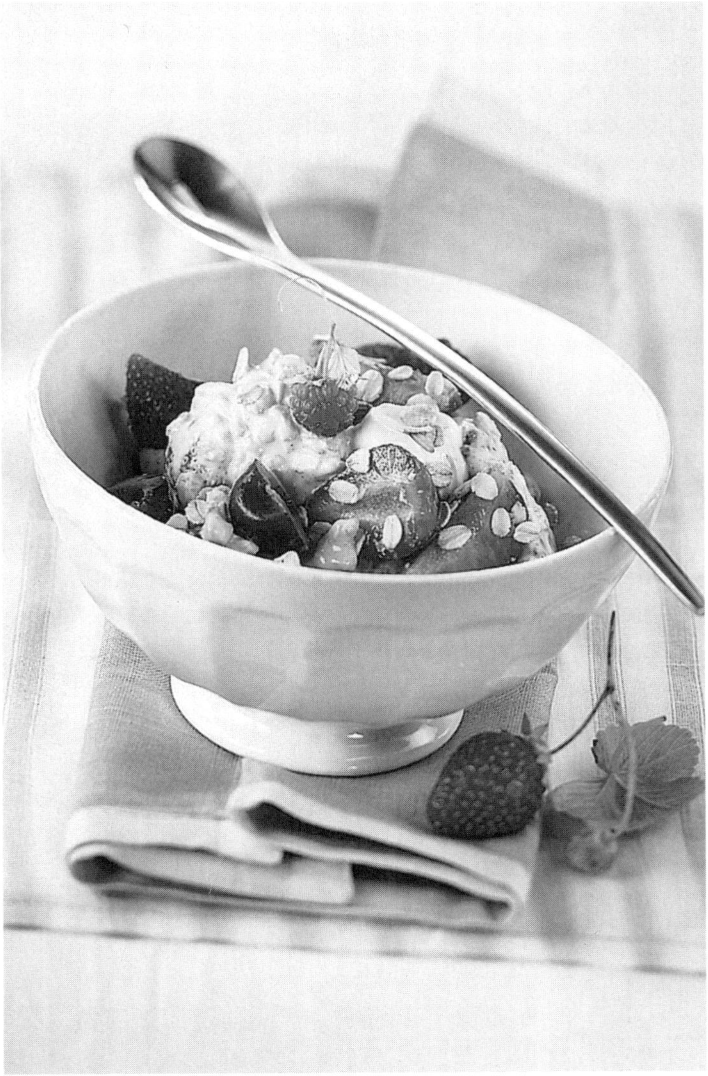

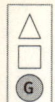

Gemüsebrötchen
vegetarisch

Arbeitszeit: 15 Min.

4 Cocktailtomaten

½ kleine Paprika

3 Zweige Basilikum

50 g Magerquark

Jodsalz

Pfeffer

Paprikapulver

1 großes Vollkornbrötchen mit Kürbiskernen, Leinsamen oder
 Mohn (oder 2 normal große Vollkornbrötchen)

1 EL Tomatenmark

4 Salatblätter

1. Tomaten waschen und vierteln. Von der Paprikahälfte Stielansätze, Kerne und weiße Zwischenhäute entfernen. Paprika waschen und in kleine Würfel schneiden.
2. Basilikum waschen, trockenschwenken und die Blätter fein hacken. Basilikum mit Tomaten und Paprika unter den Quark rühren, mit Salz, Pfeffer und wenig Paprikapulver würzen.
3. Brötchen aufschneiden, dünn mit Tomatenmark bestreichen. Die Salatblätter auf beide Hälften legen und die Quarkmasse dick darauf streichen.

Pro Portion ca.				
kcal	Eiweiß	Fett	Kohlenhydrate	Ballaststoffe
302	17 g	4 g	48 g	10 g

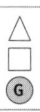

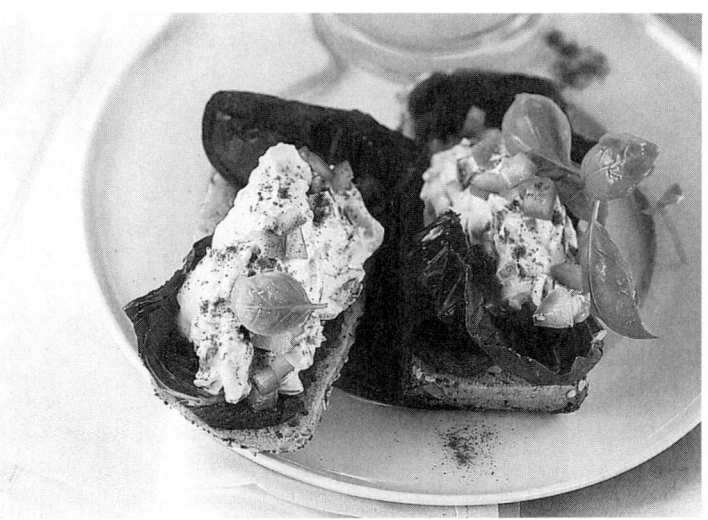

Tipp

○ Wenn Sie eher Lust auf Süßes haben, können Sie das Gemüsebrötchen fruchtig-süß abwandeln: Schneiden Sie dazu statt der Tomate und der Paprika einen süßen Apfel in ganz kleine Würfel, und rühren Sie diese mit etwas Apfelsaft unter den Quark. Mit Zimt würzen. Das Tomatenmark weglassen.

○ Wenn Sie morgens nur ein kleines Brötchen essen, können Sie die Hälfte des Aufstrichs als Snack mit zur Arbeit nehmen.

○ Die halbe Paprika hält sich im Gemüsefach des Kühlschranks etwa vier Tage. Sie brauchen sie für den »Lauch-Thunfisch-Salat« (siehe Seite 152), das »Bunte Kornspitz« (siehe Seite 140) und die »Crêpes mit Gemüsefüllung« (siehe Seite 164).

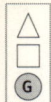

Kressequark-Tomaten-Brot

Arbeitszeit: 5 Min.

Blitzrezept, vegetarisch, preiswert

1 EL Kresse	1 Scheibe Vollkornbrot mit niedrigem GLYX (siehe Seite 120f.)
2 EL Magerquark	
Jodsalz	1 kleine Tomate
Pfeffer	250 ml Fruchtsaft

1. Kresseblättchen waschen, zur Hälfte unter den Magerquark rühren und mit Salz und Pfeffer würzen. Die Brotscheibe dick mit dem Kressequark bestreichen.
2. Die Tomate waschen, putzen und in Scheiben schneiden. Auf das Brot legen und mit restlicher Kresse, Salz und Pfeffer würzen.
3. Dazu einen Fruchtsaft trinken.

Dagmars Tipp — Richtig würzen

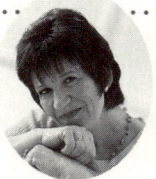

Ich verwende statt Jodsalz lieber jodiertes Kräutersalz. Die Gerichte schmecken dann noch würziger und besser.

Pro Portion ca.				
kcal	Eiweiß	Fett	Kohlenhydrate	Ballaststoffe
218	8 g	2 g	40 g	3 g

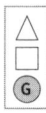

Bündner Brot
Blitzrezept

Arbeitszeit: 5 Min.

1 Scheibe Vollkornbrot mit niedrigem GLYX (siehe Seite 120f.)
1 EL Frischkäse (5 % Fett)
30 g Bündner Fleisch
1 Kiwi
250 ml Fruchtsaft

1. Vollkornbrot mit Frischkäse bestreichen und dick mit Bündner Fleisch belegen.
2. Kiwi schälen, in dicke Scheiben schneiden und auf das Bündner Fleisch legen.
3. Dazu den Fruchtsaft trinken.

Tipp

Achten Sie beim Einkauf auf den genauen Fettgehalt des Frischkäses. Es gibt von den verschiedenen Firmen fettreduzierte Alternativen mit weniger als zehn Prozent Fett. Finden Sie keinen solchen Frischkäse, weichen Sie auf Magerquark aus.

Pro Portion ca.				
kcal	Eiweiß	Fett	Kohlenhydrate	Ballaststoffe
272	11 g	4 g	45 g	5 g

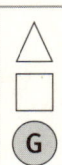

Grüne Zwischenmahlzeiten

Zwei Zwischenmahlzeiten sind bei der Idealdiät pro Tag vorgesehen. Sie können entweder als Dessert oder ausnahmsweise auch mal abends zum Fernsehen gegessen werden. Geeignete Zwischenmahlzeiten sind:

● Obst und Gemüse in normalen Portionsgrößen (ausgenommen sind Bananen, Avocados und Oliven);

● selbst gemixte Naturjoghurts mit Obst- oder Gemüsestückchen oder auch ein Naturjoghurt mit einem Esslöffel gehackter Nüsse, Kokosflocken oder Sesam. Es darf natürlich auch ein Naturjoghurt pur sein. Ausgenommen sind selbstverständlich alle gezuckerten Joghurts, also die meisten Fruchtjoghurts aus dem Handel;

● Drinks aus selbst püriertem Obst (bis auf Bananen) mit Säften, fettarmen Milchprodukten (Milch, Joghurt, Kefir, Buttermilch, Molke oder Sojadrink). Ausgenommen sind dagegen fast alle Fertigprodukte, weil sie Zucker enthalten. Ab Seite 135 finden Sie drei Rezepte, die sowohl als Snack als auch als Dessert geeignet sind.

Notwendig sind 1,5 bis 2 Liter Mineralwasser am Tag. Achten Sie auf Mineralwässer mit mindestens 150 mg Kalzium pro Liter (siehe Analyse auf dem Etikett der Mineralwasserflasche), um dem

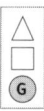

weit verbreiteten Kalziummangel vorzubeugen. In der folgenden Tabelle finden Sie eine kleine Auswahl von gängigen Mineralwässern, die einem Kalziummangel garantiert vorbeugen.

Mineral- oder Heilwasser	Mineralstoffgehalt (mg/l)			
	Kalzium	*Kalium*	*Magnesium*	*Natrium*
Adelheid Quelle	152,0	47,2	102,0	950,0
Bad Griesbacher Heilwasser	241,5	7,6	25,3	68,1
Elisabethen Quelle	469,0	29,0	97,0	519,0
Ensinger Mineralwasser	528,0	6,0	124,0	28,8
Frankenbrunnen Hochsteinquelle	267,2	5,8	65,6	37,6
Georg-Viktor-Quelle	184,0	4,0	94,6	38,5
Gerolsteiner Sprudel	348,0	11,0	108,0	118,0
Griesbacher First Class	305,0	–	72,5	198,0
Hassia	186,0	26,7	36,1	228,0
Helenenquelle	340,0	15,6	239,0	605,0
Hessenquelle	242,0	33,5	42,4	320,0
Hirschquelle	216,0	11,6	29,2	261,0
Imnauer Apollo	519,0	4,1	44,9	29,0
Imnauer Fürstenquelle Classic	410,0	7,4	55,6	22,1

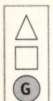
Mineral- oder Heilwasser	Mineralstoffgehalt (mg/l)			
	Kalzium	Kalium	Magnesium	Natrium
Imnauer Fürstenquelle Heilfüllung	378,0	6,4	56,0	27,0
Johanniter Quelle	264,0	–	94,0	98,0
Luisen	347,0	20,3	44,2	240,0
Remstaler	300,0	20,0	70,0	230,0
Rosbacher Klassisch	209,0	4,0	92,8	85,0
Rosbacher Ur-Quelle	261,6	3,1	131,4	39,9
San Pellegrino	203,0	–	58,3	42,1
Schiller-Quelle Ensinger	585,0	7,4	102,0	33,7
Schillerbrunnen	152,0	12,5	39,7	37,0
Schlossquelle Friedrich-roda	296,0	7,42	102,0	33,7
Wildbadquelle	177,0	–	44,0	40,0
Wilhelmstaler Brunnen	310,0	–	111,0	91,4

– = keine Daten
Die Angaben in der Tabelle entsprechen den Angaben auf den Flaschen.

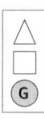

Rote Grütze mit Vanillecreme
vegetarisch, bürotauglich

Arbeitszeit: 15 Min.
Kühlzeit: 2 Std.

Für die Grütze:	*Für die Creme:*
1 TL Speisestärke	½ Vanilleschote
3 EL Traubensaft	50 g Magerquark
75 g süße Beeren (TK)	2 EL fettarme Milch
½ Vanilleschote	½ Päckchen Vanillezucker

1. Stärke mit etwas kaltem Saft verrühren. Tiefkühlbeeren im restlichen Traubensaft weich kochen. Vanilleschote längs aufritzen und zu den Früchten geben.
2. Aufgelöste Stärke einrühren und aufkochen. Vanilleschote herausnehmen. Grütze in kalte Dessertschälchen füllen und im Kühlschrank fest werden lassen.
3. Für die Creme die Vanilleschote längs aufritzen und mit einem Messer das Mark herauskratzen. Mit Quark, Milch und Vanillezucker verrühren. Zur Grütze servieren.

Pro Portion ca.				
kcal	Eiweiß	Fett	Kohlenhydrate	Ballaststoffe
134	8 g	1 g	21 g	3 g

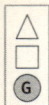

Kiwi-Apfel-Creme
Blitzrezept, vegetarisch

Arbeitszeit: 5 Min.

1 Kiwi

1 Apfel

Zimt

1. Kiwi und Apfel schälen. Kiwi pürieren, Apfel entkernen und fein reiben.
2. Apfel mit dem Kiwipüree vermengen und mit Zimt abschmecken.

Pro Portion ca.				
kcal	Eiweiß	Fett	Kohlenhydrate	Ballaststoffe
82	1 g	1 g	17 g	4 g

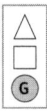

Beerenschnitten
vegetarisch

Arbeitszeit: 20 Min.
Kühlzeit: 4 Std.

5 Blatt weiße Gelatine
300 g Frischkäse (0,2 % Fett)
150 g Magermilchjoghurt
3 EL Zucker
100 ml roter Traubensaft
150 g süße Beeren (TK)
frische Beeren zum Garnieren

1. Gelatine in kaltem Wasser quellen lassen. Frischkäse, Joghurt und Zucker verrühren. Gelatine auspressen, im Traubensaft erwärmen, darin auflösen und unter die Frischkäsemasse rühren. Masse kühl stellen, bis sie zu gelieren beginnt.

2. Tiefkühlbeeren auftauen lassen, größere Früchte halbieren oder vierteln und unter die Frischkäsemasse rühren. Alles in eine mit Frischhaltefolie ausgelegte Kastenform geben und mindestens vier Stunden in den Kühlschrank stellen.

3. Beeren-Frischkäse-Masse aus der Form nehmen und in acht dicke Scheiben schneiden. Mit frischen Beeren servieren. Die Beerenschnitten halten sich mehrere Tage im Kühlschrank.

Pro Portion ca.				
kcal	Eiweiß	Fett	Kohlenhydrate	Ballaststoffe
69	6 g	0 g	9 g	1 g

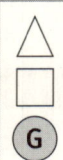

Radieschen-Brötchen

Arbeitszeit: 5 Min.

preiswert, Blitzrezept, vegetarisch, bürotauglich

½ Bund Schnittlauch

8 kleine Radieschen

8 EL Magerquark

¼ TL milder Senf

Jodsalz

Pfeffer

2 Vollkornbrötchen mit Kürbiskernen oder Leinsamen

1. Schnittlauch und Radieschen waschen, Schnittlauch in feine Ringe, Radieschen in kleine Stifte schneiden. Beides mit Quark und etwas Senf verrühren, mit Salz und Pfeffer würzen.
2. Brötchen aufschneiden und mit dem Radieschen-Frischkäse bestreichen.

Pro Portion ca.				
kcal	Eiweiß	Fett	Kohlenhydrate	Ballaststoffe
345	26 g	4 g	49 g	9 g

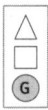

Geflügel-Sandwich
bürotauglich, preiswert, Blitzrezept

Arbeitszeit: 15 Min.

50 g Hähnchenbrust ohne Haut	einige Blätter Radicchio
Jodsalz	1 Kiwi
Pfeffer	2 TL saure Sahne
Currypulver	1 TL Rosinen
1 TL Rapsöl	1 großes Vollkornbrötchen mit
1 TL gehackte Mandeln	Kürbiskernen, Leinsamen
	oder Mohn (z. B. Kornspitz)

1. Hähnchenbrust waschen, trockentupfen, mit Salz, Pfeffer und Currypulver einreiben, in dünne Scheiben schneiden und in heißem Öl von beiden Seiten je 1 Minuten braten.

2. Die Mandeln in heißem Fett rösten. Den Salat putzen und waschen. Kiwi schälen und in Scheiben schneiden. Einen Teelöffel saure Sahne mit Rosinen und Mandeln verrühren.

3. Brötchen halbieren, die untere Hälfte mit 1 Teelöffel saurer Sahne bestreichen, mit Salatblättern, Kiwi- und Hähnchenbrustscheiben belegen. Das Dressing darübergeben und die obere Brötchenhälfte daraufklappen.

Pro Portion ca.				
kcal	Eiweiß	Fett	Kohlenhydrate	Ballaststoffe
305	18 g	11 g	31 g	7 g

Buntes Kornspitz
bürotauglich, preiswert

Arbeitszeit: 20 Min.

1 kleine Zwiebel	Zucker
½ rote Paprika	1 TL Rapsöl
1 Scheibe (30 g) Schnittkäse	Majoran, getrocknet
(40 % Fett i. Tr.)	1 längliches Vollkornbrötchen
½ Zucchini	mit Kürbiskernen, Leinsamen
1 TL Obstessig	oder Mohn (Kornspitz)
Jodsalz	3 EL saure Sahne
Pfeffer	2 kleine Salatblätter

1. Zwiebel schälen und in dünne Ringe schneiden. Paprika halbieren, Zwischenhäute und Kerne entfernen. Paprika waschen und in kleine Würfel schneiden. Käse ebenfalls in kleine Würfel schneiden. Zucchini waschen, in kurze Stifte schneiden.
2. Essig, Salz, Pfeffer und Zucker verrühren, Öl und Majoranblättchen unterschlagen. Das Gemüse kurz in die Marinade geben.
3. Brötchen halbieren, mit 1 Esslöffel saurer Sahne bestreichen. Die Salatblätter waschen, trockenschwenken und die Brötchenhälften damit belegen.
4. Das Gemüse mit dem Käse und der restlichen sauren Sahne verrühren und auf den Brötchenhälften verteilen. Übrige Gemüse-Käse-Mischung dazu essen.

Pro Portion ca.				
kcal	Eiweiß	Fett	Kohlenhydrate	Ballaststoffe
320	13 g	17 g	27 g	6 g

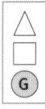

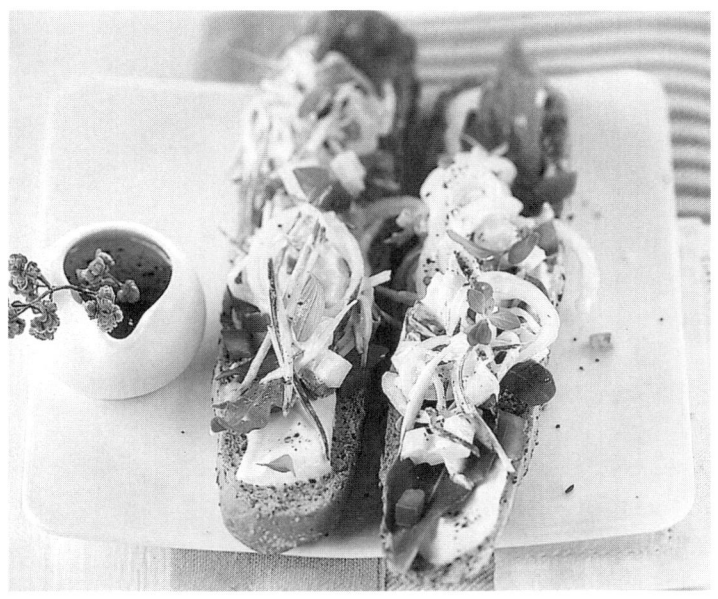

Tipp

○ Für die Arbeit die gesamte Gemüse-Käse-Mischung mit 3 EL saurer Sahne verrühren, in einer Frischhaltebox mitnehmen und das Kornspitzbrötchen dazu essen.

○ Die halbe Paprika und Zucchini halten sich in Frischhaltefolie im Gemüsefach des Kühlschranks etwa vier Tage. Die Paprika brauchen Sie für das »Gemüsebrötchen« (siehe Seite 128) oder die »Crêpes mit Gemüsefüllung« (siehe Seite 164). Die Zucchini brauchen Sie für das »Gemüse-Pilz-Brötchen« (siehe Seite 142).

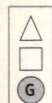

Gemüse-Pilz-Brötchen

Arbeitszeit: 15 Min.

preiswert, Blitzrezept, vegetarisch, bürotauglich

½ Zucchini

6 Cocktailtomaten

50 g Champignons

1 TL Olivenöl

2 EL Magerquark

Jodsalz

Pfeffer

1 Vollkornbrötchen mit Kürbiskernen oder Leinsamen

1. Zucchini und Tomaten waschen, Champignons mit einem Küchentuch abreiben.
2. Gemüse und Pilze putzen, in dicke Scheiben schneiden und in heißem Öl kurz dünsten. Abkühlen lassen. Den Quark mit Salz und Pfeffer würzen.
3. Brötchen aufschneiden und mit dem Quark bestreichen. Beide Hälften mit den Gemüse- und Pilzscheiben belegen, mit der anderen Brötchenhälfte bedecken.

Pro Portion ca.				
kcal	Eiweiß	Fett	Kohlenhydrate	Ballaststoffe
208	10 g	6 g	27 g	6 g

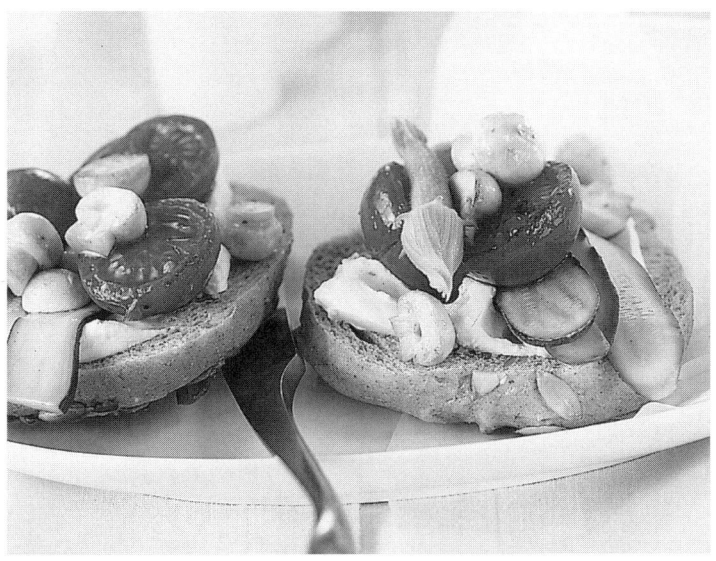

Tipp

○ Die Hälfte der Zucchini hält sich in Folie gewickelt im Gemüsefach des Kühlschranks etwa vier Tage. Sie brauchen sie für das »Bunte Kornspitz« (siehe Seite 140).

○ Haben Sie nicht viel Zeit oder mögen Sie Zucchini nicht, verzichten Sie darauf und verrühren stattdessen in Scheiben geschnittene Tomaten und Pilzscheiben roh mit dem Quark. Reichlich gehacktes Basilikum untermengen.

○ Statt Champignons können Sie Austernpilze verwenden. Die Pilze in feine Streifen schneiden und in dem Öl anbraten, dann erst das Gemüse dazugeben und mitdünsten.

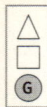

Forellensalat
Blitzrezept, bürotauglich

Arbeitszeit: 15 Min.

1 kleine Zwiebel	1 kleine rote Paprika
3 Zweige Petersilie	1 Knoblauchzehe
1 Zitrone	frisch geriebener Ingwer
125 g Forellenfilet ohne Haut und Gräten	50 ml Kokoscreme
	Pfeffer
Jodsalz	1 kleiner Radicchio
1 sehr dünne Stange Lauch	

1. Zwiebel schälen, klein würfeln. Petersilie waschen, Blätter fein hacken. Die Zitrone auspressen. Fischfilet abspülen, in Stücke schneiden. Den Zitronensaft, Petersilie und Zwiebeln zum Fisch geben, mit Salz bestreuen, 5 Minuten marinieren.
2. Lauch putzen, längs einschneiden, gründlich waschen und den weißen Teil in dicke Ringe schneiden. Paprika halbieren, Stielansätze, Kerne und weiße Zwischenhäute entfernen. Paprika waschen und in kleine Würfel schneiden.
3. Knoblauch schälen, durch die Presse drücken, mit Ingwer unter die Kokoscreme rühren. Mit Pfeffer und Salz würzen. Salat waschen, putzen und in mundgerechte Stücke teilen.
4. Fischstücke kurz in der Marinade erhitzen, schnell abkühlen lassen und mit Gemüse und Kokoscreme verrühren. Zu den Salatblättern geben.

Pro Portion ca.				
kcal	Eiweiß	Fett	Kohlenhydrate	Ballaststoffe
285	35 g	13 g	7 g	6 g

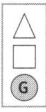

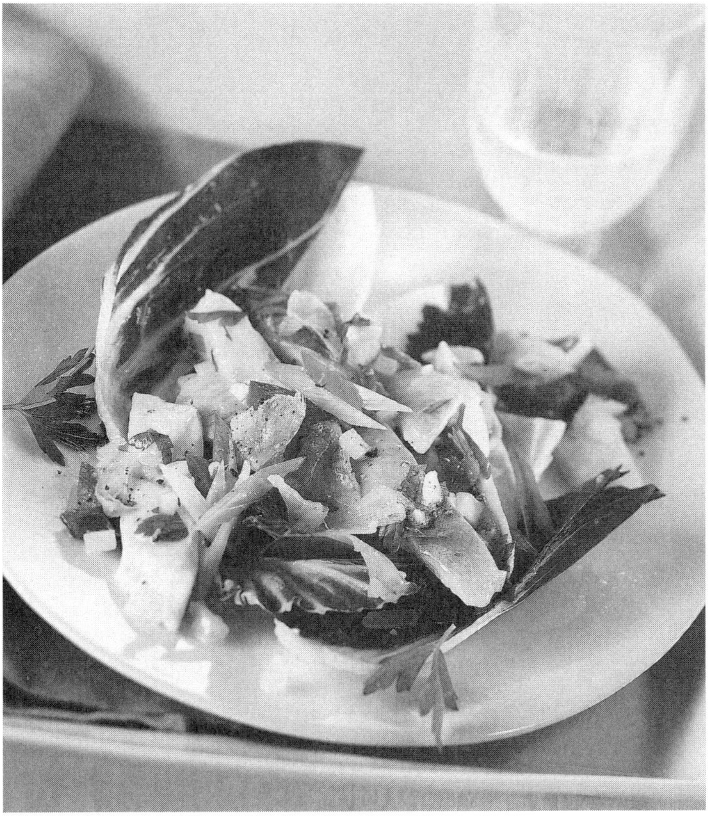

Variante

Wer rohen Fisch mag, legt die Fischstücke (auf Frische achten) im Kühlschrank für einen Tag in den Zitronensaft ein und gibt sie ungekocht in den Salat.

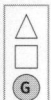

Spargel mit Honig-Vinaigrette
Arbeitszeit: 30 Min.

raffiniert

500 g weißer Spargel	¼ TL Honig
Jodsalz	1 EL Apfelessig
Zucker	1 TL Walnussöl (oder Olivenöl)
50 g Lachsschinken	Pfeffer
1 Zweig Basilikum	¼ TL milder Senf

1. Spargel sorgfältig schälen, untere Enden abschneiden, in Salzwasser mit einer Prise Zucker etwa 20 Minuten garen. Schinken in sehr feine Streifen schneiden. Basilikum waschen, Blätter sehr fein hacken.
2. Honig mit Essig, Öl und 1 Teelöffel heißem Spargelsud verrühren, mit Salz, Pfeffer, Senf und Basilikum würzen.
3. Die Honig-Vinaigrette über den Spargel gießen und den Schinken darübergeben. Den Spargel warm oder kalt servieren.

Variante

Verwenden Sie auch grünen Spargel. Er muss nur am unteren Ende geschält werden. Kochzeit 10 bis 15 Minuten.

Pro Portion ca.				
kcal	Eiweiß	Fett	Kohlenhydrate	Ballaststoffe
171	17 g	8 g	9 g	7 g

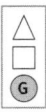

Spargelsalat
bürotauglich

Arbeitszeit: 25 Min.

250 g weißer Spargel	¼ TL milder Senf
Jodsalz	Pfeffer
Zucker	100 g Krabben, gekocht
1 TL Apfelessig	¼ Bund Petersilie
1 EL Olivenöl	

1. Spargel sorgfältig schälen, untere Enden abschneiden, in Salzwasser mit 1 Prise Zucker etwa 20 Minuten garen.
2. Essig, Öl, Senf und 1 Teelöffel heißen Spargelsud verrühren, mit Salz und Pfeffer würzen. Krabben abtropfen lassen. Petersilie waschen, trockenschwenken, putzen und fein hacken.
3. Spargel in mittelgroße Stücke schneiden, mit den Krabben vermengen, die Sauce darübergeben und mit Petersilie bestreuen.

Pro Portion ca.				
kcal	Eiweiß	Fett	Kohlenhydrate	Ballaststoffe
213	23 g	12 g	4 g	3 g

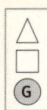

Kidneybohnensalat
vegetarisch, bürotauglich, preiswert

Arbeitszeit: 15 Min.
Marinierzeit: 2 Std.

150 g Kidneybohnen (Dose)	¼ TL Senf
1 kleine Zwiebel	¼ TL Meerrettich
1 große schnittfeste Tomate	1 EL Balsamico-Essig
25 g Fetakäse	1 TL Olivenöl
1 Bund Petersilie	Jodsalz
½ Kästchen Kresse	Pfeffer

1. Kidneybohnen abtropfen lassen. Zwiebel schälen und in sehr kleine Würfel schneiden. Tomate kreuzweise einschneiden, kurz in kochendes Wasser geben, häuten und klein schneiden. Den Fetakäse in kurze Streifen schneiden.
2. Petersilie und Kresse waschen, Blättchen fein hacken, mit Senf, Meerrettich, Essig und Öl verrühren.
3. Die Sauce mit Bohnen, Zwiebeln, Tomaten und Feta vermengen und mit Salz und Pfeffer würzen. Mindestens 2 Stunden durchziehen lassen.

Pro Portion ca.				
kcal	Eiweiß	Fett	Kohlenhydrate	Ballaststoffe
216	14 g	10 g	17 g	9 g

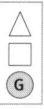

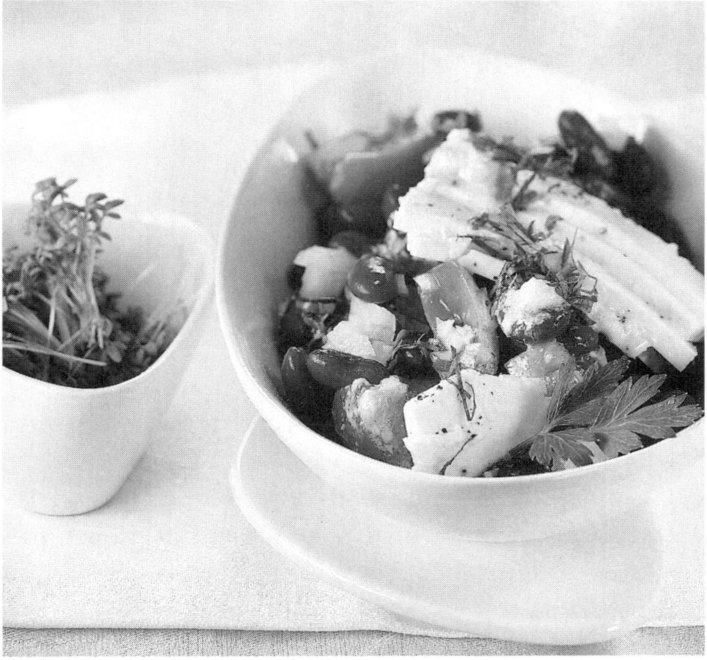

Variante

● Anstelle der Kidneybohnen nehmen Sie 150 Gramm Thunfisch ohne Öl. Den Thunfisch mit einer Gabel zerkleinern, abtropfen lassen und wie die Kidneybohnen mit den Zutaten vermengen.

● Der Fetakäse hält sich im Kühlschrank etwa drei bis vier Tage. Sie brauchen ihn noch für das »Auberginen-Gratin« (siehe Seite 195).

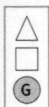

Lauchzwiebelsalat mit Hühnchen

Arbeitszeit: 15 Min.

preiswert, bürotauglich

50 g Erbsen, frisch oder	½ Apfel
tiefgekühlt	2 EL saure Sahne
1 Bund Lauchzwiebeln	¼ TL Senf
1 EL Rapsöl	1 TL Apfelessig
100 g Hähnchenbrust	Jodsalz
50 ml Apfelsaft	Pfeffer

1. Frische Erbsen auspalen und 15 Minuten in Salzwasser garen oder tiefgekühlte Erbsen auftauen lassen.
2. Lauchzwiebeln waschen, putzen und in feine Ringe schneiden, in heißem Öl dünsten. Hähnchenbrust in kleine Würfel schneiden, Fleisch und Erbsen zu den Lauchzwiebeln geben und mitdünsten. Wenn nötig, etwas Apfelsaft zugeben.
3. Apfel schälen, in feine Stifte schneiden und zur Erbsen-Hähnchen-Masse geben. Sofort vom Herd nehmen und abkühlen lassen.
4. Die saure Sahne mit etwas Senf und Essig verrühren, mit Salz und Pfeffer würzen. Die Mischung unter den vollständig abgekühlten Salat geben und sofort servieren.

Pro Portion ca.				
kcal	Eiweiß	Fett	Kohlenhydrate	Ballaststoffe
329	29 g	15 g	20 g	4 g

150

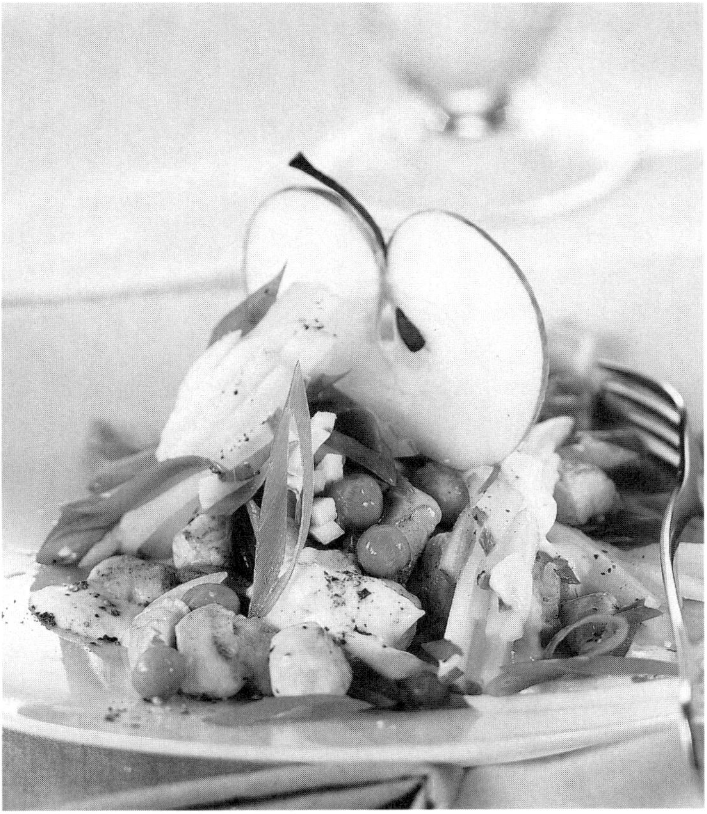

Tipp

Den halben Apfel genießen Sie am besten als Zwischenmahlzeit. Die Schnittfläche mit Zitronensaft beträufeln, dann wird sie nicht braun.

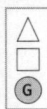
Lauch-Thunfisch-Salat

Arbeitszeit: 20 Min.

preiswert, bürotauglich

1 kleine Zwiebel	150 g Thunfisch (aus der Dose,
½ Stange Lauch	eingelegt ohne Öl)
1 EL Rapsöl	100 g Magermilchjoghurt
2 Tomaten	¼ TL Senf
½ rote Paprika	Zitronensaft
½ Bund Schnittlauch	Salz, Pfeffer

1. Zwiebel schälen und sehr fein schneiden. Lauch längs aufschneiden, sorgfältig waschen und putzen. Die dunkelgrünen Enden abschneiden und den Lauch in dünne Ringe schneiden. Mit den Zwiebeln in heißem Öl kurz dünsten.
2. Tomaten waschen, vom Stielansatz befreien und in Würfel schneiden. Paprika halbieren, Stielansatz, Kerne und weiße Zwischenhäute entfernen. Paprika waschen und in Würfel schneiden. Schnittlauch waschen, trockenschwenken und in feine Röllchen schneiden.
3. Den Thunfisch mit einer Gabel zerpflücken. Joghurt, Senf, Zitronensaft und Schnittlauch verrühren und mit Salz und Pfeffer würzen.
4. Den abgekühlten Lauch mit Thunfisch, Tomaten und Paprika mischen, die Salatsauce darübergeben und 30 Minuten ziehen lassen.

Pro Portion ca.				
kcal	Eiweiß	Fett	Kohlenhydrate	Ballaststoffe
356	9 g	12 g	50 g	5 g

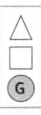

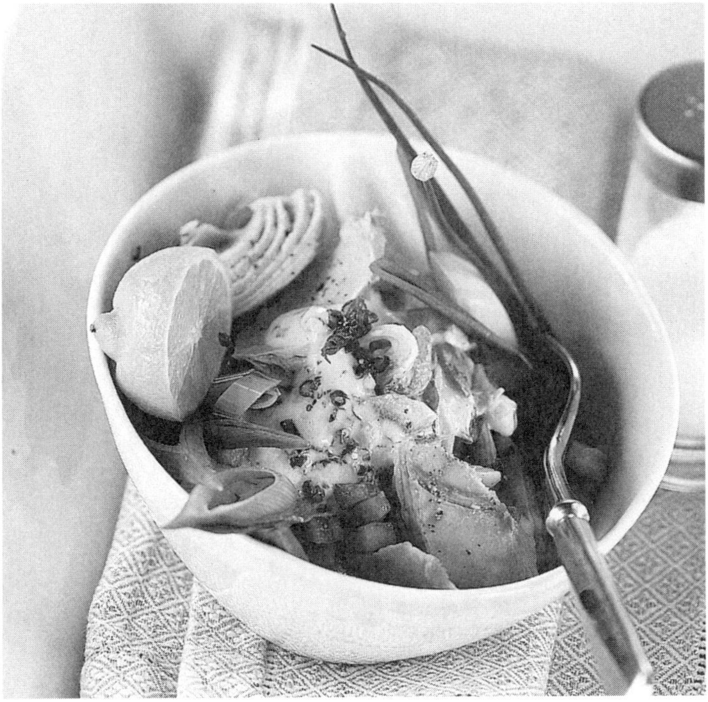

Tipp

● Die halbe Paprika hält sich im Gemüsefach des Kühlschranks etwa drei Tage. Sie brauchen sie für die »Crêpes mit Gemüsefüllung« (siehe Seite 164) oder das »Gemüsebrötchen« (siehe Seite 128).

● Der Lauchrest hält sich gekühlt mindestens drei Tage. Sie brauchen ihn ebenfalls für die »Crêpes mit Gemüsefüllung«.

Trauben-Geflügel-Salat

Arbeitszeit: 15 Min.

Blitzrezept, bürotauglich

75 g Hähnchenbrustfilet	1 EL Apfelessig
Jodsalz	1 EL Salatmayonnaise
Pfeffer	3 EL Frischkäse (5 % Fett)
1 Stange Staudensellerie	1 kleine Scheibe Vollkorntoast
50 g kernlose Weintrauben	

1. Hähnchenbrust in große Stücke schneiden und in kochendem Salzwasser etwa 5 Minuten garen. Herausnehmen und abkühlen lassen.

2. Staudensellerie putzen, waschen und in feine Scheiben schneiden. Trauben waschen und halbieren. Essig, Salatmayonnaise und Frischkäse verrühren. Brotscheibe toasten.

3. Das noch warme Fleisch in dünne Scheiben schneiden, mit Trauben, Sellerie und Frischkäse-Sauce vermengen. Dazu den Toast essen.

Tipp

Dieser Salat eignet sich besonders gut, um ihn mit in die Arbeit zu nehmen. Wenn er einige Stunden in der Sauce ziehen kann, schmeckt er noch besser.

Pro Portion ca.				
kcal	Eiweiß	Fett	Kohlenhydrate	Ballaststoffe
298	26 g	12 g	21 g	4 g

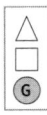

Obstsalat

Arbeitszeit: 15 Min.

Blitzrezept, bürotauglich, vegetarisch, preiswert

400 g gemischtes frisches Obst (Kirschen, Birnen,
   Trauben, Pfirsiche, Äpfel oder Zwetschgen)
Zitronensaft
50 g Magermilchjoghurt
½ Päckchen Vanillezucker
25 g Mandelblättchen

1. Das Obst waschen, putzen und je nach Sorte schälen, vom Kerngehäuse befreien oder entsteinen. Das Obst in kleine Stücke schneiden, mit etwas Zitronensaft beträufeln und kurz ziehen lassen.
2. Joghurt mit Vanillezucker verrühren. Die Mandeln ohne Fett in einer Pfanne kurz rösten. Den Obstsalat mit dem Joghurt servieren und die Mandeln darüberstreuen.

Pro Portion ca.				
kcal	Eiweiß	Fett	Kohlenhydrate	Ballaststoffe
443	9 g	15 g	67 g	11 g

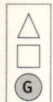

Fruchtiger Kohlrabisalat

Arbeitszeit: 15 Min.

Blitzrezept, bürotauglich

½ kleine Kohlrabiknolle	1 Orange
½ Birne	1 TL Rapsöl
50 g kernlose Trauben	Jodsalz
1 Zitrone	Pfeffer

1. Kohlrabi schälen, fein raspeln. Birne waschen, Kerngehäuse herausschneiden und in kleine Würfel schneiden. Trauben gründlich waschen und halbieren, mit Birnen und Kohlrabi vermengen.
2. Zitrone und Orange auspressen und die Säfte mit dem Öl zum Salat geben. Mit Salz und Pfeffer gut abschmecken und durchziehen lassen.

Tipp

▶ Die zweite Birnenhälfte können Sie als Zwischenmahlzeit verwenden.

▶ Die Kohlrabihälften brauchen Sie noch für das »Kalbssteak im Currybett« (siehe Seite 176).

Pro Portion ca.				
kcal	Eiweiß	Fett	Kohlenhydrate	Ballaststoffe
204	5 g	6 g	32 g	6 g

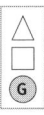

Fruchtiger Radicchiosalat
preiswert, bürotauglich

Arbeitszeit: 15 Min.

½ kleiner Radicchiosalat	1 TL Rapsöl
1 Mandarine	Jodsalz
1 kleiner Apfel	Pfeffer
Zitronensaft	mildes Currypulver
1 EL Rosinen	½ Bund Schnittlauch
50 ml Orangensaft	

1. Radicchioblätter waschen, putzen und in mundgerechte Stücke schneiden. Mandarine schälen, in Stücke schneiden. Apfel waschen, vom Kerngehäuse befreien, in Stifte schneiden, mit Zitronensaft beträufeln.
2. Apfelstifte, Mandarinen und Rosinen mischen, zu den Radicchioblättern geben und mit Orangensaft, Öl, etwas Salz, Pfeffer und wenig Curry würzen. Schnittlauch waschen, klein schneiden und über den Salat geben.

Variante

Ersetzen Sie Apfel und Mandarine durch halbierte, kernlose grüne Weintrauben, und geben Sie noch einige in schmale Streifen geschnittene Scheiben Bündner Fleisch dazu.

Pro Portion ca.				
kcal	Eiweiß	Fett	Kohlenhydrate	Ballaststoffe
175	2 g	6 g	27 g	4 g

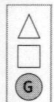

Linsencurry mit Ananas
preiswert, bürotauglich

Arbeitszeit: 20 Min.
Einweichzeit: 12 Std.
Garzeit: 40 Min.

75 g Linsen	¼ Ananas
1 kleine Knoblauchzehe	2 Zweige Minze
1 Zwiebel	mildes Currypulver
1 EL Rapsöl	Sojasauce
100 ml Gemüsebrühe	Apfelessig
3 TL Mandelblättchen	

1. Linsen über Nacht einweichen.
2. Knoblauch und Zwiebel schälen, Knoblauch durch die Presse drücken. Zwiebel fein schneiden und in heißem Öl andünsten. Knoblauch zugeben, mit der Brühe ablöschen. Linsen zufügen und etwa 40 Minuten garen.
3. Mandelblättchen in einer Pfanne ohne Fett kurz rösten. Die Ananas von Schale und Strunk befreien und in kleine Würfel schneiden. Mandeln und Ananas zu den gegarten, noch warmen Linsen geben. Minze waschen, die Blätter fein hacken. Das Curry mit Minze, Currypulver, Sojasauce und Apfelessig würzen. Kann warm und kalt gegessen werden.

Pro Portion ca.				
kcal	Eiweiß	Fett	Kohlenhydrate	Ballaststoffe
489	**22 g**	**17 g**	**55 g**	**12 g**

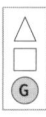

Staudensellerie-Reis
preiswert, vegetarisch

Arbeitszeit: 20 Min.

1 kleine Zwiebel	75 ml Gemüsebrühe
150 g Staudensellerie	1 EL Rosinen
1 EL Rapsöl	2 Zweige Dill
30 g Vollkornreis	Jodsalz
2 EL Grapefruitsaft	Pfeffer

1. Zwiebel schälen, in feine Würfel schneiden. Sellerie waschen, putzen und in Scheiben schneiden. Beides in heißem Öl dünsten.
2. Reis zugeben, kurz dünsten und mit Grapefruitsaft und Brühe ablöschen. Rosinen zugeben, etwa 20 Minuten bei geringer Hitze im geschlossenen Topf quellen lassen.
3. Dill waschen, trockenschwenken, fein hacken, kurz vor dem Servieren unter den Staudensellerie-Reis geben und mit Salz und Pfeffer würzen.

Pro Portion ca.				
kcal	Eiweiß	Fett	Kohlenhydrate	Ballaststoffe
269	6 g	11 g	34 g	6 g

Caponata

Arbeitszeit: 25 Min.

bürotauglich, vegetarisch

1 Stange Staudensellerie	1 TL Balsamico-Essig
1 kleine Aubergine (250 g)	4 Kapern
2 TL Olivenöl	Currypulver
5 EL Tomatensaft	Jodsalz
1 kleine Zwiebel	Pfeffer
1 große Tomate	1 Scheibe Vollkornbrot mit nied-
2 grüne Oliven	rigem GLYX (siehe Seite 120f.)

1. Sellerie und Aubergine waschen, putzen und in Scheiben bzw. Würfel schneiden. In 1 Teelöffel heißem Öl anbraten, 10 Minuten bei geringer Hitze im geschlossenen Topf dünsten, eventuell etwas Tomatensaft zugeben.

2. Zwiebel schälen, fein schneiden, in 1 Teelöffel heißem Öl glasig dünsten. Tomate kreuzweise einschneiden, kurz in kochendes Wasser geben, enthäuten und klein schneiden. Oliven halbieren, größere vierteln. Mit den Tomaten zu den Zwiebeln geben und mitdünsten.

3. Auberginen und Sellerie zugeben und mit Essig, Kapern, Curry, Salz und reichlich Pfeffer würzen. Nochmals aufkochen. Heiß oder kalt servieren. 1 Scheibe Vollkornbrot in der Pfanne ohne Fett rösten und dazuessen.

Pro Portion ca.				
kcal	Eiweiß	Fett	Kohlenhydrate	Ballaststoffe
245	8 g	12 g	24 g	15 g

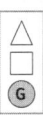

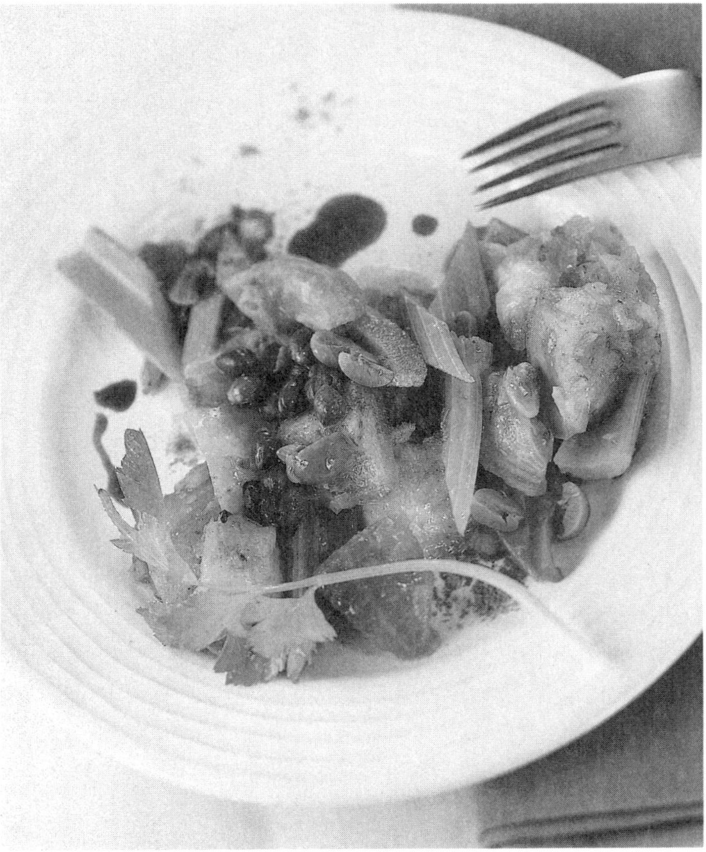

Tipp Fürs Büro nehmen Sie das Vollkornbrot ungeröstet mit und essen es zur kalten Caponata.

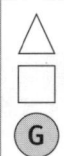

Grüne warme Hauptgerichte

Frühlingssuppe mit Spargel
Arbeitszeit: 30 Min.

vegetarisch

250 g Spargel	400 ml Gemüsebrühe
1 kleine Möhre	Jodsalz
1 Zwiebel	Pfeffer
1 TL Olivenöl	einige Blätter Minze
50 g Erbsen, tiefgekühlt	

1. Spargel sorgfältig schälen, die unteren Enden abschneiden und in kurze Stücke schneiden. Möhre schälen und in dünne Scheiben schneiden. Zwiebel schälen und in kleine Würfel schneiden.
2. Möhren und Zwiebeln in heißem Öl dünsten. Spargel und Erbsen dazugeben und mit der Brühe ablöschen. Aufkochen und mit Salz und Pfeffer würzen. Zugedeckt bei geringer Hitze 15 Minuten kochen lassen.
3. Minze waschen, trockenschwenken, fein hacken und zur Suppe geben.

Pro Portion ca.				
kcal	Eiweiß	Fett	Kohlenhydrate	Ballaststoffe
204	15 g	7 g	19 g	10 g

162

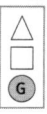

Gurkensuppe

Arbeitszeit: 15 Min.

preiswert, Blitzrezept, vegetarisch, bürotauglich

1 Knoblauchzehe	2 EL Frischkäse (0,2 % Fett)
¼ Salatgurke	Jodsalz
1 TL Rapsöl	Pfeffer
400 ml Gemüsebrühe	Muskat
2 Scheiben Räucherlachs	Zitronensaft
1 Scheibe Vollkornbrot mit	
niedrigem GLYX (siehe Seite 120f.)	

1. Knoblauch schälen und hacken. Salatgurke waschen, in Scheiben schneiden. Knoblauch und Gurkenscheiben in heißem Öl dünsten. Mit Brühe ablöschen und aufkochen lassen.

2. Räucherlachs in dünne Streifen schneiden. Brot entrinden, in Würfel schneiden und in einer Pfanne ohne Fett rösten.

3. Suppe mit Frischkäse pürieren. Mit Salz, Pfeffer, Muskat und Zitronensaft würzen. Erhitzen und mit Lachs und Brot servieren.

Variante

Die Suppe kann in der Arbeit auch kalt gegessen werden. Dazu 1 Scheibe GLYX-Idealdiät-Brot essen.

Pro Portion ca.				
kcal	Eiweiß	Fett	Kohlenhydrate	Ballaststoffe
195	12 g	7 g	20 g	5 g

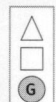

Crêpes mit Gemüsefüllung
preiswert, bürotauglich, vegetarisch

Arbeitszeit: 25 Min.
Quellzeit: 30 Min.

50 g Vollkornmehl	1 Möhre
125 ml fettarme Milch	50 ml Brühe
1 Ei	75 g Magerquark
Jodsalz	Majoran, frisch oder getrocknet
½ gelbe Paprika	Pfeffer
½ Stange Lauch	1 TL Rapsöl

1. Mehl mit Milch und Ei verrühren, mit Salz würzen, 30 Minuten quellen lassen.
2. Paprikaschote halbieren, Stielansätze, Kerne und weiße Zwischenhäute entfernen. Lauch einschneiden. Paprika und Lauch waschen, Möhre schälen. Das Gemüse in kleine Würfel schneiden, in wenig Brühe bissfest dünsten, abtropfen lassen und mit dem Quark verrühren. Mit Majoran, Salz und Pfeffer würzen.
3. In heißem Öl aus dem Teig zwei dünne Crêpes ausbacken. Dabei einmal wenden, mit der Gemüse-Quark-Masse bestreichen und aufrollen.

Pro Portion ca.				
kcal	Eiweiß	Fett	Kohlenhydrate	Ballaststoffe
444	31 g	14 g	47 g	13 g

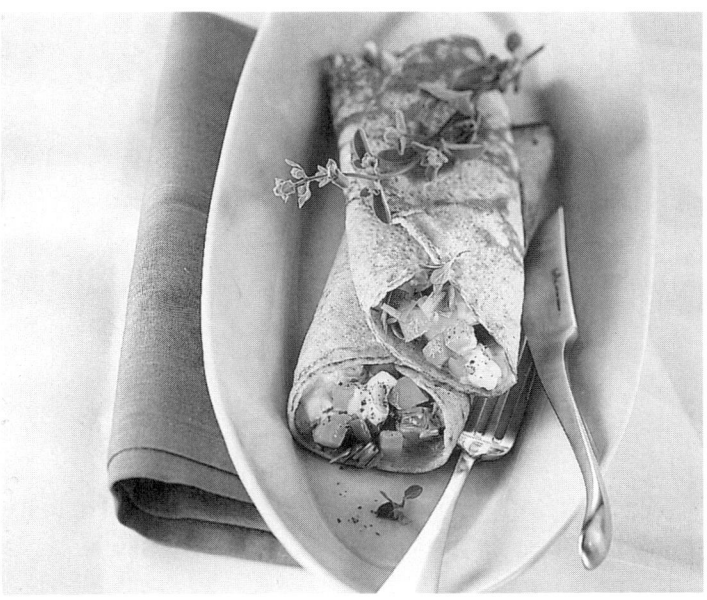

Tipp

❍ Die halbe Paprika hält sich im Gemüsefach des Kühlschranks etwa drei Tage. Sie brauchen sie noch für das »Bunte Kornspitz« (siehe Seite 140) oder das »Kalbssteak im Currybett« (siehe Seite 176).

❍ Der Lauch hält sich in Frischhaltefolie drei Tage. Sie brauchen ihn für den »Lauch-Thunfisch-Salat« (siehe Seite 152).

❍ Wollen Sie die Crêpes am Arbeitsplatz essen, geben Sie die Füllung in eine luftdicht schließende Schale. Die Crêpes getrennt davon mitnehmen.

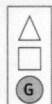

Schnelle Minestrone

Arbeitszeit: 30 Min.

preiswert, bürotauglich, vegetarisch

1 kleine Möhre
1 Frühlingszwiebel
1 kleine Zucchini
1 Tomate
1 TL Olivenöl
400 ml Gemüsebrühe
½ Bund Petersilie
Jodsalz
Pfeffer

1. Möhre schälen, Frühlingszwiebel und Zucchini putzen. Tomate kreuzweise einschneiden, kurz in kochendes Wasser geben und enthäuten.
2. Tomate vierteln, übriges Gemüse in kleine Würfel schneiden. In heißem Olivenöl kurz dünsten. Mit der Brühe ablöschen und etwa 10 Minuten köcheln.
3. Die Petersilie waschen, die Blättchen fein hacken. Die Minestrone mit Petersilie, Salz und Pfeffer würzen.

Pro Portion ca.				
kcal	Eiweiß	Fett	Kohlenhydrate	Ballaststoffe
170	10 g	7 g	15 g	7 g

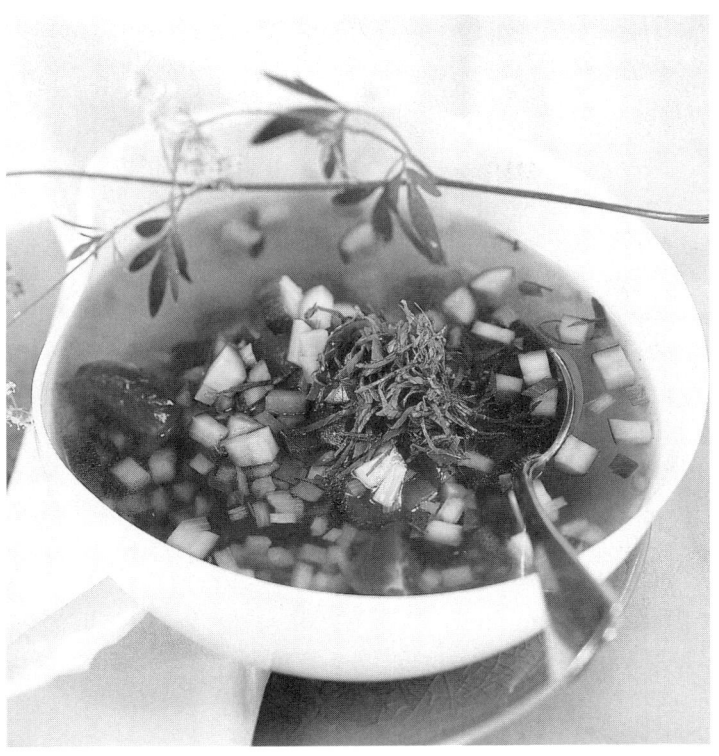

Variante

Sie können diese Gemüsesuppe mit beliebigen Gemüseresten zubereiten. Sehr gut schmecken auch in Stücke geschnittener Staudensellerie, Bohnen, Spargel oder Lauch. Wer der Gemüsesuppe etwas Besonderes geben will, kocht sie mit einigen Garnelenschwänzen.

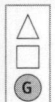

Brokkolisuppe

Arbeitszeit: 15 Min.

bürotauglich, preiswert, Blitzrezept, vegetarisch

300 g Brokkoli
400 ml Gemüsebrühe
1 Scheibe Vollkornbrot mit niedrigem GLYX (siehe Seite 120f.)
1 große Tomate
Jodsalz
Pfeffer
Tabasco
1 EL Mandelblättchen

1. Brokkoli waschen und kleine Röschen vom Strunk abschneiden. Strunk und Brokkoliröschen in die kochende Brühe geben und 10 Minuten bei mittlerer Hitze im geschlossenen Topf kochen.
2. Vollkornbrot entrinden, in Würfel schneiden und in einer Pfanne ohne Fett bräunen. Tomate kreuzweise einschneiden, kurz in kochendes Wasser geben und häuten. Dann die Tomate vierteln und entkernen.
3. Einige Brokkoliröschen aus der Suppe nehmen. Restliche Suppe pürieren. Mit Salz, Pfeffer und Tabasco würzen. Mit Brokkoliröschen, Tomatenvierteln, Brotwürfeln und Mandeln servieren.

Pro Portion ca.				
kcal	Eiweiß	Fett	Kohlenhydrate	Ballaststoffe
271	22 g	9 g	26 g	16 g

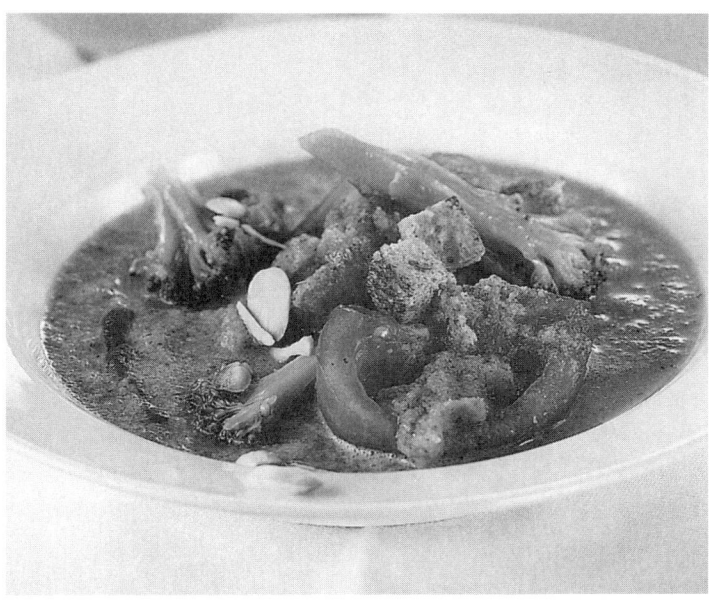

Tipp

● Haben Sie keinen Tabasco im Haus, würzen Sie die Suppe mit Curry-, Knoblauch- oder Paprikapulver.

● Wenn Sie keine frischen Tomaten bekommen, können Sie stattdessen auch Dosentomaten nehmen.

● Wenn Sie keinen kleinen Brokkoli bekommen, können Sie ihn für dieses Rezept auch zerteilen. Der Rest hält sich im Gemüsefach des Kühlschranks mindestens vier Tage. Sie brauchen ihn für die »Hähnchenbrust mit Brokkoli« (siehe Seite 183).

Kohlrabisuppe
preiswert, Blitzrezept

Arbeitszeit: 15 Min.

1 Kohlrabi
400 ml Gemüsebrühe
½ Bund Basilikum
½ TL Senf
1 EL Schmand
50 ml fettarme Milch
Jodsalz
Pfeffer
Muskat

1. Kohlrabi schälen, in kleine Würfel schneiden und in der Brühe 10 Minuten kochen lassen. Basilikum waschen, die Blätter fein schneiden.
2. Den Kohlrabi in der Brühe mit Basilikum, Senf, Schmand und Milch schaumig pürieren. Mit Salz, Pfeffer und Muskat pikant würzen.

Pro Portion ca.				
kcal	Eiweiß	Fett	Kohlenhydrate	Ballaststoffe
134	12 g	4 g	12 g	4 g

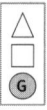

Zwiebelsuppe
vegetarisch, preiswert, Blitzrezept

Arbeitszeit: 5 Min.
Kochzeit: 10 Min.

2 Zwiebeln

1 EL Rapsöl

2 EL Mehl

400 ml Brühe

6 EL Weißwein

Jodsalz

Pfeffer

1 Knoblauchzehe

1 TL geriebener Parmesan

2 kleine Scheiben Vollkornbrot mit niedrigem GLYX
(siehe Seite 120f.)

1. Zwiebeln schälen, klein schneiden und in heißem Öl kräftig dünsten. Mehl dazusieben. Mit Brühe und Wein ablöschen und 10 Minuten bei mittlerer Hitze kochen lassen. Mit Salz und Pfeffer würzen.
2. Knoblauchzehe schälen und durch die Presse drücken. Mit dem Parmesan auf die beiden Brotscheiben geben und in einer heißen Pfanne ohne Fett kurz rösten.
3. Die Suppe auf einem Teller mit geviertelten Brotscheiben servieren.

Pro Portion ca.				
kcal	Eiweiß	Fett	Kohlenhydrate	Ballaststoffe
411	16 g	15 g	43 g	8 g

Gefüllte Zucchini
preiswert, vegetarisch

Arbeitszeit: 30 Min.

1 große Zucchini	1 kleines Ei
4 Cocktailtomaten	1 TL Tomatenmark
1 kleine Zwiebel	Jodsalz
1 EL Rapsöl	Pfeffer
50 g Erbsen, tiefgekühlt	Oregano
1 EL Magerquark	5 Zweige Petersilie

1. Den Backofen auf 200 °C vorheizen. Die Zucchini waschen und längs halbieren, die Hälften aushöhlen. Die Tomaten waschen, putzen und vierteln.
2. Die Zwiebel schälen und klein schneiden. In heißem Öl kurz dünsten. Das ausgehöhlte Zucchinifleisch klein schneiden. Tiefgekühlte Erbsen und das Zucchinifleisch kurz mitdünsten. Alles mit Quark, Ei und Tomatenmark vermengen, mit Salz, Pfeffer und Oregano würzen und in die Zucchinihälften füllen, in eine Auflaufform setzen und die Tomatenviertel darauflegen. Falls Füllung übrig bleibt, um die Zucchini verteilen.
3. Gefüllte Zucchini 30 Minuten backen. Petersilie waschen, Blätter fein hacken und über die gefüllten Zucchini geben.

Pro Portion ca.				
kcal	Eiweiß	Fett	Kohlenhydrate	Ballaststoffe
277	16 g	18 g	13 g	6 g

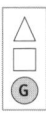

Auberginengemüse mit Schweineschnitzel

Arbeitszeit: 25 Min.

raffiniert

1 Schweineschnitzel (100 g)	Jodsalz
200 ml Orangensaft	Pfeffer
2 EL Sojasauce	1 EL Olivenöl
½ Aubergine	¼ Salatgurke
1 Tomate	4 Zweige Basilikum
½ Zucchini	1 Knoblauchzehe
3 Zweige Thymian	75 g Magermilchjoghurt

1. Schnitzel flach klopfen, in Orangensaft und Sojasauce einlegen.

2. Aubergine, Tomate und Zucchini waschen, putzen und in große Würfel schneiden. Mit Thymian, Salz und Pfeffer pikant würzen. Olivenöl in einer Pfanne erhitzen und das Gemüse 10 Minuten dünsten.

3. Gurke waschen, grob reiben. Basilikum waschen, grob hacken. Knoblauch durchpressen, mit Basilikum, Gurkenraspeln und Joghurt verrühren, mit Salz und Pfeffer würzen.

4. Das gedünstete Gemüse aus der Pfanne nehmen und warm stellen. Das Schnitzel mit Küchenpapier abtrocknen, in der heißen Pfanne von jeder Seite 3 Minuten braten. Mit dem Gemüse und dem Gurkenjoghurt servieren.

Pro Portion ca.				
kcal	Eiweiß	Fett	Kohlenhydrate	Ballaststoffe
359	30 g	13 g	27 g	5 g

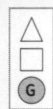

Gefüllte Zwiebel mit Putenbrust
raffiniert

Arbeitszeit: 30 Min.
Backzeit: 30 Min.

150 g Putenbrust	1 Scheibe Vollkornbrot mit niedrigem GLYX (siehe Seite 120f.)
200 ml Orangensaft	
2 EL Sojasauce	1 EL geriebener Parmesan
50 g Blattspinat	Pfeffer
1 große milde Gemüsezwiebel	Muskat
	Zitronensaft
Jodsalz	Außerdem: Fett für die Form
2 TL Rapsöl	

1. Putenbrust in Orangensaft und Sojasauce einlegen. Vom frischen Spinat die groben Stiele entfernen, Spinat gut waschen und abtropfen lassen.
2. Zwiebel schälen und sorgfältig aushöhlen, in Salzwasser etwa 10 Minuten dünsten. Das Zwiebelinnere klein schneiden und in 1 Teelöffel heißem Öl glasig dünsten. Den Backofen auf 200 °C vorheizen.
3. Den abgetropften Spinat zu den klein geschnittenen Zwiebeln geben und zusammenfallen lassen. Vollkornbrot entrinden, in kleine Würfel schneiden und mit dem Parmesan untermischen, mit Salz, Pfeffer, Muskat und Zitronensaft würzen.
4. Masse in die ausgehöhlte Zwiebel füllen. In eine kleine Auflaufform setzen und im Backofen 30 Minuten überbacken.
5. Putenbrust in 1 Teelöffel heißem Öl kurz anbraten und mit der Marinade im Backofen 20 Minuten schmoren lassen. Zur gefüllten Zwiebel servieren.

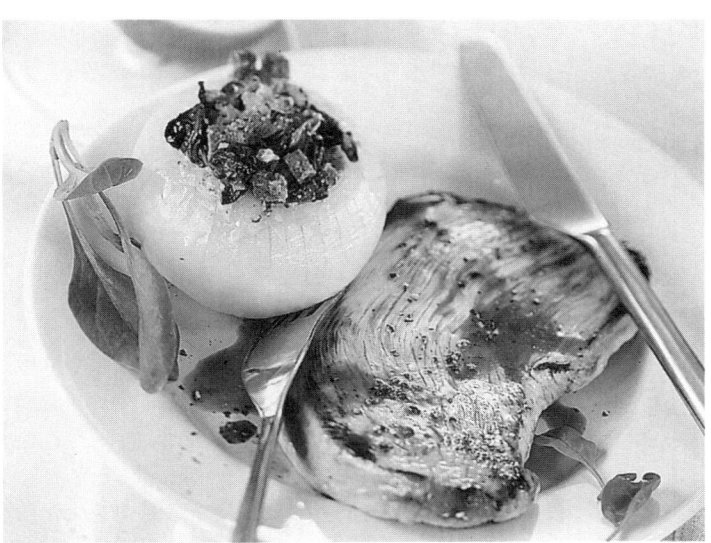

Variante

Statt der Zwiebel können Sie auch eine große Fleischtomate füllen. Dazu von der Tomate einen Deckel abschneiden, die Tomate mit einem Löffel aushöhlen und austropfen lassen. Das Tomatenfleisch klein schneiden und zur Spinat-Brot-Masse geben. Kräftig mit Thymian würzen. Ansonsten die gefüllte Tomate wie die gefüllte Zwiebel zubereiten, allerdings nur 15 Minuten überbacken.

Pro Portion ca.				
kcal	Eiweiß	Fett	Kohlenhydrate	Ballaststoffe
481	46 g	17 g	34 g	6 g

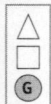

Kalbssteak im Currybett
exotisch

Arbeitszeit: 25 Min.
Garzeit: 15 Min.

1 Tomate	Pfeffer
1 kleine Zwiebel	Currypulver
1 kleiner Kohlrabi	50 ml Gemüsebrühe
1 Paprika	1 Kalbsrückensteak
2 TL Rapsöl	1 EL Parmesan
Jodsalz	

1. Tomate kreuzweise einschneiden, kurz in kochendes Wasser geben, häuten und in kleine Stücke schneiden. Zwiebel und Kohlrabi schälen und würfeln. Paprika halbieren, Zwischenhäute und Kerne entfernen. Paprika waschen und in Würfel schneiden.

2. Die Zwiebel in 1 Teelöffel heißem Öl kurz glasig dünsten, Paprika- und Kohlrabiwürfel 10 Minuten mitdünsten. Tomatenwürfel zugeben, mit Salz, Pfeffer und Currypulver kräftig würzen und bei geringer Hitze weiterdünsten. Eventuell etwas Brühe angießen.

3. Backofen auf 200 °C vorheizen. Fleisch salzen und pfeffern, ganz kurz in 1 Teelöffel heißem Öl von beiden Seiten anbraten.

4. Parmesan fein reiben. Das Gemüse in eine kleine Auflaufform füllen, das Steak darauflegen. Mit Parmesan bestreuen und im vorgeheizten Backofen 15 Minuten garen.

Pro Portion ca.				
kcal	Eiweiß	Fett	Kohlenhydrate	Ballaststoffe
413	50 g	18 g	11 g	5 g

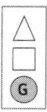

Birnenauflauf
preiswert, vegetarisch, bürotauglich

Arbeitszeit: 20 Min.
Backzeit: 30 Min.

1 EL Rosinen	1 TL Speisestärke
4 EL Orangensaft	150 g Magerquark
2 dünne Scheiben Vollkorn-	1 EL Vanillezucker
brot mit niedrigem GLYX	Zimtpulver
(siehe Seite 120f.)	1 große Birne
1 Ei	1 EL Mandelblättchen

1. Rosinen in etwas Orangensaft einlegen. Brot entrinden und mit dem restlichen Saft tränken. Backofen auf 200 °C vorheizen.

2. Ei trennen, Eigelb mit Speisestärke verrühren, den Quark zugeben. Eiweiß mit dem Vanillezucker steif schlagen. Rosinen aus dem Orangensaft nehmen und mit dem Eischnee und etwas Zimt unter die Quarkmasse heben.

3. Birne schälen, vom Kerngehäuse befreien, in Spalten teilen, mit Orangensaft beträufeln.

4. Eine Brotscheibe in eine Auflaufform legen, eine Hälfte der Quarkcreme und die Birnenspalten daraufgeben, mit dem restlichen Brot und der Quarkcreme bedecken. Mit Mandelblättchen bestreuen. Im vorgeheizten Backofen 30 Minuten backen.

Pro Portion ca.				
kcal	Eiweiß	Fett	Kohlenhydrate	Ballaststoffe
537	34 g	14 g	66 g	11 g

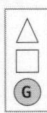
Schweinespieße asiatisch
exotisch

Arbeitszeit: 15 Min.
Marinierzeit: 30 Min.
Garzeit: 15 Min.

1 kleine Knoblauchzehe	100 g Schweineschnitzel
50 ml Grapefruitsaft	30 g Vollkornreis
1 TL Sojasauce	100 ml Gemüsebrühe
1 EL Tomatenmark	1 kleine rote Paprika
1 TL Rapsöl	1 kleine Stange Lauch
1 TL Apfelessig	Außerdem: lange Schaschlik-
1 EL Kokoscreme	Spieße

1. Knoblauchzehe schälen, durch die Presse drücken, mit Grapefruitsaft, Sojasauce, Tomatenmark, Rapsöl, Essig und Kokoscreme verrühren. Schnitzel würfeln und in der Sauce etwa 30 Minuten marinieren.
2. Reis in die kochende Brühe geben und bei geringer Hitze etwa 25 Minuten zugedeckt quellen lassen.
3. Den Backofen auf 250 °C vorheizen. Paprika halbieren, Stielansatz, Kerne und weiße Zwischenhäute entfernen. Lauch einschneiden. Paprikahälften und Lauch gut waschen, putzen und in große Würfel schneiden.
4. Fleisch abwechselnd mit Gemüse auf Spieße stecken. Im Backofen auf der obersten Schiene etwa 15 Minuten garen. Die Marinade bei hoher Hitze einkochen und mit dem Reis zu den Spießen servieren.

Pro Portion ca.				
kcal	Eiweiß	Fett	Kohlenhydrate	Ballaststoffe
339	28 g	10 g	32 g	7 g

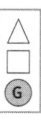

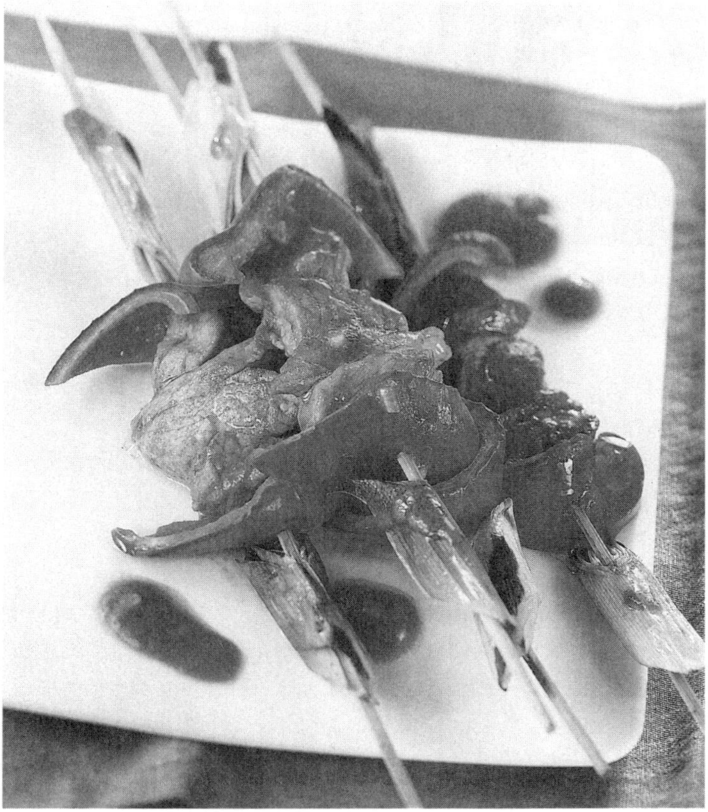

Variante Vegetarier nehmen statt des Schweineschnitzels eine Zucchini, die wie das restliche Gemüse gewürfelt und auf die Spieße gesteckt wird.

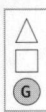

Schweineroulade mit Ananas

Arbeitszeit: 25 Min.

raffiniert

1 Schweineschnitzel (150 g)	100 ml Gemüsebrühe
2 EL Orangensaft	2 EL Kokoscreme
1 TL Sojasauce	Pfeffer
5 Lauchzwiebeln	1 Kästchen Kresse
½ Ananas	Außerdem: Holzspießchen
1 TL Rapsöl	

1. Fleisch in Orangensaft und Sojasauce einlegen. Lauchzwiebeln waschen, putzen und in dünne Ringe schneiden. Ananashälfte nochmals längs halbieren und den Strunk und die Schale entfernen. Das Fruchtfleisch in kleine Stücke schneiden, zu den Lauchzwiebeln geben.

2. Schweinefleisch abtupfen, ein Viertel der Ananas-Lauchzwiebel-Mischung auf dem Fleisch verteilen, fest aufrollen. Mit Holzspießchen feststecken. In heißem Öl von allen Seiten anbraten. Mit Brühe ablöschen und zugedeckt bei geringer Hitze 15 Minuten schmoren.

3. Kurz vor Ende der Schmorzeit übrige Ananas-Lauchzwiebel-Mischung mit der Kokoscreme zugeben und mitschmoren.

4. Die Marinade erhitzen und mit Pfeffer würzen. Kresse waschen, Blättchen abschneiden. Die Roulade mit der Marinade und dem Gemüse servieren, mit Kresse bestreuen.

Pro Portion ca.				
kcal	Eiweiß	Fett	Kohlenhydrate	Ballaststoffe
332	37 g	12 g	18 g	3 g

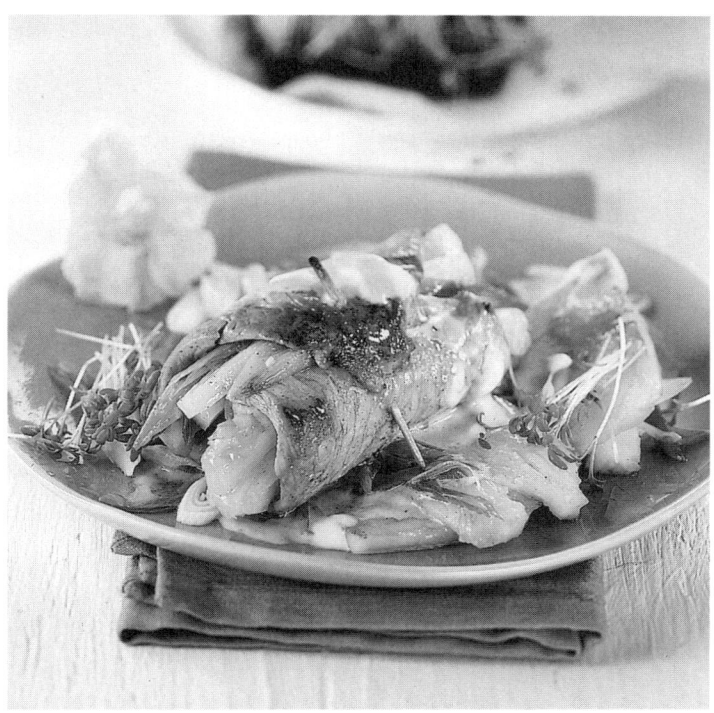

Tipp

● Die übrige Ananashälfte hält sich an einem kühlen Ort etwa drei Tage. Sie brauchen sie für das »Linsencurry mit Ananas« (siehe Seite 158).

● Eine gut ausgereifte Ananas erkennen Sie am aromatischen Geruch, den Sie am Stielansatz der Frucht erschnuppern können.

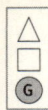

Putengulasch

Arbeitszeit: 20 Min.

bürotauglich, preiswert, Blitzrezept

100 g Putenbrust	100 ml pürierte Tomaten
1 rote Paprika	(aus der Packung)
3 Stangen Staudensellerie	1 kleine Knoblauchzehe
1 Zwiebel	4 Zweige Basilikum
1 TL Rapsöl	4 Kapern
Jodsalz	1 Tomate
Pfeffer	Currypulver

1. Fleisch in mittelgroße Würfel schneiden. Paprika halbieren, Stielansätze, Kerne und weiße Zwischenhäute entfernen. Paprika waschen und in Würfel schneiden. Sellerie putzen und in kleine Stücke schneiden. Zwiebel schälen und in kleine Würfel schneiden.

2. Fleisch in heißem Öl anbraten. Mit Salz und Pfeffer würzen. Zwiebeln und Gemüse zufügen, kurz anbraten. Mit Tomatenpüree ablöschen. Aufkochen und 5 Minuten im geschlossenen Topf bei geringer Hitze garen.

3. Knoblauch schälen, klein schneiden. Basilikum waschen, trockenschwenken und fein hacken. Kapern mit der Gabel zerdrücken. Tomate waschen, würfeln, mit Knoblauch, Basilikum und Kapern mischen und zum Fleisch geben. Mit Salz, Pfeffer und Currypulver würzen.

Pro Portion ca.				
kcal	Eiweiß	Fett	Kohlenhydrate	Ballaststoffe
261	31 g	7 g	15 g	14 g

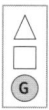

Hähnchenbrust mit Brokkoli

Arbeitszeit: 30 Min.

preiswert

100 g Hähnchenbrust	4 Zweige Petersilie
Jodsalz	1 EL Speisestärke
1 Lorbeerblatt	3 EL Sahne
300 g Brokkoli	Korianderpulver
1 große Möhre	Pfeffer

1. Fleisch in mittelgroße Würfel schneiden und in 100 Milliliter Salzwasser mit einem Lorbeerblatt kurz garen.
2. Brokkoli putzen, den Strunk herausschneiden, Brokkoli in Röschen teilen. Möhre schälen und in mittelgroße Würfel schneiden. Brokkoliröschen und Möhrenwürfel zum Fleisch geben und 15 Minuten garen. Petersilie waschen und fein hacken.
3. Lorbeerblatt entfernen. Etwa ein Drittel des Brokkolis mit Stärke und Sahne pürieren, wieder zurück zum Eintopf geben, kurz aufkochen und mit Koriander, Salz und Pfeffer würzen. Mit der Petersilie servieren.

Pro Portion ca.				
kcal	Eiweiß	Fett	Kohlenhydrate	Ballaststoffe
270	32 g	11 g	10 g	13 g

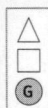

Möhrenbratlinge mit Feldsalat

Arbeitszeit: 30 Min.

bürotauglich, preiswert, vegetarisch

Für die Bratlinge:	*Für den Salat:*
1 mittelgroße Möhre	1 TL flüssige Gemüsebrühe
½ TL getrockneter Rosmarin	Olivenöl
½ Bund Petersilie	Apfelessig
25 g Magerquark	25 g Feldsalat
30 g zarte Haferflocken	
Jodsalz	
Pfeffer	
Currypulver	
1 TL Rapsöl	

1. Möhre schälen, putzen und grob reiben. Mit Rosmarin kurz in wenig Wasser dünsten.
2. Petersilie waschen, Blätter fein hacken. Gedünstete Möhrenraspel mit Quark und 20 g Haferflocken pürieren, Petersilie darunter mischen und mit Salz, Pfeffer und etwas Currypulver kräftig würzen.
3. Aus der Masse mit feuchten Händen vier kleine Bratlinge formen und in den restlichen Haferflocken wenden. In einer Pfanne in heißem Öl von beiden Seiten etwa 3 Minuten braten. Warm stellen.
4. Brühe mit wenig Olivenöl und Essig, Salz und Pfeffer verrühren. Feldsalat waschen, putzen, trockenschwenken und in der Marinade schwenken. Salat auf dem Teller anrichten. Dazu die Möhrenbratlinge servieren.

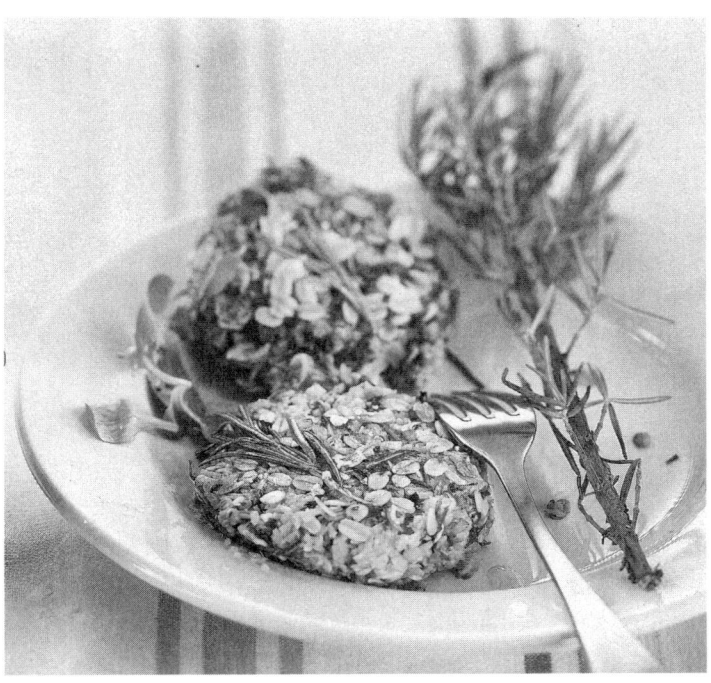

Variante

Probieren Sie das Rezept auch mit Kohlrabi aus.
Geben Sie in die Bratlinge dann statt des Currypulvers
etwas gemahlenen Koriander.

Pro Portion ca.				
kcal	Eiweiß	Fett	Kohlenhydrate	Ballaststoffe
213	9 g	9 g	25 g	6 g

185

Bunter Gemüsetopf

preiswert, vegetarisch, bürotauglich

Arbeitszeit: 25 Min.
Garzeit: 40 Min.

100 g grüne Bohnen
1 kleine Kartoffel
½ kleine Aubergine
2 Cocktailtomaten
½ kleine rote Paprika
30 g Schmand
50 ml flüssige Gemüsebrühe
Jodsalz
Pfeffer
Oregano
Außerdem: Fett für die Form

1. Backofen auf 200 °C vorheizen. Bohnen waschen, putzen und je nach Größe halbieren oder dritteln. Kartoffel schälen, in Würfel schneiden. Aubergine und Tomaten waschen und in Würfel schneiden. Von der Paprika die Zwischenhäute und Kerne entfernen, waschen und in Würfel schneiden.
2. Schmand mit Gemüsebrühe verrühren, mit Salz, Pfeffer und Oregano würzen. Das gesamte Gemüse unterrühren und in einer gefetteten Auflaufform im vorgeheizten Backofen 40 Minuten garen.

Pro Portion ca.				
kcal	Eiweiß	Fett	Kohlenhydrate	Ballaststoffe
217	8 g	8 g	26 g	11 g

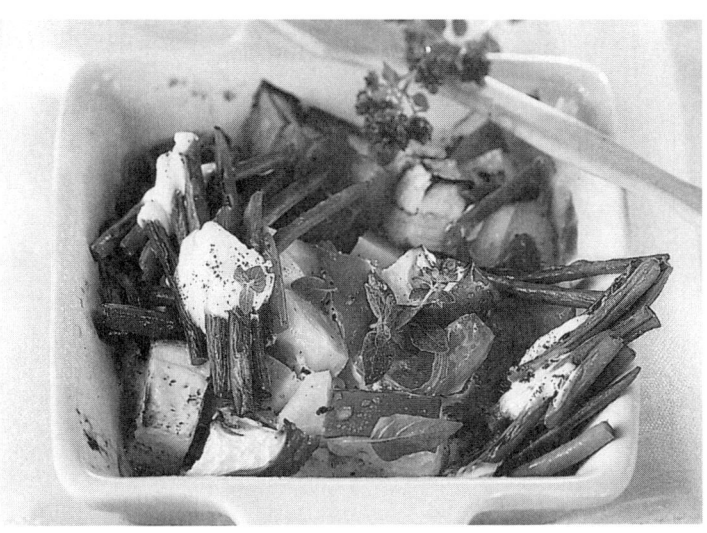

Tipp

◗ Die zweite Auberginenhälfte können Sie für das »Auberginen-Gratin« (siehe Seite 195) oder das »Auberginengemüse mit Schweineschnitzel« (siehe Seite 173) verwenden.

◗ Die übrige Paprikahälfte als Zwischenmahlzeit oder für die »Crêpes mit Gemüsefüllung« (siehe Seite 164) verwenden.

◗ Statt im Backofen lässt sich der Gemüsetopf auch auf dem Herd garen. Dazu das geschnittene Gemüse mit der Brühe bei mittlerer Hitze etwa 20 Minuten garen. Dabei mehrmals umrühren und zum Schluss den Schmand unterrühren.

◗ Statt mit den angegebenen Gemüsesorten lässt sich der Gemüsetopf auch mit allen Gemüseresten herstellen.

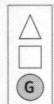

Kalbsgeschnetzeltes mit Reis und Brokkoli

Arbeitszeit: 30 Min.

raffiniert

30 g Vollkornreis	2 TL Rapsöl
75 ml Gemüsebrühe	½ Bund Petersilie
200 g Brokkoliröschen	1 EL Frischkäse (0,2 % Fett)
Jodsalz	100 g Kalbsschnitzel
1 Zwiebel	Mehl
50 g Champignons	Pfeffer

1. Reis in der kochenden Brühe bei geringer Hitze zugedeckt ca. 25 Minuten quellen lassen.
2. Brokkoli waschen, Röschen halbieren oder vierteln, in wenig Salzwasser 10 Minuten dünsten. Zwiebel schälen, klein schneiden, Champignons putzen, mit Küchenpapier abreiben. Zwiebeln in 1 Teelöffel heißem Öl glasig dünsten, Champignons kurz mitdünsten.
3. Petersilie waschen, fein hacken. Brokkoli abtropfen lassen, mit dem Frischkäse und der Petersilie zu den Champignons geben und zugedeckt 5 Minuten bei geringer Hitze garen.
4. Fleisch in Streifen schneiden, in Mehl wälzen und in 1 Teelöffel heißem Öl kurz anbraten. Mit Salz und Pfeffer würzen und mit dem Gemüse und dem Reis servieren.

Pro Portion ca.				
kcal	Eiweiß	Fett	Kohlenhydrate	Ballaststoffe
418	43 g	14 g	28 g	8 g

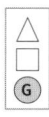

Rotbarsch überbacken
raffiniert

Arbeitszeit: 25 Min.
Garzeit: 30 Min.

1 Tomate	1 EL Mehl
1 kleine Zucchini	1 TL Olivenöl
200 g Rotbarschfilet	½ Bund Basilikum
1 TL Zitronensaft	2 EL Weißwein
Jodsalz	50 g Frischkäse (5 % Fett)
Pfeffer	100 g Kartoffeln

1. Backofen auf 200 °C vorheizen. Tomate und Zucchini in dünne Scheiben schneiden. Rotbarsch mit Zitronensaft beträufeln und mit Salz und Pfeffer würzen. In Mehl wenden, überschüssiges Mehl abklopfen.
2. Fisch in heißem Öl kurz auf beiden Seiten goldbraun anbraten und in eine flache, breite Auflaufform setzen. Tomaten und Zucchini schuppenförmig über den Fisch legen.
3. Basilikum waschen, Blätter fein hacken, mit dem Wein unter den Frischkäse rühren, mit Salz und Pfeffer würzen und über den Fisch geben. Im vorgeheizten Backofen 30 Minuten überbacken.
4. Kartoffeln schälen und in Salzwasser etwa 25 Minuten garen. Zum Fisch servieren.

Pro Portion ca.				
kcal	Eiweiß	Fett	Kohlenhydrate	Ballaststoffe
470	54 g	17 g	21 g	5 g

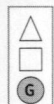

Pilzhäufchen
bürotauglich, vegetarisch

Arbeitszeit: 30 Min.
Backzeit: 20 Min.

150 g Sellerie	Jodsalz
1 Lauchzwiebel	Pfeffer
150 g Champignons	Currypulver
¼ Bund Schnittlauch	50 g Feldsalat
5 EL Magerquark	2 EL Orangensaft
2 EL Paniermehl	1 TL Balsamico-Essig
3 EL fettarme Milch	2 EL fettarmer Joghurt
2 Eier	Außerdem: Backpapier

1. Sellerie schälen, putzen, raspeln und in wenig Salzwasser dünsten. Lauchzwiebel waschen, putzen und in feine Röllchen schneiden. Champignons mit Küchenpapier abreiben und in Scheiben schneiden. Schnittlauch waschen, trockenschwenken und in feine Ringe schneiden. Den Backofen auf 200 °C vorheizen.
2. Gegarte Sellerieraspel auf Küchenpapier abtropfen lassen. Mit Quark, Lauchzwiebeln, Champignons, Schnittlauch, Paniermehl, Milch und Eiern verrühren. Mit Salz, Pfeffer und Currypulver abschmecken.
3. Ein Backblech mit Backpapier auslegen und von der Masse vier Häufchen aufs Backblech setzen. Im vorgeheizten Backofen in etwa 20 Minuten goldbraun backen.
4. Salat waschen, putzen und trockenschleudern. Orangensaft mit Essig und Joghurt verrühren, mit Salz und Pfeffer würzen und über den Salat geben.
5. Salat und Pilzhäufchen auf einem Teller anrichten.

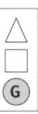

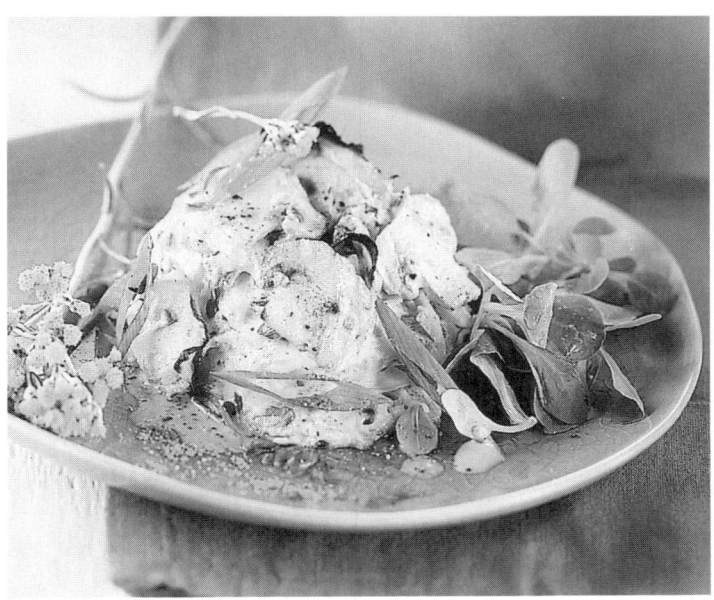

Tipp

Die Pilzhäufchen schmecken auch kalt. Nehmen Sie
sie in einer Frischhaltebox mit in die Arbeit. Den geputzten
Feldsalat und die Sauce jeweils getrennt davon ebenfalls
luftdicht eingepackt mitnehmen und erst vor dem Essen
die Sauce über den Salat geben.

Pro Portion ca.				
kcal	Eiweiß	Fett	Kohlenhydrate	Ballaststoffe
340	35 g	16 g	14 g	8 g

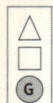

Schweineragout mit Frühlingsgemüse

Arbeitszeit: 20 Min.

preiswert, raffiniert

150 g Schweineschnitzel

1 Möhre

1 Bund Frühlingszwiebeln

100 g Erbsen, tiefgekühlt

1 EL Olivenöl

1 TL Zitronensaft

Jodsalz

Pfeffer

Muskat

1. Das Schweinefleisch in mittelgroße Würfel schneiden. Die Möhre schälen, ebenfalls in Würfel schneiden. Frühlingszwiebeln waschen, putzen und in feine Ringe schneiden.
2. Geschnittenes Gemüse mit den tiefgekühlten Erbsen in wenig Wasser dünsten.
3. Fleischwürfel in heißem Olivenöl von allen Seiten kräftig anbraten. Das gedünstete Gemüse ohne Flüssigkeit zugeben und unter ständigem Rühren kurz erhitzen. Mit Zitronensaft, Salz, Pfeffer und Muskat pikant würzen.

| Pro Portion ca. | | | | |
kcal	Eiweiß	Fett	Kohlenhydrate	Ballaststoffe
367	42 g	14 g	19 g	10 g

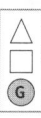

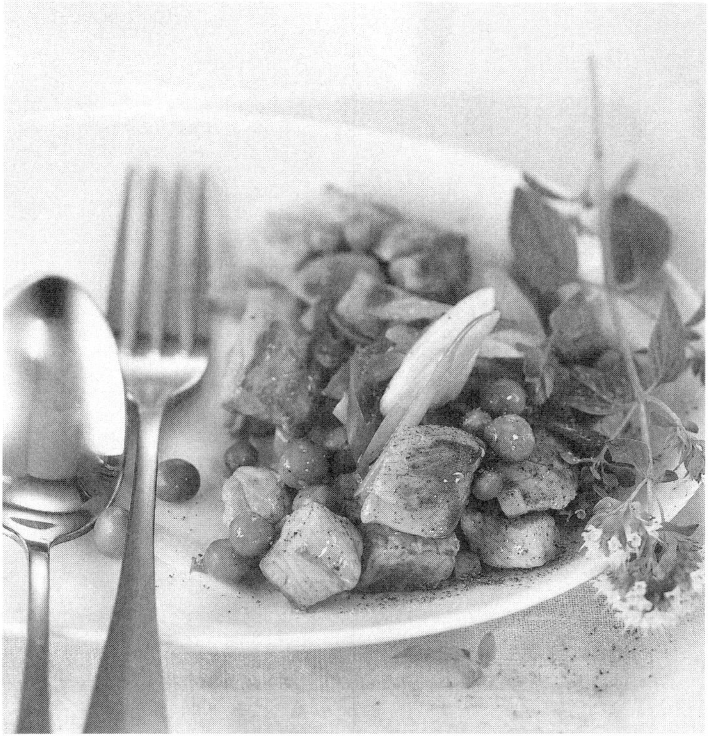

variante

Wenn Sie das Gemüse mal ohne Fleisch genießen möchten, braten Sie statt des Schweineschnitzels eine in kleine Würfel geschnittene Kartoffel an und garen das Gemüse etwas länger, damit die Kartoffeln weich werden.

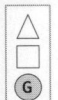

Steak mit Champignons
raffiniert

Arbeitszeit: 20 Min.
Marinierzeit: 1 Tag

1 Lendensteak vom Rind
   (100 g)
1 EL Rapsöl
1 Zweig Thymian
30 g Vollkornreis
Jodsalz

2 Möhren
100 g Champignons
½ Bund Petersilie
Pfeffer
Außerdem: Alufolie

1. Alufolie in doppelter Größe des Fleischstückes zuschneiden, das Steak darauflegen, mit Öl einreiben und mit Thymianblättchen bestreuen. Die Alufolie locker zusammenfalten, das Steak 1 Tag im Kühlschrank ziehen lassen.

2. Reis in 75 ml kochendes Salzwasser geben und bei geringer Hitze zugedeckt etwa 20 Minuten quellen lassen.

3. Möhren schälen, in dünne Scheiben und dann in feine Streifen schneiden. Champignons mit Küchenpapier abreiben, Stielansätze abschneiden. Größere Pilze halbieren oder vierteln. Petersilie waschen, trockenschwenken und die Blätter sehr fein hacken.

4. Das Steak mit dem Öl in der heißen Pfanne von jeder Seite 4 Minuten braten. Wenden, Möhrenstreifen und Champignons mit in die Pfanne geben. Alles mit Salz und Pfeffer würzen. Mit der Petersilie und dem Reis servieren.

Pro Portion ca.				
kcal	Eiweiß	Fett	Kohlenhydrate	Ballaststoffe
402	36 g	15 g	30 g	10 g

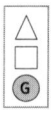

Auberginen-Gratin
vegetarisch

Arbeitszeit: 15 Min.
Backzeit: 25 Min.

½ kleine Aubergine	1 TL Olivenöl
Jodsalz	50 ml Rotwein
2 Zweige Thymian	Pfeffer
150 g Tomaten	30 g Feta
1 Zwiebel	4 Zweige Basilikum
1 Möhre	Außerdem: Fett für die Form

1. Aubergine in dünne Scheiben schneiden, mit Salz bestreuen, 15 Minuten ziehen lassen. Thymianblätter von den Zweigen zupfen und waschen. Den Backofen auf 200 °C vorheizen.
2. Tomaten vierteln, Zwiebel und Möhre schälen. Gemüse klein schneiden und in heißem Öl dünsten, mit Rotwein ablöschen, einmal aufkochen lassen und pürieren.
3. Die Hälfte der Auberginenscheiben mit Thymian und Pfeffer in eine gefettete Auflaufform schichten, das pürierte Gemüse darauf geben und mit der restlichen Aubergine und wiederum mit Thymian und Pfeffer belegen.
4. Feta ganz dünn schneiden und auf das Gratin streuen. Im Backofen 25 Minuten backen. Basilikum waschen, die Blätter grob hacken und über das Gratin geben.

Pro Portion ca.				
kcal	Eiweiß	Fett	Kohlenhydrate	Ballaststoffe
181	10 g	7 g	13 g	10 g

Überbackener Fenchel
preiswert, vegetarisch

Arbeitszeit: 15 Min.
Backzeit: 45 Min.

50 g rote Linsen	Pfeffer
1 Fenchelknolle (250 g)	Zitronensaft
1 EL Rapsöl	Paprikapulver
100 ml Brühe	1 TL Thymianblättchen
Jodsalz	75 g Magerquark

1. Die Linsen in 150 Milliliter Wasser in 15 Minuten bei mittlerer Hitze weich kochen.
2. Die Fenchelknolle waschen, putzen, dabei das Fenchelgrün aufbewahren. Die Knolle halbieren, den Strunk herausschneiden. Die Schnittfläche des Fenchels mit Öl einpinseln, Fenchel mit der Schnittfläche nach unten in eine kleine Auflaufform setzen und die Brühe in die Form geben. Den Backofen auf 160 °C vorheizen.
3. Linsen mit Salz, Pfeffer, Zitronensaft, Paprikapulver und Thymianblättchen würzen, mit Quark pürieren und auf die Fenchelknollen geben. Fenchelgrün grob hacken, über den Fenchel geben.
4. Den Fenchel im vorgeheizten Backofen 45 Minuten überbacken.

Pro Portion ca.				
kcal	Eiweiß	Fett	Kohlenhydrate	Ballaststoffe
373	30 g	12 g	36 g	17 g

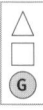

Spargel mit Lachs
raffiniert

Arbeitszeit: 25 Min.

500 g weißer Spargel	1 EL Magerquark
Jodsalz	1 EL fettarme Milch
Zucker	½ TL Zitronensaft
3 Zweige Dill	Pfeffer
1 Scheibe Räucherlachs	

1. Spargel schälen, untere Enden abschneiden, in Salzwasser mit einer Prise Zucker etwa 20 Minuten garen.
2. Dill waschen, grob hacken. Lachs pürieren, mit Quark, etwas Milch und Zitronensaft zu einer Creme verarbeiten und mit Dill, Salz und Pfeffer würzen. Über den Spargel geben.

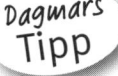

Dagmars
Tipp

Auf Fett achten

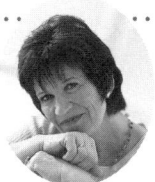

Lachs hat zwar gesunde Fettsäuren, aber auch die sind konzentrierte Energie. Deshalb wähle ich dann als weitere Hauptmahlzeit ein fettarmes Rezept.

Pro Portion ca.				
kcal	Eiweiß	Fett	Kohlenhydrate	Ballaststoffe
138	16 g	5 g	8 g	6 g

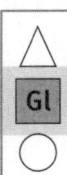

Traubenmüsli

Blitzrezept, vegetarisch

Arbeitszeit: 5 Min.

- 100 g kernlose Weintrauben
- 1 EL Mandelblättchen
- 4 EL kernige Haferflocken
- 100 ml fettarme Milch
- 200 ml Apfelsaft

1. Weintrauben waschen und halbieren. Die Früchte mit Mandelblättchen, Haferflocken und Milch verrühren.
2. Dazu ein Glas Apfelsaft trinken.

Pro Portion ca.				
kcal	Eiweiß	Fett	Kohlenhydrate	Ballaststoffe
423	12 g	11 g	67 g	5 g

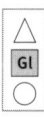

Birnentoast
vegetarisch, Blitzrezept

Arbeitszeit: 10 Min.

1 große, weiche Birne (200 g)	2 Scheiben Vollkorn-Toastbrot
1 EL Rosinen	Zimtpulver
4 EL Magerquark	1 TL Mandelblättchen
	200 ml Orangensaft

1. Birne waschen, vom Kerngehäuse befreien. Klein schneiden, mit einer Gabel zerdrücken und mit Rosinen und Quark verrühren.
2. Brotscheiben toasten und dick mit der Birnencreme bestreichen. Mit Mandelblättchen und etwas Zimt bestreuen.
3. Dazu ein Glas Orangensaft trinken.

Tipp

Statt Orangensaft können Sie auch andere Säfte trinken. Wichtig ist, dass es reine Säfte, also keine Nektare oder Fruchtsaftgetränke sind. Diese sind mit Wasser verdünnt und oft mit reichlich Zucker aufgepeppt. Besser selbst reinen Saft mit Wasser mixen.

Pro Portion ca.				
kcal	Eiweiß	Fett	Kohlenhydrate	Ballaststoffe
389	13 g	5 g	72 g	11 g

Bunter Muntermacher

Arbeitszeit: 15 Min.

bürotauglich, vegetarisch

4 EL kernige Haferflocken

1 kleine Orange

1 Banane

1 Kiwi

50 g Kirschen (ungezuckert aus dem Glas oder frisch)

100 ml fettarme Milch

200 ml Orangensaft

1. Haferflocken in einer Pfanne ohne Fett rösten. Orange, Banane und Kiwi schälen, klein schneiden. Frische Kirschen waschen, putzen, entsteinen, Kirschen aus dem Glas abtropfen lassen.
2. Die Hälfte der Bananenscheiben mit der Milch pürieren. Die Früchte anrichten und mit den Haferflocken und der Bananenmilch mischen.
3. Dazu ein Glas Orangensaft trinken.

Pro Portion ca.				
kcal	Eiweiß	Fett	Kohlenhydrate	Ballaststoffe
475	13 g	6 g	87 g	9 g

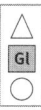

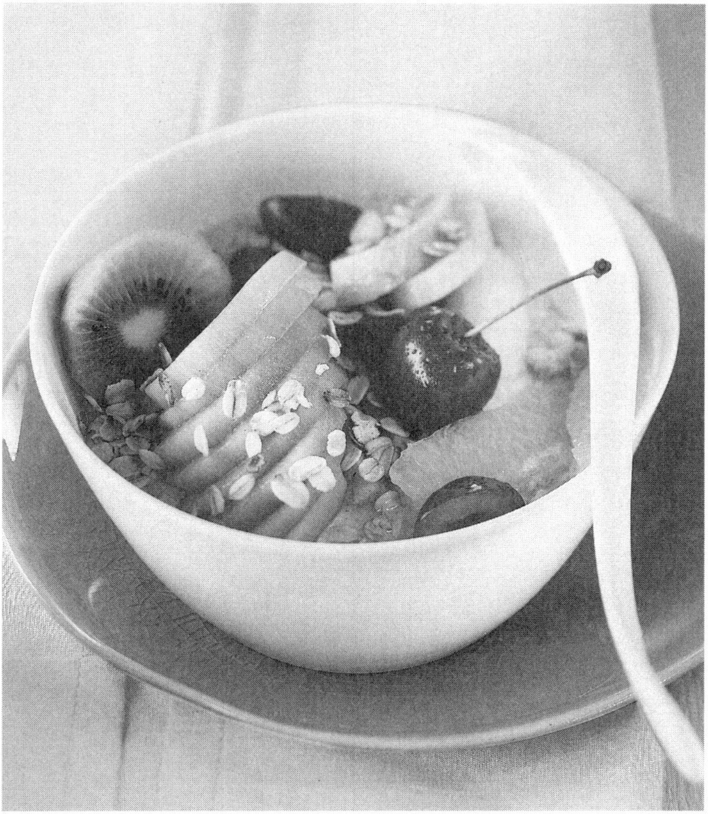

Tipp

Nehmen Sie das Müsli mit zur Arbeit, geben Sie Obst und Flocken in eine dicht schließende Schale. Die Milch erst später darübergießen.

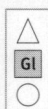

Fruchtiges Müsli
Blitzrezept, vegetarisch

Arbeitszeit: 10 Min.

1 große Banane
300 ml Orangensaft
50 g kernlose Trauben
1 Mandarine oder kleine Orange
4 EL kernige Haferflocken

1. Banane schälen, mit dem Orangensaft pürieren. Trauben waschen und halbieren. Mandarine schälen und in kleine Stücke schneiden.
2. Mandarinen mit den Trauben und Haferflocken unter ein Drittel des Bananen-Orangensaftes rühren. Restlichen Saft dazutrinken.

Pro Portion ca.				
kcal	Eiweiß	Fett	Kohlenhydrate	Ballaststoffe
438	10 g	4 g	86 g	6 g

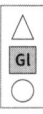

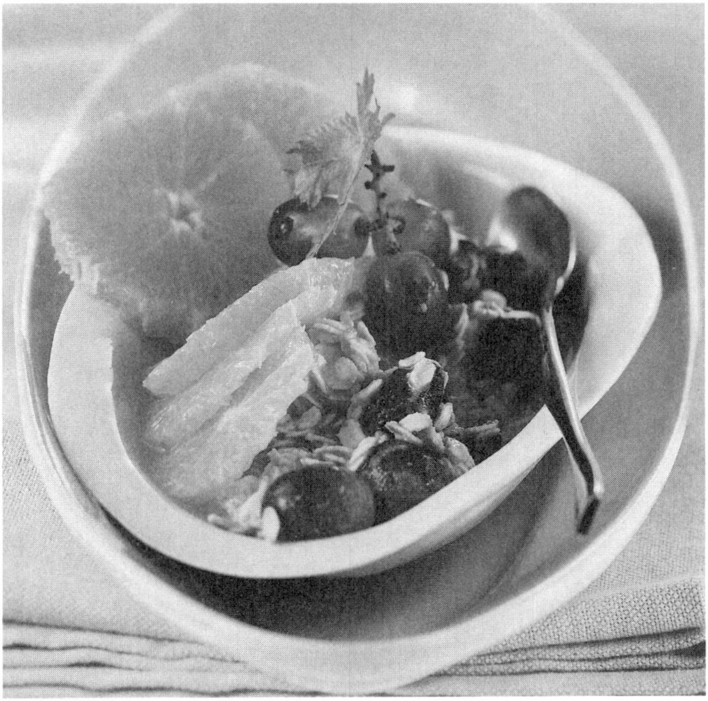

variante

Wenn Sie keine kernlosen Trauben bekommen, dann probieren Sie das Müsli stattdessen mit Beeren (auch tiefgekühlten), frischen Feigen oder in Orangensaft eingelegten Rosinen aus. Und wenn Sie etwas Abwechslung ins Frühstück bringen möchten, geben Sie ein wenig Zimt, geröstete Kokosflocken oder Sesam dazu.

Kräuterquark-Brötchen
Arbeitszeit: 10 Min.

Blitzrezept, vegetarisch

½ Bund Kräuter (Dill, Petersilie oder Schnittlauch)

2 EL Magerquark

Jodsalz

Pfeffer

1 großes Vollkornbrötchen

4 Cocktailtomaten

200 ml Apfelsaft

1. Kräuter waschen und die Blättchen fein hacken. Mit dem Magerquark verrühren und mit Salz und Pfeffer würzen.
2. Brötchen halbieren und mit dem Kräuterquark bestreichen. Die Tomaten vierteln und auf die Brötchen legen. Dazu den Apfelsaft trinken.

Pro Portion ca.				
kcal	Eiweiß	Fett	Kohlenhydrate	Ballaststoffe
247	9 g	3 g	44 g	4 g

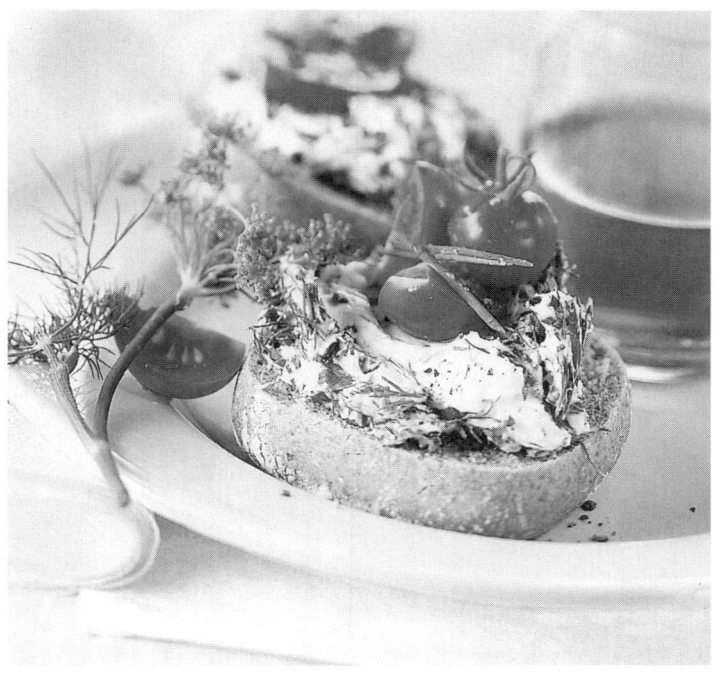

Tipp

● Viele Menschen vertragen keine Milch und Milchprodukte. Für sie ist das »Fruchtige Müsli« auf der linken Seite ideal.

● Auch das »Kräuterquark-Brötchen« können Sie statt mit Quark mit Sojaquark oder einem Linsenpüree (fertig gekauft oder selbst gemacht, Rezept siehe »Überbackener Fenchel«, Seite 196) zubereiten.

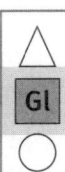

Mais-Apfel-Salat

Arbeitszeit: 15 Min.

Blitzrezept, vegetarisch, preiswert, bürotauglich

½ Bund Petersilie
2 EL Magerquark
1 TL Zitronensaft
150 g Dosenmais
4 Radieschen
1 saurer Apfel
Jodsalz
Pfeffer

1. Petersilie waschen, trockenschwenken und die Blätter sehr fein hacken, mit Quark und Zitronensaft verrühren.
2. Mais abtropfen lassen. Radieschen waschen, putzen und in feine Scheiben schneiden. Apfel waschen, vom Kerngehäuse befreien und in Würfel schneiden. Mais, Radieschen und Apfelwürfel mit dem Petersilienquark vermengen und mit Salz und Pfeffer würzen.

Pro Portion ca.				
kcal	Eiweiß	Fett	Kohlenhydrate	Ballaststoffe
197	10 g	2 g	33 g	7 g

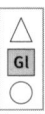

Putenbrust-Hamburger
Blitzrezept, bürotauglich

Arbeitszeit: 10 Min.

1 EL Tomatenmark	2 Radieschen
1 EL Frischkäse (5 % Fett)	¼ kleine Zucchini
Jodsalz	1 dicke Scheibe geräucherte
Pfeffer	Putenbrust
1 großes Vollkornbrötchen	200 ml Apfelsaft

1. Tomatenmark mit Frischkäse verrühren, salzen und pfeffern. Brötchen aufschneiden und die Hälften mit Frischkäse bestreichen.
2. Radieschen und Zucchini waschen, putzen und in dicke Scheiben schneiden. Auf eine Brötchenhälfte verteilen, darauf die Putenbrustscheibe legen und die zweite Brötchenhälfte darüberklappen. Dazu den Saft trinken.

Tipp

Zucchini hält sich im Gemüsefach des Kühlschranks etwa vier Tage. Sie brauchen sie für das »Krabben-Zucchini-Brot« (siehe Seite 217) und den »Rotbarsch überbacken« (siehe Seite 189).

Pro Portion ca.				
kcal	Eiweiß	Fett	Kohlenhydrate	Ballaststoffe
352	20 g	5 g	56 g	6 g

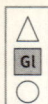

Mais-Paprika-Salat

Arbeitszeit: 15 Min.

Blitzrezept, bürotauglich, preiswert, vegetarisch

150 g Dosenmais

1 kleine Zwiebel

1 kleine rote Paprika

½ Bund Schnittlauch

¼ TL milder Senf

2 EL flüssige Gemüsebrühe

1 TL Olivenöl

1 TL Zitronensaft

Jodsalz

Pfeffer

1. Dosenmais abtropfen lassen. Zwiebel schälen und in kleine Würfel schneiden. Paprika halbieren, die Stielansätze, Kerne und weißen Zwischenhäute entfernen. Paprika waschen und in kleine, dünne Streifen schneiden.
2. Schnittlauch waschen, putzen und in feine Ringe schneiden. Mit Senf, Gemüsebrühe und Öl vermengen. Sauce mit Mais, Zwiebeln und Paprika verrühren und mit Zitronensaft, Salz und Pfeffer würzen.

| Pro Portion ca. | | | | |
kcal	Eiweiß	Fett	Kohlenhydrate	Ballaststoffe
200	6 g	7 g	26 g	8 g

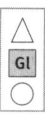

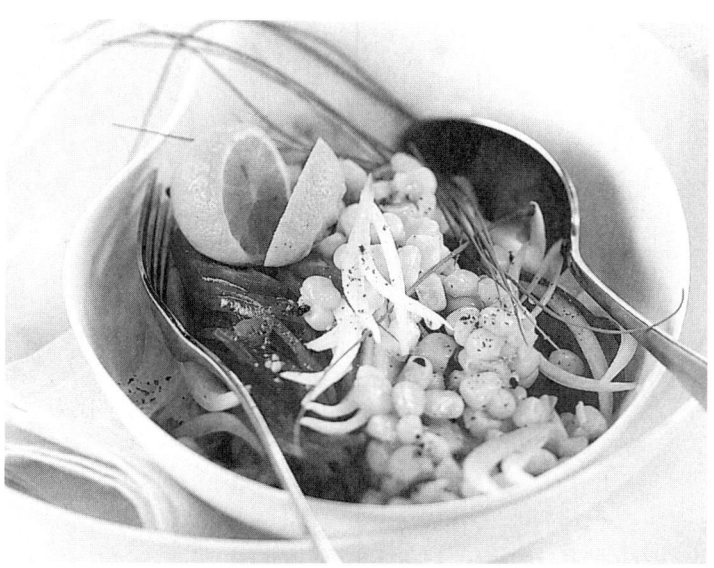

Tipp

◉ Dosenmais hält sich geöffnet in der Flüssigkeit noch einige Tage im Kühlschrank. Füllen Sie ihn aber in ein Frischhaltegefäß um (Metallgeschmack). Sie brauchen ihn auch für die Rezepte »Mais-Apfel-Salat« (siehe Seite 206) und »Birnen-Rucola-Salat« (siehe Seite 216).

◉ Rote Paprikaschoten enthalten viel mehr Vitamin C als grüne und sind damit Top-Lieferanten dieses Immunvitamins. Sie brauchen es als Fitmacher für Ihre Abwehr und als Schutzstoff vor aggressiven Substanzen, die die Zellen angreifen und zerstören.

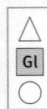

Lauch-Radieschen-Salat

Arbeitszeit: 15 Min.

Blitzrezept, bürotauglich

2 Scheiben Vollkorntoast- brot	2 EL flüssige Gemüsebrühe
1 dünne Stange Lauch	1 EL Apfelessig
1 TL Rapsöl	Jodsalz
1 Orange	Pfeffer
5 Radieschen	1 Bund Schnittlauch
100 g Lachsschinken	100 g Frischkäse (5 % Fett)

1. Brotscheiben toasten. Lauch putzen, längs einschneiden und unter fließendem Wasser sorgfältig waschen. Dunkelgrüne Enden abschneiden, restlichen Lauch in dünne Scheiben schneiden und im heißen Öl 2 Minuten dünsten. Orange auspressen und Lauch mit Orangensaft ablöschen.

2. Radieschen in Scheiben schneiden. Lachsschinken vom Fettrand befreien und in Streifen schneiden. Mit Radieschen, Lauch, Gemüsebrühe und Essig vermengen. Mit Salz und Pfeffer würzen.

3. Schnittlauch waschen, in feine Ringe schneiden und zur Hälfte über den Salat geben.

4. Die andere Hälfte des Schnittlauchs mit Frischkäse verrühren und auf die Toastbrotscheiben streichen. Zum Salat essen.

Pro Portion ca.				
kcal	Eiweiß	Fett	Kohlenhydrate	Ballaststoffe
449	37 g	17 g	35 g	8 g

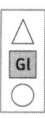

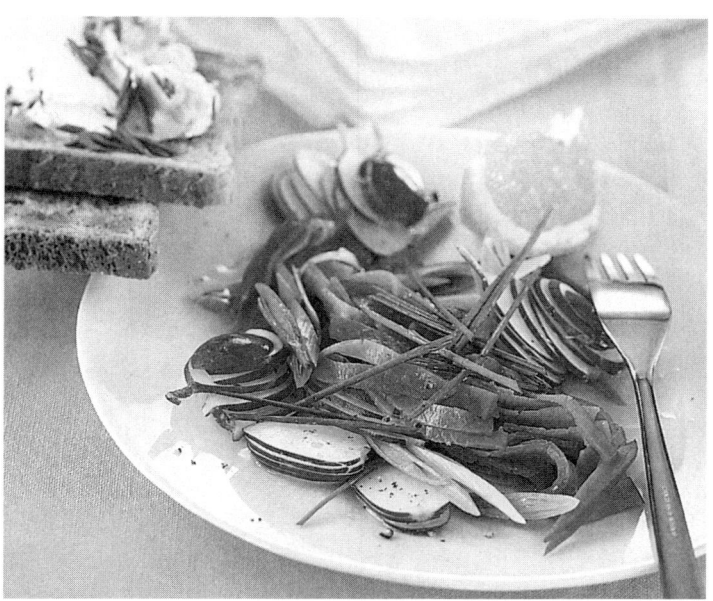

Tipp

● Wollen Sie den Salat in der Arbeit essen, nehmen Sie anstelle von Toastbrot ein Vollkornbrot. Brot wird weit weniger schnell trocken. Salat und Brot jeweils getrennt in einer Frischhaltebox mitnehmen.

● Wenn Sie für diesen Salat das GLYX-Idealdiät-Brot nehmen, wird aus diesem gelben Rezept ein grünes.

● Der Lachsschinken hält sich nur wenige Tage im Kühlschrank. Sie brauchen ihn ebenfalls für das Rezept »Kiwi-Radicchio-Salat« (siehe Seite 212).

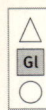

Kiwi-Radicchio-Salat
Blitzrezept, bürotauglich

Arbeitszeit: 15 Min.

2 Scheiben Vollkorntoast-brot	1 TL Olivenöl
½ kleiner Kopf Radicchio	1 TL Apfelessig
2 Kiwis	Jodsalz
100 g Lachsschinken	Pfeffer
	200 ml Orangensaft

1. Brot toasten. Salat waschen, putzen und in mundgerechte Stücke zupfen. Kiwis schälen und in Scheiben schneiden. Lachsschinken vom Fettrand befreien, in Streifen schneiden.
2. Öl mit Essig verrühren und mit Radicchio, Kiwi und Schinken vermengen. Mit Salz und Pfeffer würzen. Brot und Saft dazu servieren.

Tipp

▶ Für die Arbeit geben Sie den Salat in eine Frischhaltebox. Statt der Toastbrotscheiben essen Sie ein Brötchen.

▶ Radicchio hält sich in Zeitungspapier eingepackt etwa drei Tage im Gemüsefach des Kühlschranks. Sie brauchen ihn für den »Fruchtigen Radicchiosalat« (siehe Seite 157).

Pro Portion ca.				
kcal	Eiweiß	Fett	Kohlenhydrate	Ballaststoffe
420	25 g	12 g	48 g	7 g

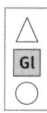

Tomaten-Paprika-Brote

Arbeitszeit: 5 Min.

Blitzrezept, preiswert

1 Tomate
1 kleine Paprika
100 g körniger Frischkäse (20 % Fett i. Tr.)
2 große Scheiben Vollkornbrot
Jodsalz
Pfeffer

1. Tomate waschen, putzen und in dicke Scheiben schneiden. Paprika halbieren, Stielansätze, Kerne und weiße Zwischenhäute entfernen. Paprika waschen und in dicke, kurze Streifen schneiden.
2. Frischkäse auf die Vollkornbrotscheiben streichen, mit Tomaten und Paprikastücken belegen und mit Salz und Pfeffer würzen.

Pro Portion ca.				
kcal	Eiweiß	Fett	Kohlenhydrate	Ballaststoffe
338	22 g	8 g	44 g	13 g

213

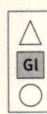
Bohnen-Tomaten-Salat
vegetarisch, bürotauglich

Arbeitszeit: 20 Min.

100 g grüne Bohnen

Jodsalz

2 Scheiben Toastbrot

1 kleine Zwiebel

1 TL Olivenöl

4 Cocktailtomaten

4 Zweige Petersilie

1 TL flüssige Gemüsebrühe

1 TL Apfelessig

Pfeffer

1. Bohnen waschen, putzen und in wenig Salzwasser etwa 10 Minuten garen. Brotscheiben toasten.
2. Zwiebel schälen und in kleine Würfel schneiden, in heißem Öl glasig dünsten. Cocktailtomaten waschen, putzen und klein schneiden.
3. Gegarte Bohnen je nach Größe halbieren oder dritteln und abtropfen lassen. Petersilie waschen, Blätter sehr fein hacken.
4. Aus Brühe, Essig, Petersilie, Salz und Pfeffer eine Sauce zubereiten. Bohnen, Tomaten, Zwiebeln und die Sauce vermengen und mit dem Toastbrot servieren.

Pro Portion ca.				
kcal	Eiweiß	Fett	Kohlenhydrate	Ballaststoffe
185	7 g	7 g	23 g	6 g

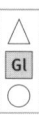

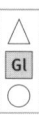

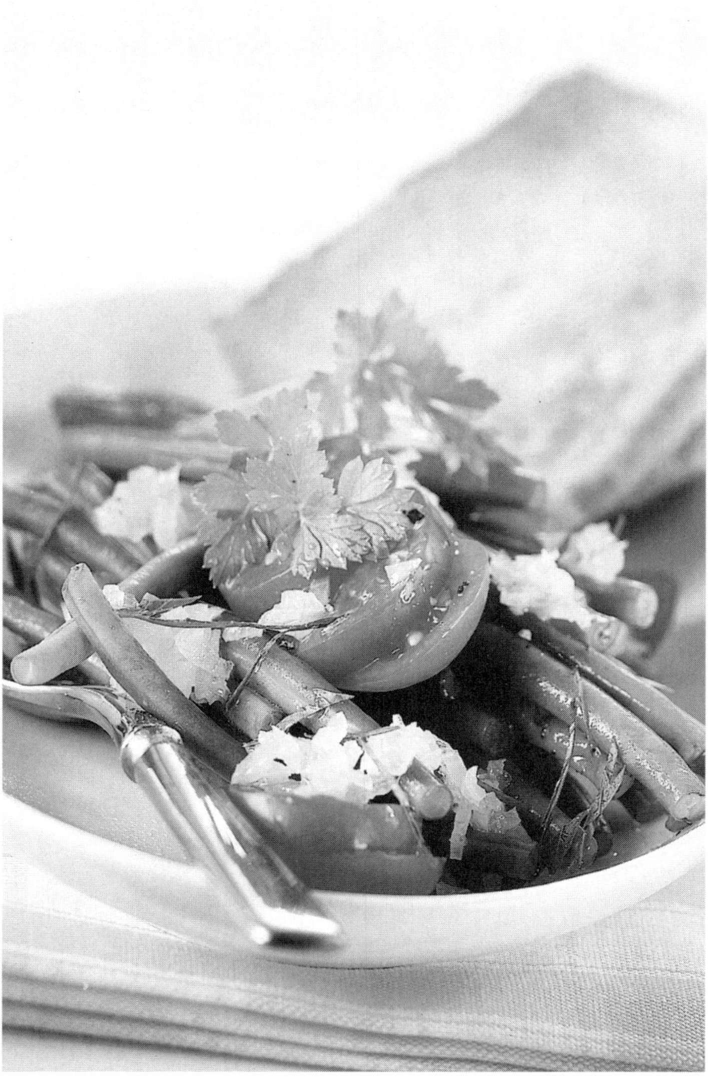

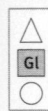

Birnen-Rucola-Salat

Arbeitszeit: 15 Min.

Blitzrezept, bürotauglich, vegetarisch

1 Scheibe Vollkornbrot	¼ TL milder Senf
100 g Dosenmais	30 g Rucola
1 TL Olivenöl	1 süße, reife Birne
1 TL Gemüsebrühe	Jodsalz
1 TL Apfelessig	Pfeffer

1. Die Brotscheibe toasten. Den Mais abtropfen lassen. Öl, Brühe, Essig und Senf zu einer Sauce verrühren.
2. Rucola waschen, putzen, trockenschwenken, die längeren Stiele abschneiden. Die Birne waschen, vom Kerngehäuse befreien und in Würfel schneiden.
3. Rucola und Birne mit dem Mais vermengen und die Sauce darüber geben. Mit Salz und Pfeffer würzen. Das Brot dazuessen.

Tipp

Möchten Sie mehr Sauce, können Sie sie durch Brühe, Essig und Senf strecken; die Ölmenge beibehalten.

Pro Portion ca.				
kcal	Eiweiß	Fett	Kohlenhydrate	Ballaststoffe
321	8 g	8 g	54 g	13 g

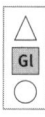

Krabben-Zucchini-Brot

Arbeitszeit: 15 Min.

Blitzrezept, bürotauglich

1 kleine Zwiebel	Jodsalz
1 TL Olivenöl	Pfeffer
½ kleine Zucchini	Currypulver
100 g körniger Frischkäse	2 große Scheiben Vollkornbrot
(20 % Fett i. Tr.)	50 g Krabben, vorgekocht

1. Zwiebel schälen, klein schneiden und in heißem Öl glasig dünsten. Zucchini waschen, in kleinste Würfel schneiden, zu den Zwiebeln geben und kurz mitdünsten.
2. Das Gemüse unter den Frischkäse rühren, mit Salz, Pfeffer und etwas Currypulver würzen. Auf die Brotscheiben streichen und mit Krabben belegen.

Tipp

● Rühren Sie die Krabben unter den Hüttenkäse und nehmen den Aufstrich in einer Frischhaltebox mit zur Arbeit.

● Den Zucchinirest brauchen Sie für das »Curry-Gemüse« (siehe Seite 227).

Pro Portion ca.				
kcal	Eiweiß	Fett	Kohlenhydrate	Ballaststoffe
412	30 g	13 g	42 g	10 g

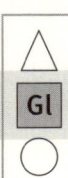

Nudeln mit Thunfisch-Tomaten-Sauce
preiswert

Arbeitszeit: 20 Min.

100 g Nudeln (Hartweizen ohne Ei)	100 g Thunfisch aus der Dose (ohne Öl eingelegt)
Jodsalz	1 TL Frischkäse (5 % Fett)
1 kleine Zwiebel	Rosenpaprika
1 TL Olivenöl	1 TL Kapern
200 g Tomatenpüree mit Tomatenstücken (Packung)	Pfeffer
	½ Bund Basilikum

1. Nudeln nach Packungsaufschrift garen.
2. Zwiebel schälen, klein schneiden, in heißem Öl glasig dünsten. Tomatenpüree zugeben, bei geringer Hitze kurz einkochen lassen. Thunfisch zerpflücken und mitdünsten. Sauce weiter bei geringer Hitze einkochen lassen, Frischkäse unterrühren, mit Paprikapulver, Kapern, Salz und Pfeffer kräftig würzen.
3. Basilikum waschen, trockenschwenken und grob hacken. Nudeln mit der Sauce und dem Basilikum servieren.

Pro Portion ca.				
kcal	Eiweiß	Fett	Kohlenhydrate	Ballaststoffe
547	15 g	8 g	102 g	7 g

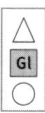
Kartoffel-Kokos-Suppe

Arbeitszeit: 15 Min.

Blitzrezept, vegetarisch

150 g mehlig kochende Kartoffeln	300 ml Gemüsebrühe
1 TL Rapsöl	50 ml Kokoscreme
1 daumengroßes Stück frischer Ingwer	1 Lauchzwiebel
1 Zwiebel	Jodsalz
	Currypulver

1. Kartoffeln schälen, in Würfel schneiden und in heißem Öl kurz dünsten.
2. Ingwer und Zwiebel schälen, sehr fein schneiden und zu den Kartoffeln geben. Mit der Brühe ablöschen und 5 Minuten kochen. Mit der Kokoscreme im Mixer pürieren.
3. Lauchzwiebel waschen, putzen, in dünne Ringe schneiden. In der Suppe kurz erhitzen. Mit Salz und Currypulver pikant würzen.

Tipp

Dieses gelbe Rezept können Sie sehr einfach auch in ein grünes verwandeln, wenn Sie anstelle der Kartoffeln z. B. einen Kohlrabi verwenden.

Pro Portion ca.				
kcal	Eiweiß	Fett	Kohlenhydrate	Ballaststoffe
285	9 g	15 g	28 g	5 g

219

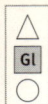

Schollenfilet mit Paprika
raffiniert

Arbeitszeit: 25 Min.

50 g Vollkornreis	1 TL Tomatenmark
150 ml Geflügelbrühe	Jodsalz
1 Schollenfilet (ca. 150 g)	Pfeffer
½ TL Zitronensaft	4 Zweige Thymian
je 1 kleine rote und grüne	100 g Frischkäse (0,2 % Fett)
Paprikaschote	Außerdem: Holzspießchen

1. Reis in 100 Milliliter kochende Brühe geben und bei geringer Hitze zugedeckt etwa 25 Minuten quellen lassen.

2. Schollenfilet waschen, trockentupfen und längs halbieren. Mit Zitronensaft beträufeln.

3. Paprikaschoten halbieren, Stielansätze, Kerne und weiße Zwischenhäute entfernen. Paprikahälften waschen und in kleine, dünne Streifen schneiden. In der restlichen Brühe 5 Minuten dünsten.

4. Schollenfiletstreifen trockentupfen. Je eine Seite mit Tomatenmark bestreichen. Mit Salz und Pfeffer würzen. Einige Thymianblättchen darüberstreuen. Einige gedünstete Paprikastreifen jeweils quer auf das Fischfilet legen. Mit Salz und Pfeffer würzen, Filets fest aufrollen und mit kleinen Holzspießchen feststecken.

5. Frischkäse mit restlichen Thymianblättchen verrühren und unter das Paprikagemüse geben. Die Fischröllchen daraufsetzen und zugedeckt weitere 10 Minuten bei geringer Hitze dünsten. Mit Salz und Pfeffer würzen. Reis und Paprikagemüse zu den Fischröllchen servieren.

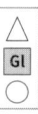

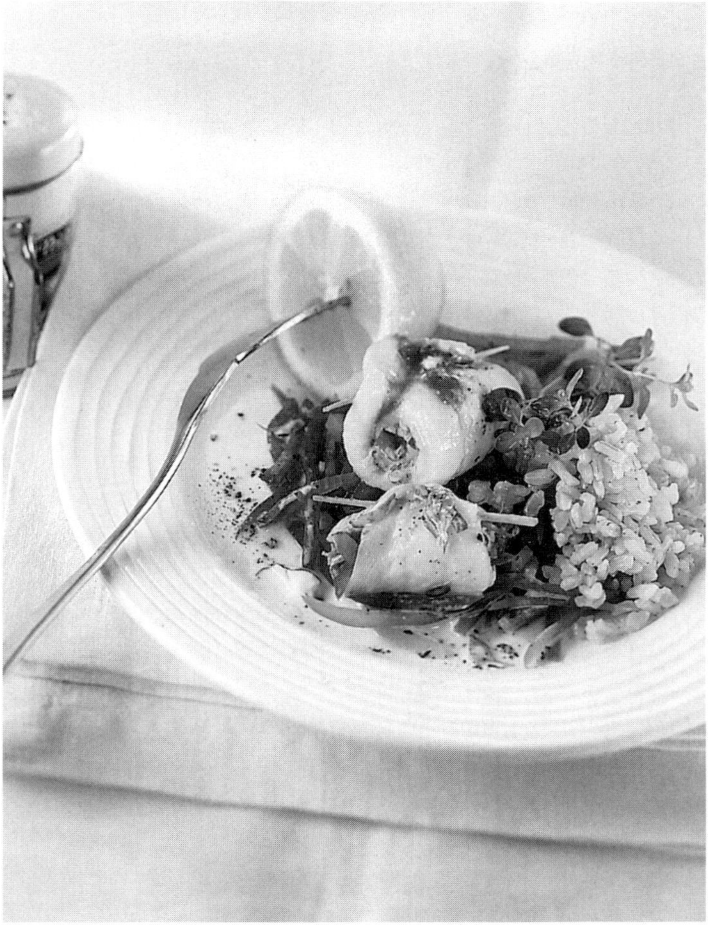

Pro Portion ca.				
kcal	Eiweiß	Fett	Kohlenhydrate	Ballaststoffe
491	53 g	9 g	48 g	9 g

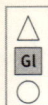

Nudelnester
preiswert, vegetarisch

Arbeitszeit: 25 Min.
Backzeit: 15 Min.

Jodsalz
1 sehr kleine grüne Paprika
75 g Spaghetti (Hartweizen
   ohne Ei)
2 EL fettarme Milch
1 Ei
2 EL Mehl

75 g Tomatenpüree mit
   Tomatenstücken (Packung)
2 EL Parmesan
Pfeffer
½ Bund Basilikum
Außerdem: Backpapier

1. Reichlich Salzwasser zum Kochen bringen. Paprika halbieren, Stielansätze, Kerne und weiße Zwischenhäute entfernen. Paprika waschen und in kleine Würfel schneiden. Spaghetti mit den Paprikawürfeln im kochenden Salzwasser nach Packungsaufschrift kochen.

2. Milch, Ei und Mehl vermengen und etwas salzen. Den Backofen auf 180 °C vorheizen. Ein Backblech mit Backpapier auslegen.

3. Die bissfest gegarten Nudeln mit den Paprikawürfeln in ein Sieb abgießen, mit kaltem Wasser abschrecken und gut abtropfen lassen.

4. Die Paprika-Nudeln mit dem Milch-Ei-Teig vermengen und kleine Nudelnester auf das Backblech setzen. Tomatenpüree über die Nester geben und mit Parmesan bestreuen. Mit Salz und Pfeffer würzen. Im vorgeheizten Backofen etwa 15 Minuten backen.

5. Basilikum waschen, trockenschwenken und die Blätter fein hacken. Die Nester mit gehacktem Basilikum servieren.

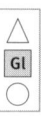

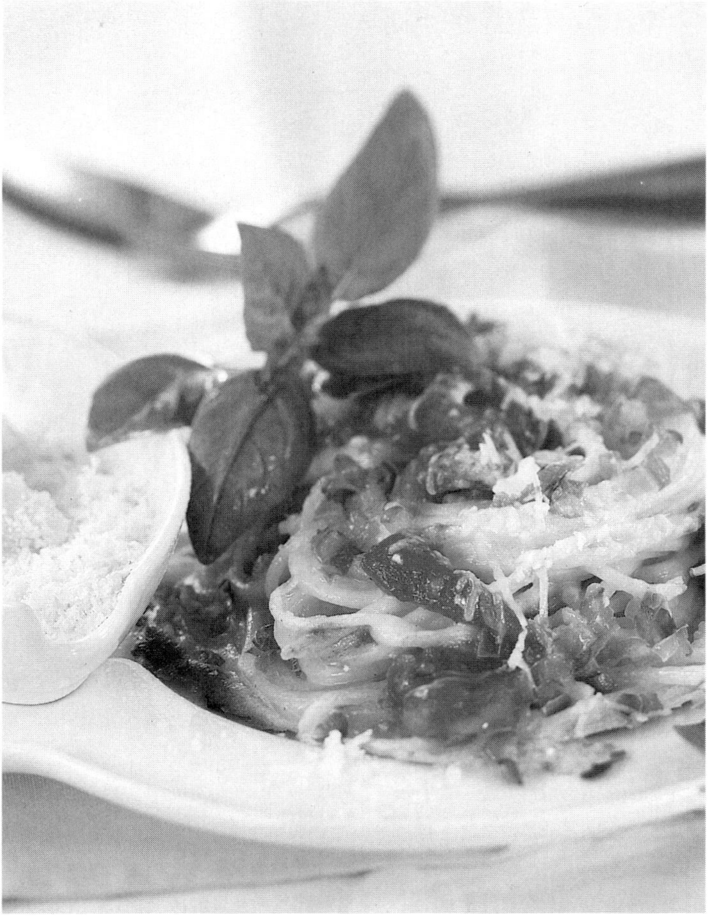

Pro Portion ca.				
kcal	Eiweiß	Fett	Kohlenhydrate	Ballaststoffe
544	28 g	15 g	72 g	7 g

Thunfisch mit Mango-Paprika-Salsa
exotisch

Arbeitszeit: 25 Min.

2 kleine Kartoffeln (150 g)	1 EL Zitronensaft
Jodsalz	4 EL flüssige Gemüsebrühe
1 kleine rote Paprika	½ Mango
1 Knoblauchzehe	½ Bund Petersilie
100 g Thunfischsteak (frisch	1 EL Frischkäse (5 % Fett)
oder tiefgekühlt)	Currypulver, Pfeffer

1. Kartoffeln schälen und in wenig Salzwasser etwa 20 Minuten kochen. Paprika halbieren, Stielansätze, Kerne und weiße Zwischenhäute entfernen. Paprika waschen und in kleine Würfel schneiden. Knoblauch schälen und hacken. Thunfischsteak waschen und mit Zitronensaft einreiben.

2. Paprika und Knoblauch in der Gemüsebrühe dünsten, den Fisch zugeben und bei mittlerer Hitze etwa 10 Minuten offen garen. Mango schälen, das Fruchtfleisch vom Stein abschneiden, in kleine Würfel schneiden und die letzten 3 Minuten mit der Paprika und dem Fisch garen.

3. Petersilie waschen, die Blätter hacken. Den Fisch kurz herausnehmen, den Frischkäse unter die Paprika-Mango-Mischung rühren und mit Petersilie, Currypulver, Salz und Pfeffer pikant würzen. Mit dem Thunfischsteak und den Kartoffeln servieren.

Pro Portion ca.				
kcal	Eiweiß	Fett	Kohlenhydrate	Ballaststoffe
458	32 g	19 g	38 g	9 g

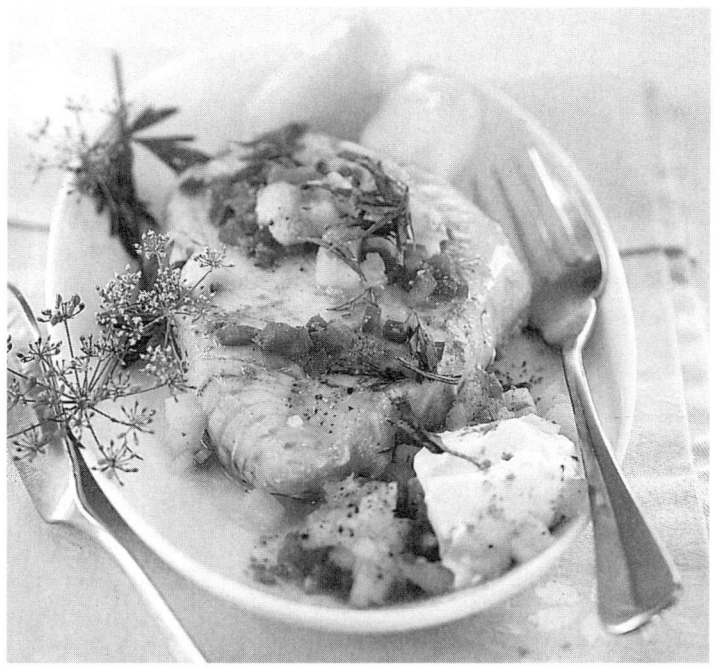

Tipp

● Wer Paprika nicht verträgt oder nicht mag, schneidet 2 kleine Karotten in Würfel und dünstet sie 5 Minuten, bevor der Thunfisch dazukommt. Dann weiterkochen wie beschrieben.

● Anstelle der Mango können Sie auch einen süßen Apfel schälen, vom Kerngehäuse befreien, in mittelgroße Würfel schneiden und wie die Mangowürfel mitgaren.

Seelachs-Kartoffel-Creme

Arbeitszeit: 25 Min.

preiswert, raffiniert

1 kleine Zwiebel	Jodsalz
1 Knoblauchzehe	Zucker
150 g Kartoffeln	100 g Seelachsfilet
1 dünne Stange Lauch	100 g Frischkäse (0,2 % Fett)
1 EL Rapsöl	4 Zweige Petersilie
400 ml Gemüsebrühe	

1. Zwiebel, Knoblauch und Kartoffeln schälen und würfeln. Lauch putzen, gründlich waschen, dunkelgrüne Enden abschneiden, restlichen Lauch in dünne Scheiben schneiden.
2. Zwiebeln in 1 Teelöffel heißem Öl andünsten. Knoblauch, Kartoffeln und Lauch zugeben, kurz mitdünsten. Mit Brühe ablöschen. Mit Salz und wenig Zucker würzen. Suppe 5 Minuten einkochen.
3. Seelachsfilets waschen, mit Küchenkrepp abtrocknen und in kleine Stücke schneiden. Im restlichen Öl von beiden Seiten anbraten.
4. Die Suppe vom Herd nehmen, Frischkäse zugeben und pürieren. Die Fischstücke hineingeben und bei schwacher Hitze 5 Minuten ziehen lassen. Suppe nochmals abschmecken.
5. Petersilie waschen, die Blätter fein hacken und vor dem Servieren über die Suppe geben.

Pro Portion ca.				
kcal	Eiweiß	Fett	Kohlenhydrate	Ballaststoffe
437	44 g	13 g	34 g	7 g

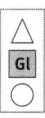

Curry-Gemüse
vegetarisch, bürotauglich

Arbeitszeit: 25 Min.

50 g Vollkornreis
300 ml Gemüsebrühe
1 Zwiebel
1 Knoblauchzehe
1 Möhre
1 TL Rapsöl
50 g Zuckererbsen
1 kleine Zucchini

1 daumennagelgroßes Stück
  Ingwer
1 TL Zitronensaft
50 g Kokoscreme
Currypulver
Jodsalz
Pfeffer

1. Reis in 100 ml kochende Brühe geben und bei geringer Hitze etwa 25 Minuten quellen lassen.
2. Zwiebel, Knoblauch und Möhre schälen. Zwiebel und Knoblauch hacken, Möhre in kleine Würfel schneiden. Zwiebel in heißem Öl glasig dünsten, Knoblauch und Möhre zugeben. Mit der restlichen Gemüsebrühe ablöschen und zugedeckt 5 Minuten dünsten.
3. Zuckererbsen und Zucchini waschen und klein schneiden. Ingwer schälen und sehr fein schneiden, mit Zuckererbsen, Zucchini, Zitronensaft und Kokoscreme zum Gemüse geben. Weitere 10 Minuten bei geringer Hitze offen köcheln. Mit Currypulver, Salz und Pfeffer abschmecken. Mit dem Reis servieren.

Pro Portion ca.				
kcal	Eiweiß	Fett	Kohlenhydrate	Ballaststoffe
419	14 g	16 g	53 g	10 g

Exotisches Schweinefilet
raffiniert

Arbeitszeit: 25 Min.
Garzeit: 15 Min.

1 kleine Zwiebel	Pfeffer
1 Knoblauchzehe	Zimt
1 kleines Stück Ingwer	Nelkenpulver
1 große Kartoffel (150 g)	Muskat
1 große Tomate	100 g Schweinefilet
50 ml Kokoscreme	Rosenpaprika
3 EL Apfelessig	1 TL Rapsöl
1 TL Zucker	100 ml Fleischbrühe
Koriander	Jodsalz
Kreuzkümmel	

1. Zwiebel, Knoblauch und Ingwer schälen und fein schneiden. Kartoffel schälen und mit der Tomate in kleine Würfel schneiden. Kokoscreme mit Essig, Zucker, wenig Koriander, Kreuzkümmel, Pfeffer, Zimt, Nelken und Muskat verrühren.
2. Filet mit Rosenpaprika würzen, im heißen Öl auf beiden Seiten kurz anbraten und warm stellen. Im Fett Zwiebeln, Knoblauch und Ingwer dünsten. Tomaten- und Kartoffelwürfel mit der gewürzten Kokosmilch und der Brühe zugeben und 15 Minuten bei mittlerer Hitze zugedeckt dünsten. Fleisch zugeben, salzen und servieren.

Pro Portion ca.				
kcal	Eiweiß	Fett	Kohlenhydrate	Ballaststoffe
402	28 g	18 g	30 g	4 g

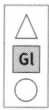

Kartoffel-Rindfleisch-Gratin mit Lauch

Arbeitszeit: 30 Min.
Backzeit: 20 Min.

preiswert

1 große festkochende Kartoffel (150 g)	1 TL Rapsöl
Jodsalz	Pfeffer
1 mittelgroße Stange Lauch	Rosenpaprika
100 g Schnitzel vom Rind	½ Bund Petersilie
1 Zwiebel	100 g Frischkäse (0,2 % Fett)

1. Kartoffel 20 Minuten in Salzwasser kochen. Den Backofen auf 200 °C vorheizen.

2. Vom Lauch die weißen und hellgrünen Teile waschen und in Scheiben schneiden. Rindfleisch in dünne Scheiben schneiden. Zwiebel schälen, klein schneiden, in heißem Öl dünsten. Fleisch zugeben und von beiden Seiten kräftig anbraten.

3. Gegarte Kartoffel schälen und in Scheiben schneiden. Das Fleisch in Würfel schneiden. In eine kleine Auflaufform Kartoffeln, Lauch und Fleisch mit Zwiebeln einschichten, dabei immer wieder mit Salz, Pfeffer und etwas Rosenpaprika würzen.

4. Petersilie waschen, Blätter hacken und mit dem Frischkäse verrühren. Mit Salz und Pfeffer würzen und auf das Gratin streichen. Im Backofen 20 Minuten backen.

Pro Portion ca.				
kcal	Eiweiß	Fett	Kohlenhydrate	Ballaststoffe
414	50 g	10 g	30 g	7 g

Hähnchenbrust mit Lauch-Rosinen-Füllung

Arbeitszeit: 30 Min.

raffiniert, exotisch

2 Kartoffeln (200 g)	Pfeffer
Jodsalz	1 Hähnchenbrustfilet (150 g)
4 EL Orangensaft	1 TL Mehl
1 EL Rosinen	5 EL flüssige Geflügelbrühe
1 dünne Stange Lauch	Außerdem: 2 Holzspießchen
2 TL Olivenöl	

1. Kartoffeln schälen und etwa 25 Minuten in wenig Salzwasser garen.
2. Orangensaft erhitzen und die Rosinen darin einlegen. Die dunkelgrünen Enden vom Lauch abschneiden. Lauch putzen, längs einschneiden und unter fließendem Wasser sorgfältig waschen. Lauch in dünne Ringe schneiden und in 1 Teelöfel heißem Öl kurz dünsten. Rosinen mit Orangensaft zugeben, einkochen lassen und mit Salz und Pfeffer würzen.
3. In das Fleischstück längs eine Tasche einschneiden, mit Salz und Pfeffer würzen und die Tasche mit einem Teil der Lauch-Rosinen-Masse füllen. Tasche mit zwei Holzspießchen verschließen.
4. Das Fleisch mit Mehl bestäuben und in 1 Teelöffel heißem Öl von beiden Seiten anbraten. Die Brühe zugeben und zugedeckt 10 Minuten bei mittlerer Hitze dünsten.
5. Die restliche Lauchmasse in den letzten 5 Minuten zum Fleisch geben. Hähnchenbrust mit Lauchgemüse und Kartoffeln servieren.

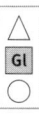

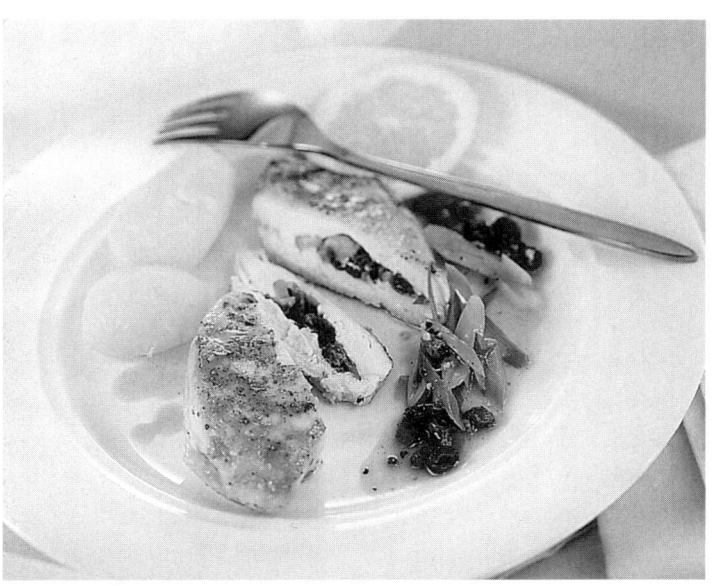

Tipp

Die »gefüllte Hähnchenbrust« wird zu einem grünen Rezept, wenn Sie auf die Kartoffeln als Beilage verzichten. Nehmen Sie stattdessen für die Füllung und die Beilage eine große Stange Lauch und zusätzlich eine kleine Kohlrabiknolle, die Sie in Würfelchen schneiden. So hilft Ihnen dieses Rezept noch effektiver beim Abnehmen.

Pro Portion ca.				
kcal	Eiweiß	Fett	Kohlenhydrate	Ballaststoffe
464	43 g	13 g	42 g	8 g

Nudelteller mit Seelachs

Arbeitszeit: 25 Min.

preiswert

1 Möhre	150 g Seelachsfilet
½ Bund glatte Petersilie	1 EL Rapsöl
2 Tomaten	Pfeffer
Jodsalz	1 TL Parmesan
50 g schmale Bandnudeln	

1. Die Möhre schälen und mit einem Sparschäler in sehr schmale lange Streifen schneiden. Petersilie waschen, Blätter sehr fein hacken. Tomaten waschen, putzen und in kleine Stücke schneiden.
2. Reichlich Salzwasser zum Kochen bringen. Bandnudeln nach Packungsaufschrift darin kochen. Etwa 3 Minuten vor Ende der Kochzeit die Möhrenstreifen zugeben.
3. Seelachs in heißem Öl von beiden Seiten je 3 Minuten braten. Die Tomatenstücke zugeben und kurz mitdünsten, salzen und pfeffern.
4. Die abgetropften Nudeln und Möhrenstreifen zum Fisch geben, mit Parmesan und Petersilie bestreuen, nochmals würzen und sofort servieren.

Pro Portion ca.				
kcal	Eiweiß	Fett	Kohlenhydrate	Ballaststoffe
454	38 g	14 g	44 g	8 g

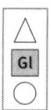

Süßer Apfel-Brot-Auflauf
preiswert, bürotauglich

Arbeitszeit: 30 Min.
Backzeit: 20 Min.

3 Scheiben (100 g) Voll-
   kornbrot
150 ml fettarme Milch
1 Apfel

1 TL Zitronensaft
1 Ei
Zimt
2 EL Zucker

1. Brot entrinden, klein würfeln und in der Milch erwärmen.
2. Apfel schälen, vom Kerngehäuse befreien und würfeln. Mit etwas Wasser und Zitronensaft in etwa 5 Minuten weich kochen. Den Backofen auf 200 °C vorheizen.
3. Ei trennen, Eigelb unter das eingeweichte Brot kneten, die etwas abgekühlten Apfelwürfel zugeben und mit Zimt würzen. Eiweiß mit Zucker steif schlagen und vorsichtig unter die Brot-Apfel-Masse heben.
4. Masse in einer kleinen Auflaufform im vorgeheizten Backofen ca. 45 Minuten backen.

Tipp

Die Masse in fünf oder sechs Soufflé-Förmchen füllen und backen. Ideale Kuchen-Alternative für jeden, der am Nachmittag mal etwas Süßes mag.

Pro Portion ca.				
kcal	Eiweiß	Fett	Kohlenhydrate	Ballaststoffe
484	20 g	10 g	77 g	11 g

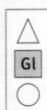

Gemüse-Rindfleisch-Spieße auf Reis

Arbeitszeit: 30 Min.

raffiniert

50 g Vollkornreis	6 kleine Champignons
100 ml Gemüsebrühe	Jodsalz
100 g Rindfleisch (Schnitzel-stück)	Pfeffer
	Paprikapulver
1 EL Olivenöl	¼ Bund Basilikum
1 kleine grüne Paprikaschote	Außerdem: 3 lange Holzspieße
6 Cocktailtomaten	

1. Reis in kochende Brühe geben und zugedeckt 25 Minuten bei geringer Hitze quellen lassen.
2. Fleisch in heißem Öl von beiden Seiten kurz braten, herausnehmen, in große Würfel schneiden.
3. Paprika halbieren, Stielansätze, Kerne und weiße Zwischenhäute entfernen, waschen und in große Würfel schneiden. Tomaten waschen, Champignons mit einem Küchentuch abreiben, Stiele abschneiden.
4. Auf 3 Spieße abwechselnd Fleisch, Paprika, Tomaten und Champignons spießen. Im heißen Fett rundum braten. Mit Salz, Pfeffer, Paprikapulver würzen.
5. Basilikum waschen, die Blätter sehr fein hacken und unter den Reis geben, mit den Spießen servieren.

Pro Portion ca.				
kcal	Eiweiß	Fett	Kohlenhydrate	Ballaststoffe
486	40 g	16 g	45 g	8 g

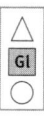

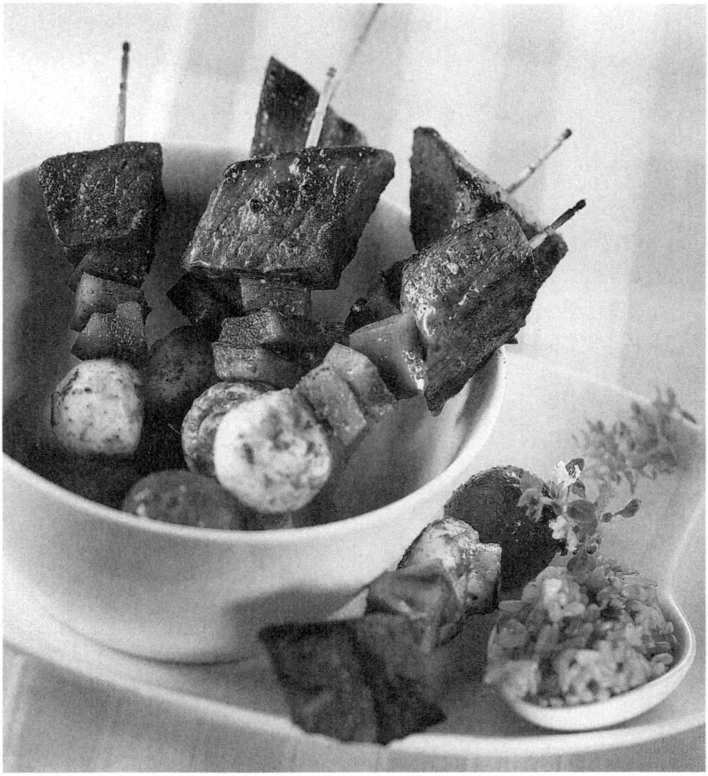

variante

Der Spieß schmeckt auch kalt. Nehmen Sie statt Reis einen Dip aus Magermilchjoghurt, etwas Paprikapulver und gehacktem Basilikum, dann wird es ein grünes Rezept.

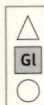

Pochiertes Rindfleisch auf Gemüse

Arbeitszeit: 25 Min.

raffiniert

2 Kartoffeln (150 g)	1 kleine Möhre
Jodsalz	1 kleine Zucchini
200 ml Fleischbrühe	1 dünne Stange Lauch
50 ml Weißwein	50 g Frischkäse (0,2 % Fett)
1 Lorbeerblatt	1 TL Speisestärke
4 Gewürznelken	Pfeffer
100 g fettarmes Rindfleisch (Oberschale)	Muskat

1. Kartoffeln schälen und in Salzwasser zugedeckt etwa 25 Minuten garen. Backofen auf 80 °C vorheizen.
2. Brühe mit Wein, Lorbeerblatt und Nelken aufkochen. Fleisch in der Brühe ganz kurz gar ziehen. Aus der Brühe nehmen und im Backofen warm stellen.
3. Möhre schälen, Zucchini waschen, beide mit einem Sparschäler erst in dünne Scheiben, dann mit einem Messer in dünne Streifen schneiden.
4. Lauch putzen, längs einschneiden, unter fließendem Wasser waschen, dunkelgrüne Enden abschneiden, restlichen Lauch in dünne Scheiben schneiden.
5. Gemüse in die heiße Brühe geben und bei höchster Hitze in etwa 3 Minuten bissfest garen. Das Gemüse herausnehmen, ebenfalls warm stellen. Dann die Brühe bei höchster Hitze auf ein Viertel einkochen. Lorbeerblatt und Nelken herausnehmen.

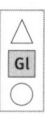

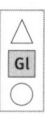

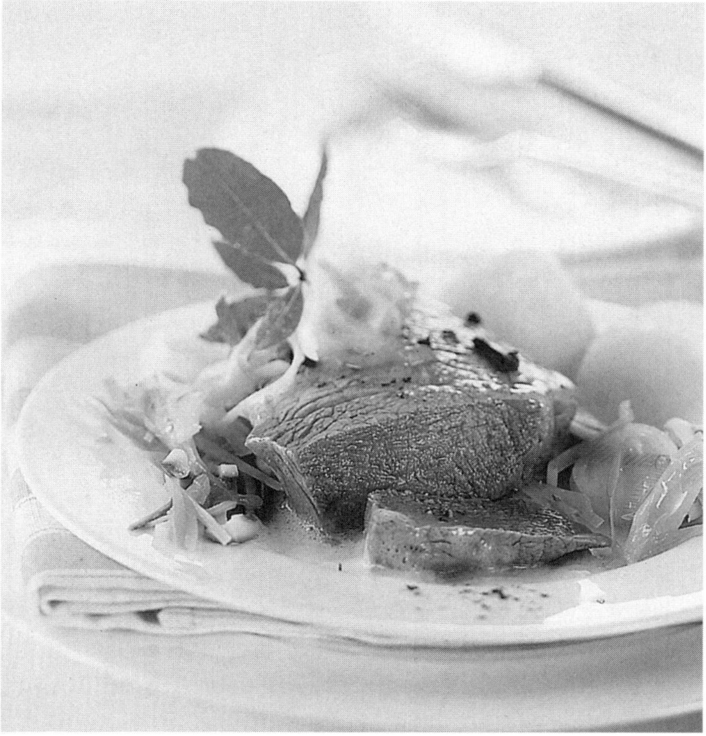

6. Frischkäse mit etwas Brühe und Speisestärke verrühren und in die Brühe einrühren. Sauce und Gemüse mit Salz, Pfeffer und Muskat würzen. Fleisch auf den bunten Gemüsestreifen servieren. Dazu Kartoffeln und die Sauce reichen.

Pro Portion ca.				
kcal	Eiweiß	Fett	Kohlenhydrate	Ballaststoffe
434	45 g	9 g	33 g	11 g

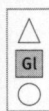

Rindfleisch mit Paprika
raffiniert

Arbeitszeit: 30 Min.

2 Kartoffeln (150 g)	Rosenpaprikapulver
Jodsalz	1 rote Paprika
1 Zwiebel	5 Cocktailtomaten
1 TL Olivenöl	Pfeffer
150 g mageres Rindfleisch, in dünne Scheiben geschnitten	¼ Bund Basilikum

1. Kartoffeln in Salzwasser etwa 20 Minuten kochen. Backofen auf 80 °C vorheizen.
2. Zwiebel schälen, klein schneiden und in heißem Öl glasig dünsten. Das Fleisch dazugeben, durchbraten, mit Paprikapulver bestreuen und im Backofen warm stellen.
3. Paprika halbieren, Stielansätze, Kerne und weiße Zwischenhäute entfernen. Paprika waschen und in kleine, dünne Streifen schneiden. Tomaten waschen, putzen und vierteln. Gemüse bei geringer Hitze zugedeckt 10 Minuten dünsten. Mit Salz und Pfeffer würzen.
4. Basilikum waschen und die Blätter grob hacken. Die Kartoffeln schälen, mit dem Basilikum zum Rindfleisch und zum Paprikagemüse servieren.

Pro Portion ca.				
kcal	Eiweiß	Fett	Kohlenhydrate	Ballaststoffe
454	50 g	12 g	35 g	10 g

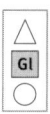

Nudelauflauf
preiswert, vegetarisch

Arbeitszeit: 20 Min.
Backzeit: 30 Min.

50 g Nudeln (ohne Ei)	50 g Erbsen (tiefgekühlt)
Jodsalz	75 g Frischkäse (0,2 % Fett)
¼ Sellerieknolle (150 g)	5 EL flüssige Geflügelbrühe
1 Möhre	getrockneter Oregano
1 EL Rapsöl	Pfeffer
¼ Bund Basilikum	

1. Nudeln in reichlich Salzwasser garen, dann abtropfen lassen. Backofen auf 200 °C vorheizen.

2. Sellerie und Möhre schälen, würfeln, im heißen Öl bei geringer Hitze 5 Minuten dünsten. Basilikum waschen, trocknen, hacken.

3. Nudeln mit dem Gemüse und den tiefgekühlten Erbsen in eine kleine, schmale Auflaufform geben. Basilikum mit Frischkäse, Brühe, Oregano, Salz und Pfeffer verrühren, über den Auflauf geben, 30 Minuten backen.

Tipp

Statt frischem Gemüse können Sie tiefgekühltes verwenden. Es enthält kaum weniger Vitamine als frisches.

Pro Portion ca.				
kcal	Eiweiß	Fett	Kohlenhydrate	Ballaststoffe
419	24 g	13 g	51 g	15 g

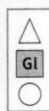

Bandnudeln mit Brokkoliröschen

Arbeitszeit: 15 Min.

Blitzrezept, vegetarisch

Jodsalz

100 g Bandnudeln (ohne Ei)

300 g Brokkoli

100 ml Gemüsebrühe

Muskat

½ Bund Schnittlauch

50 g Frischkäse (0,2 % Fett)

50 g Magerquark

Pfeffer

1. Reichlich Salzwasser aufkochen und die Bandnudeln nach Packungsaufschrift darin garen.
2. Brokkoli waschen, Röschen (etwa 200 g) vom Strunk trennen und in der Gemüsebrühe bei mittlerer Hitze etwa 5 Minuten zugedeckt garen, bis die Röschen gar, aber noch bissfest sind. Röschen mit Salz, Pfeffer und Muskat würzen.
3. Schnittlauch waschen, fein hacken und mit Frischkäse und Magerquark verrühren. Mit Salz und Pfeffer würzen. Die heißen Nudeln kurz abtropfen lassen und die Brokkoliröschen sowie die Schnittlauchsauce daruntermengen. Sofort servieren.

Pro Portion ca.				
kcal	Eiweiß	Fett	Kohlenhydrate	Ballaststoffe
485	34 g	2 g	80 g	11 g

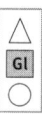

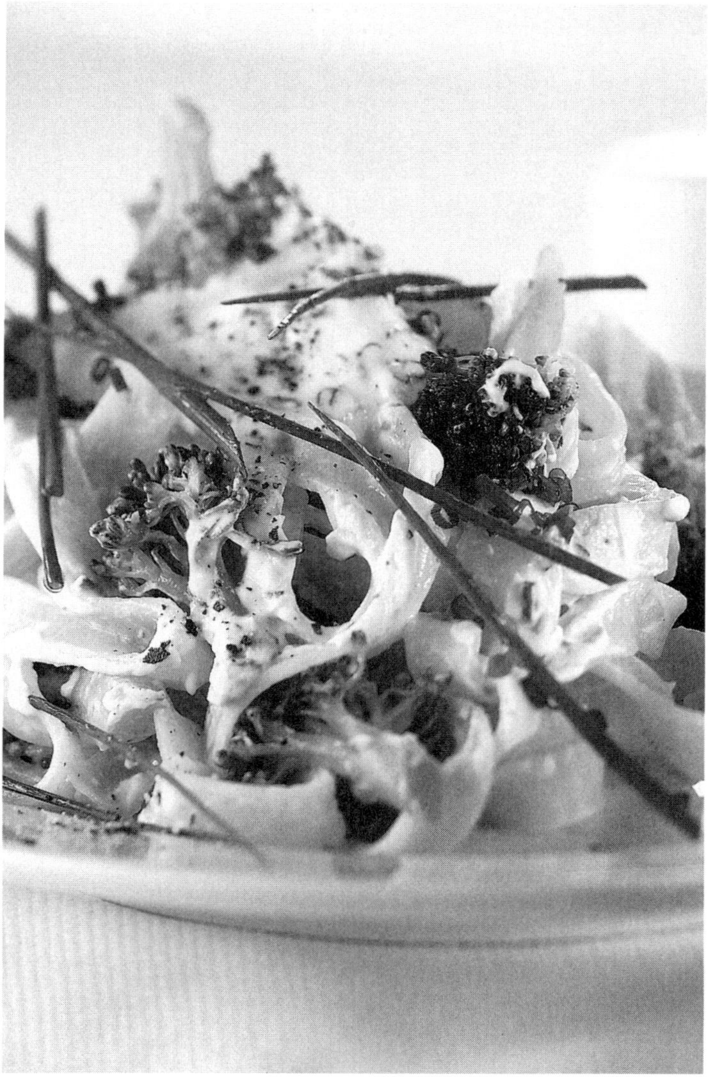

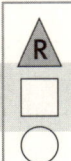

Baguette mit Lachs-Mais-Füllung

Arbeitszeit: 15 Min.

Blitzrezept, bürotauglich

100 g Mais (Dose)

1 Tomate

1 großes Baguettebrötchen

50 g Frischkäse (5 % Fett)

1 großes Salatblatt

2 Scheiben Räucherlachs

Jodsalz

Pfeffer

1. Mais abtropfen lassen, Tomate waschen, würfeln. Brötchen durchschneiden, aushöhlen, das Innere klein schneiden. Mit Gemüse und Frischkäse verrühren.
2. Salatblatt waschen, trockenschwenken, mit dem Lachs auf die beiden Hälften legen. Auf die untere Hälfte die Mais-Tomaten-Mischung füllen, mit Salz und Pfeffer würzen. Mit der oberen Hälfte bedecken.

Pro Portion ca.				
kcal	Eiweiß	Fett	Kohlenhydrate	Ballaststoffe
427	26 g	13 g	51 g	6 g

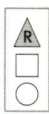

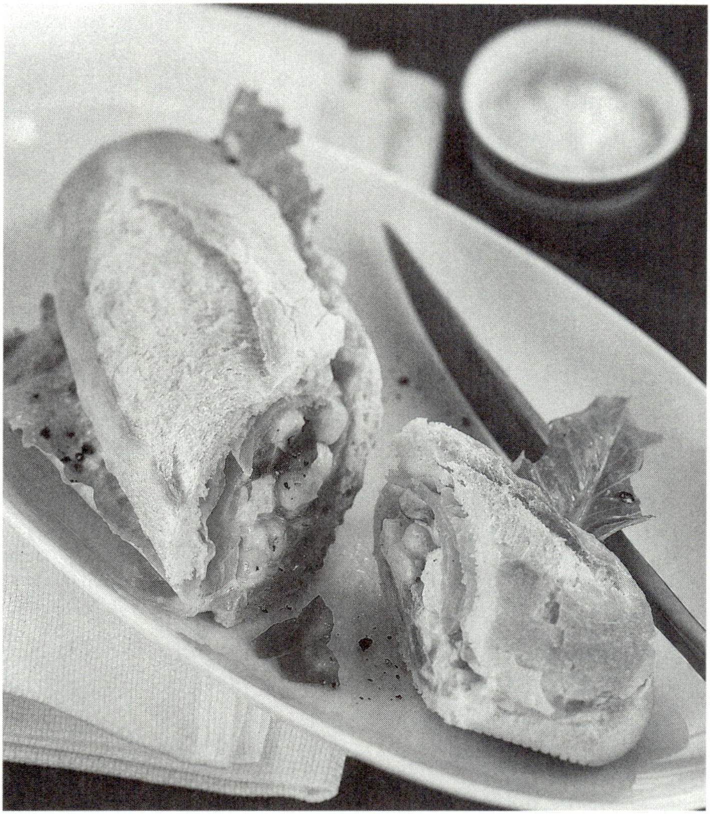

Tipp Frischer Räucherlachs hält sich im Kühlschrank mindestens fünf Tage. Sie brauchen ihn auch für den »Spargel mit Lachs« (siehe Seite 197).

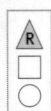

Salatrollen mit Reis-Schinken-Füllung

Arbeitszeit: 30 Min.

bürotauglich

50 g Langkornreis	75 g Magerquark
150 ml Gemüsebrühe	Jodsalz
1 kleine Zwiebel	Pfeffer
1 rote Paprikaschote	6 große, kräftige Salatblätter
2 große Scheiben gekochter	(Romana- oder Kopfsalat)
Schinken	Außerdem: Zahnstocher
1 TL Kapern	

1. Reis in die kochende Brühe geben und zugedeckt bei geringer Hitze in etwa 20 Minuten quellen lassen.
2. Zwiebel schälen und klein würfeln. Paprika halbieren, Stielansätze, Kerne und weiße Zwischenhäute entfernen. Paprika waschen und in kleine Würfel schneiden. Schinken ebenfalls in Würfel schneiden und mit Paprika, Zwiebeln und Kapern zum heißen Reis geben. Unter den ausgequollenen Reis den Quark rühren, mit Salz und Pfeffer würzen.
3. Salatblätter waschen und trocken schwenken, je drei zusammen ausbreiten, auf jeden Stapel die Hälfte der Reismischung geben und die Salatblätter aufwickeln. Wenn nötig, mit Zahnstocher feststecken.

Pro Portion ca.				
kcal	Eiweiß	Fett	Kohlenhydrate	Ballaststoffe
338	26 g	3 g	50 g	8 g

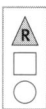

Pikanter Reis-Obst-Salat
bürotauglich, vegetarisch

Arbeitszeit: 30 Min.

50 g Langkornreis

150 ml Gemüsebrühe

½ kleine Ananas

1 sehr kleine Paprika

1 daumennagelgroßes Stück Ingwer

1 TL Rapsöl

1 Banane

Jodsalz

¼ TL mildes Currypulver

1. Reis in die kochende Brühe geben und zugedeckt bei geringer Hitze etwa 20 Minuten quellen lassen.
2. Ananashälfte längs halbieren, von Strunk und Schale befreien und in Stücke schneiden. Paprika halbieren, Stielansätze, Kerne und weiße Zwischenhäute entfernen. Paprika waschen und würfeln. Ingwer schälen und sehr fein schneiden. Ananas, Paprika und Ingwer kurz in heißem Öl dünsten.
3. Banane schälen und in Scheiben schneiden. Mit der Ananas-Paprika-Mischung unter den Reis geben, mit Salz und Currypulver würzen.

Pro Portion ca.				
kcal	Eiweiß	Fett	Kohlenhydrate	Ballaststoffe
440	9 g	7 g	84 g	8 g

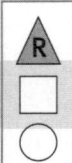

Kaiserschmarrn mit Kirschkompott

Arbeitszeit: 30 Min.

vegetarisch, preiswert

100 g Kirschen (ungezuckert, aus dem Glas)
Zimtpulver
Nelkenpulver
2 EL Orangensaft
2 EL Mehl

6 EL fettarme Milch
2 Päckchen Vanillezucker
1 großes Ei
1 Eiweiß
1 TL Rapsöl
1 EL Puderzucker

1. Kirschen abtropfen lassen. Zimt- und Nelkenpulver in 3 Teelöffeln Orangensaft verrühren und über die Kirschen geben.
2. Mehl mit Milch, Vanillezucker und restlichem Orangensaft verrühren. Ei trennen, Eigelb unter den Teig rühren, die 2 Eiweiße steif schlagen und unter den Teig heben.
3. Öl in einer Pfanne erhitzen, den Teig hineingeben und von beiden Seiten ausbacken. Den Pfannkuchen mit zwei Gabeln in Stücke reißen und mit Puderzucker bestreuen. Mit den Kirschen servieren.

Pro Portion ca.				
kcal	Eiweiß	Fett	Kohlenhydrate	Ballaststoffe
475	17 g	13 g	70 g	2 g

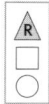

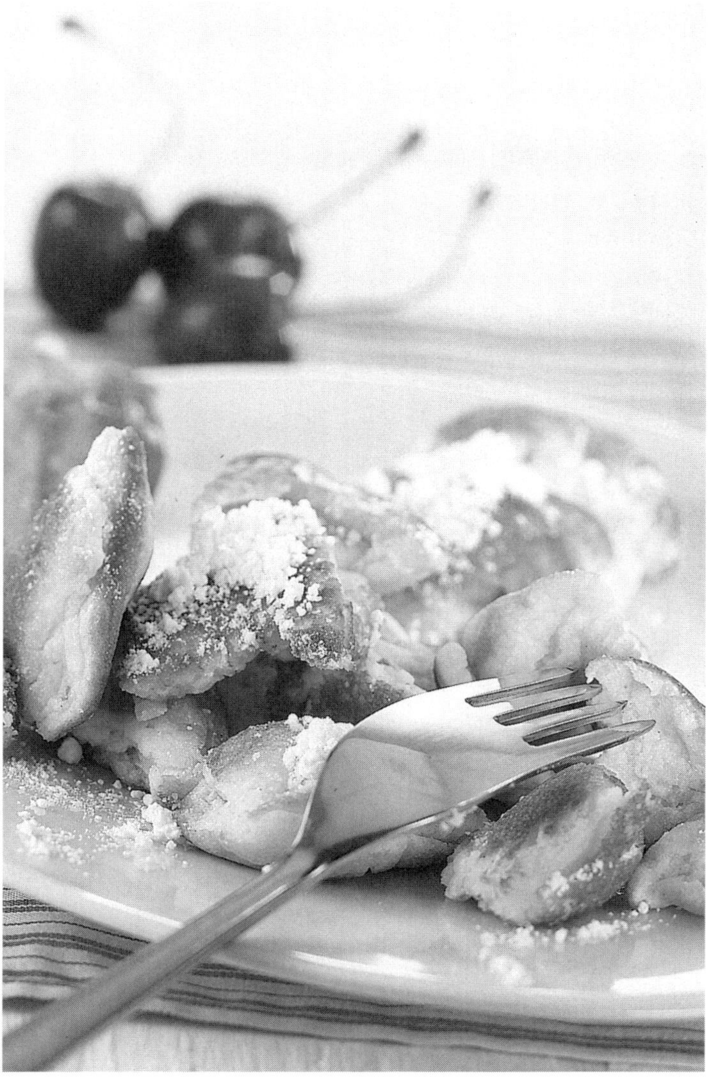

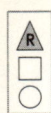

Beerenauflauf
vegetarisch, bürotauglich

Arbeitszeit: 20 Min.
Backzeit: 30 Min.

2 Zwiebackscheiben
200 g Beerenmischung (tiefgekühlt oder frisch)
100 g Magerquark
Zimtpulver
1 Ei
2 Päckchen Vanillezucker
2 EL Puderzucker

1. Backofen auf 180 °C vorheizen. Zwieback in einem Plastikbeutel grob zerbröseln. In eine kleine Auflaufform geben. Tiefgekühlte Beeren in einem Topf bei geringer Hitze auftauen lassen oder frische Beeren waschen, abtrocknen und putzen.
2. Quark mit etwas Zimtpulver verrühren. Ei trennen. Eigelb und Vanillezucker unter den Quark rühren. Eiweiß steif schlagen und unter den Quark heben.
3. Quarkcreme zur Hälfte auf die Zwiebackkrümel geben, darauf zwei Drittel der Beeren füllen und mit der restlichen Quarkcreme bedecken. Auflauf im vorgeheizten Backofen 30 Minuten backen.
4. Die restlichen Beeren pürieren und den Puderzucker einrühren. Je nach Säure der Beeren noch mit Zucker süßen. Zum Auflauf servieren.

Pro Portion ca.				
kcal	Eiweiß	Fett	Kohlenhydrate	Ballaststoffe
472	25 g	9 g	69 g	11 g

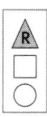

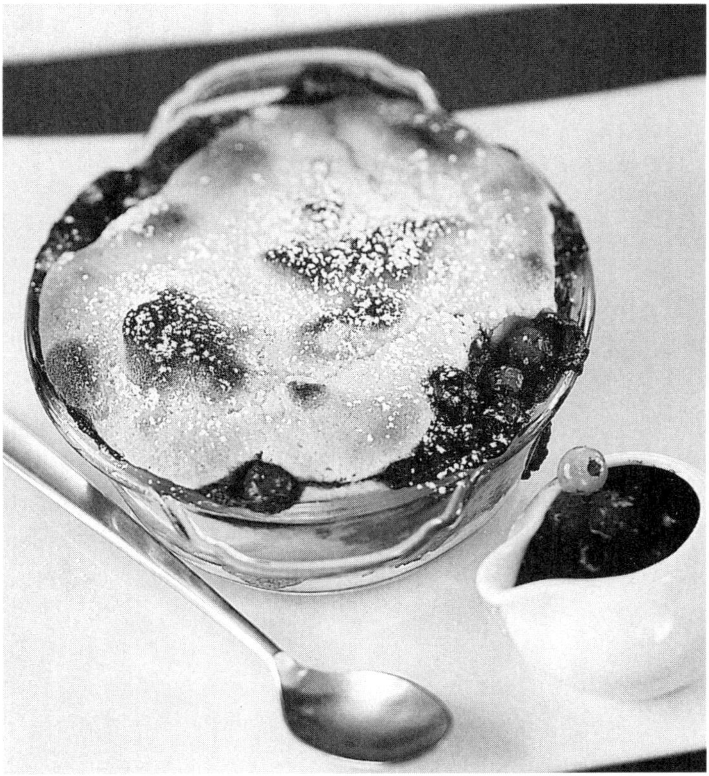

Tipp Sie können anstelle der Beeren auch Orangenfilets, Pflaumen oder Pfirsiche verwenden. Der Auflauf schmeckt auch kalt und kann in der Auflaufform gut mit zur Arbeit genommen werden.

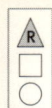

Clafoutis
vegetarisch, bürotauglich, preiswert

Arbeitszeit: 10 Min.
Backzeit: 45 Min.

200 g Kirschen (aus dem Glas, ungezuckert)

2 Päckchen Vanillezucker

1 Ei

40 g Mehl

40 ml fettarme Milch

2 EL Magerquark

Außerdem: Semmelbrösel und Fett für die Form

1. Kirschen abtropfen lassen. Vanillezucker und Ei schaumig schlagen, mit Mehl, Milch und Quark zu einem Teig verrühren.

2. Den Teig in eine kleine, gefettete und mit Semmelbröseln ausgestreute Auflaufform füllen und die abgetropften Kirschen darübergeben. In den kalten Backofen stellen, bei 200 °C etwa 45 Minuten backen.

Pro Portion ca.				
kcal	Eiweiß	Fett	Kohlenhydrate	Ballaststoffe
555	23 g	8 g	94 g	4 g

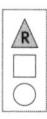

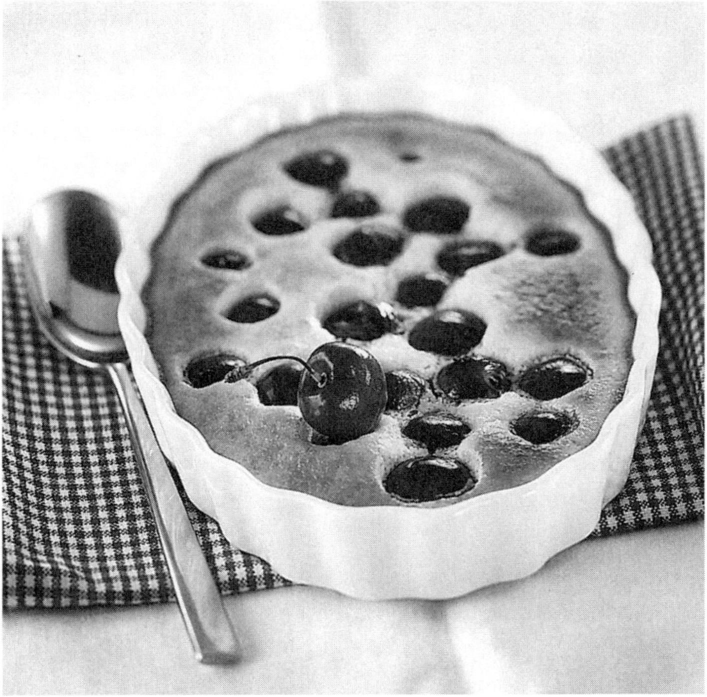

Tipp

● Sie können Clafoutis auch mit entsteinten Pflaumen, Aprikosen, Pfirsichen oder mit Äpfeln backen.

● Wer hin und wieder einen kleinen Kuchen essen möchte, verteilt Teig und Früchte auf vier kleine Förmchen und backt die Küchlein in etwa 30 Minuten.

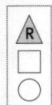

Süßer Reisauflauf

bürotauglich, preiswert, vegetarisch

Arbeitszeit: 30 Min.
Backzeit: 20 Min.

50 g Vollkornreis

1 Ei

2 Päckchen Vanillezucker

1 EL Rosinen

50 g Magerquark

1 TL Zimt

¼ TL Nelkenpulver

1 kleiner Apfel

1. Reis in 100 Milliliter kochendes Wasser geben und 25 Minuten bei geringer Hitze zugedeckt quellen lassen. Backofen auf 200 °C vorheizen.
2. Ei mit Vanillezucker schaumig schlagen, mit Rosinen, Quark, Zimt und Nelkenpulver verrühren. Apfel schälen, das Kerngehäuse herausschneiden und fein reiben. Unter den Quark geben.
3. Den gegarten Reis kurz abtropfen lassen, unter die Quarkmasse geben und in eine kleine, gefettete Auflaufform füllen. Im Backofen etwa 20 Minuten backen.

Pro Portion ca.				
kcal	Eiweiß	Fett	Kohlenhydrate	Ballaststoffe
465	18 g	8 g	77 g	4 g

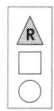

Birnen-Grieß-Auflauf mit Orangensauce

Arbeitszeit: 10 Min.
Backzeit: 45 Min.

vegetarisch, bürotauglich

1 kleine Birne	2 EL Zitronensaft
1 Eigelb	1 Kiwi
150 g fettarmer Joghurt	3 EL Orangensaft
50 g Hartweizengrieß	Außerdem: Fett für die Form
3 Päckchen Vanillezucker	

1. Backofen auf 180 °C vorheizen. Birne schälen, vom Kerngehäuse befreien, raspeln und mit Eigelb, Joghurt, Grieß, Vanillezucker und Zitronensaft verrühren.

2. Eine kleine Auflaufform einfetten und die Masse einfüllen. Im vorgeheizten Backofen 45 Minuten backen.

3. Kiwi schälen, klein schneiden und mit dem Orangensaft pürieren. Über den Auflauf geben. Kann warm und kalt gegessen werden.

Tipp

Das bei diesem Rezept zurückbleibende Eiweiß verwenden Sie für die »Milchreisnocken auf Apfelschaum« (siehe Seite 254).

Pro Portion ca.				
kcal	Eiweiß	Fett	Kohlenhydrate	Ballaststoffe
526	14 g	10 g	92 g	9 g

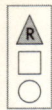

Milchreisnocken auf Apfelschaum

Arbeitszeit: 15 Min.

vegetarisch, preiswert

- 150 ml fettarme Milch
- 2 Päckchen Vanillezucker
- 50 g Milchreis
- 1 Zitrone
- 1 großer Apfel
- 1 Eiweiß
- 1 EL Zucker
- 1 EL Magerquark

1. Milch mit Vanillezucker aufkochen. Den Reis zugeben und bei geringer Hitze zugedeckt etwa 20 Minuten quellen lassen.

2. Zitrone auspressen. Den Apfel schälen, vom Kerngehäuse befreien und grob raspeln. Zitronensaft über die Raspel geben. Die Hälfte der Apfelraspel mit 100 ml Wasser bei mittlerer Hitze zusammenfallen lassen und mit einer Gabel zerdrücken.

3. Das Eiweiß mit dem Zucker sehr steif schlagen, unter das noch warme Apfelpüree geben und abkühlen lassen.

4. Quark und die restlichen Apfelraspel unter den gequollenen Reis rühren, Nocken abstechen und auf dem Apfelschaum servieren.

Pro Portion ca.				
kcal	Eiweiß	Fett	Kohlenhydrate	Ballaststoffe
452	15 g	3 g	89 g	3 g

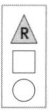

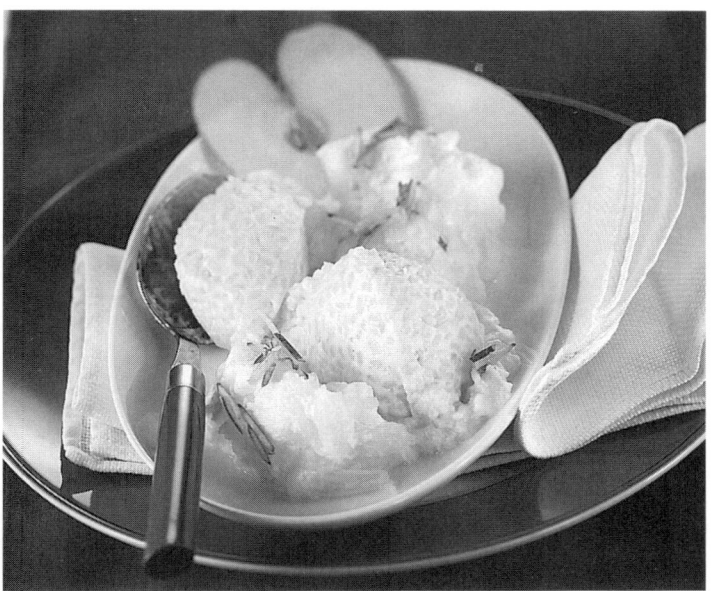

Tipp

○ Magerquark oder fettarme Milch enthalten gegen-über Sahnequark oder Vollmilch etwa genauso viel knochen-stärkendes Kalzium sowie konzentrationsförderndes Vitamin B_2. Sie büßen beim Kauf fettreduzierter Milchprodukte also keine wichtigen Vitamine oder Mineralstoffe ein, sparen aller-dings jede Menge Dickmacher.

○ Das bei diesem Rezept zurückbleibende Eigelb verwen-den Sie für den »Birnen-Grieß-Auflauf mit Orangensauce« (siehe Seite 253).

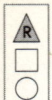
Himbeersuppe

Arbeitszeit: 10 Min.

Blitzrezept, bürotauglich, vegetarisch

300 g Himbeeren (frisch oder tiefgekühlt)

150 ml roter Traubensaft

1 EL Zitronensaft

3 Päckchen Vanillezucker

Nelkenpulver

1 EL Sahne

1. Die frischen Himbeeren waschen, abtrocknen und putzen. Die tiefgekühlten Himbeeren bzw. die geputzten frischen Himbeeren mit Traubensaft, 100 ml Wasser und Zitronensaft aufkochen und bei geringer Hitze 2 Minuten köcheln.
2. Traubensaft-Himbeer-Mischung pürieren und nochmals erhitzen, mit Nelkenpulver würzen. Die Suppe warm oder kalt mit etwas Sahne servieren.

Pro Portion ca.				
kcal	Eiweiß	Fett	Kohlenhydrate	Ballaststoffe
360	5 g	4 g	68 g	20 g

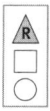
Tipp

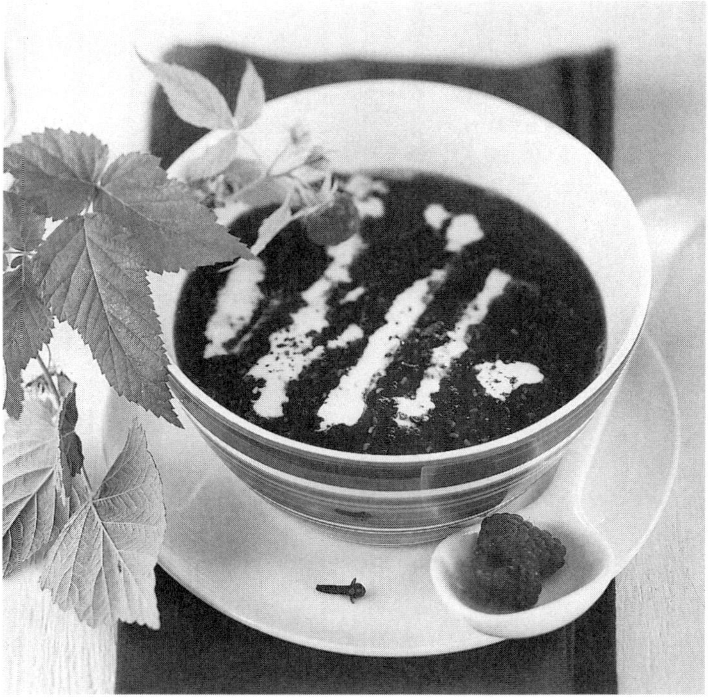

● Sehr gut schmeckt diese Suppe auch mit Holunder-
beeren. Diese sollten jedoch mindestens 5 Minuten kochen
und benötigen mehr Zucker.

● Sind die Himbeeren so süß, dass Sie die Zuckermenge
halbieren oder sogar ganz auf Zucker verzichten können, wird
daraus ein gelbes oder gar ein grünes Rezept.

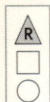

Kräuter-Kartoffel-Auflauf
preiswert, vegetarisch

Arbeitszeit: 30 Min.
Backzeit: 45 Min.

2 große, mehlig kochende Kartoffeln (200 g)	50 g Sauerrahm
1 Bund gemischte Kräuter	Jodsalz
1 Ei	Pfeffer
75 g Magerquark	Muskat

1. Kartoffeln 20 Minuten garen. Kräuter waschen, trockenschwenken und fein hacken. Ei trennen, Eigelb mit Kräutern, Quark und Sauerrahm verrühren, mit Salz, Pfeffer und Muskat würzen. Eiweiß steif schlagen. Den Backofen auf 180 °C vorheizen.
2. Eine kleine Auflaufform einfetten. Kartoffeln schälen und durch eine Presse drücken oder mit einer Gabel zerdrücken. Mit der Quarkmasse gut verrühren und den Eischnee unterrühren. In die Auflaufform geben und im Backofen etwa 45 Minuten goldgelb backen.

Tipp

Bekommen Sie keine frischen gemischten Kräuter, nehmen Sie eine tiefgekühlte Kräutermischung.

Pro Portion ca.				
kcal	Eiweiß	Fett	Kohlenhydrate	Ballaststoffe
349	25 g	12 g	32 g	5 g

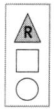

Maissuppe mit Krabben
Blitzrezept

Arbeitszeit: 15 Min.

200 g Mais (Dose)	50 g Krabben (küchenfertig)
1 Bund Lauchzwiebeln	Jodsalz
1 Knoblauchzehe	Pfeffer
1 TL Rapsöl	mildes Currypulver
300 ml Gemüsebrühe	1 TL Crème fraîche
1 kleine rote Paprikaschote	

1. Mais abtropfen lassen. Lauchzwiebeln waschen, putzen, untere Wurzelenden abschneiden. Knoblauchzehe schälen. Lauchzwiebeln und Knoblauchzehe klein schneiden und im heißen Öl dünsten. Mit Brühe ablöschen.

2. Mais in die Brühe geben und 5 Minuten bei geringer Hitze kochen lassen. Paprikaschote halbieren, Stielansätze, Kerne und weiße Zwischenhäute entfernen. Paprika waschen und in Würfel schneiden.

3. Zwei Drittel der Suppe pürieren. Püree mit Paprikawürfeln und Krabben zur restlichen Suppe geben, aufkochen und weitere 5 Minuten bei geringer Hitze ziehen lassen. Mit Salz, Pfeffer und Currypulver abschmecken. Mit Crème fraîche servieren.

Pro Portion ca.				
kcal	Eiweiß	Fett	Kohlenhydrate	Ballaststoffe
321	21 g	11 g	33 g	10 g

Mais-Tomaten-Kuchen
bürotauglich, preiswert, vegetarisch

Arbeitszeit: 20 Min.
Backzeit: 30 Min.

200 g Mais (Dose)

2 große Tomaten

1 große Zwiebel

1 TL Olivenöl

4 Zweige Petersilie

1 Ei

Jodsalz

Pfeffer

Currypulver

Außerdem: Fett für die Form

1. Mais abtropfen lassen. Tomaten kreuzweise einschneiden und einige Sekunden in kochendes Wasser geben, häuten und klein schneiden. Die Zwiebel schälen, klein schneiden und im heißen Olivenöl dünsten. Tomaten zugeben und zusammenfallen lassen.
2. Den Backofen auf 180 °C vorheizen. Petersilie waschen, trockenschwenken und die Blätter fein hacken. Ei mit Petersilie und Mais unter die Tomaten-Zwiebel-Mischung geben. Mit Salz, Pfeffer und Currypulver pikant würzen.
3. Ein flaches Förmchen einfetten und die Tomaten-Mais-Masse einfüllen. Im Backofen 30 Minuten garen.

Pro Portion ca.				
kcal	Eiweiß	Fett	Kohlenhydrate	Ballaststoffe
339	17 g	15 g	34 g	8 g

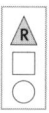

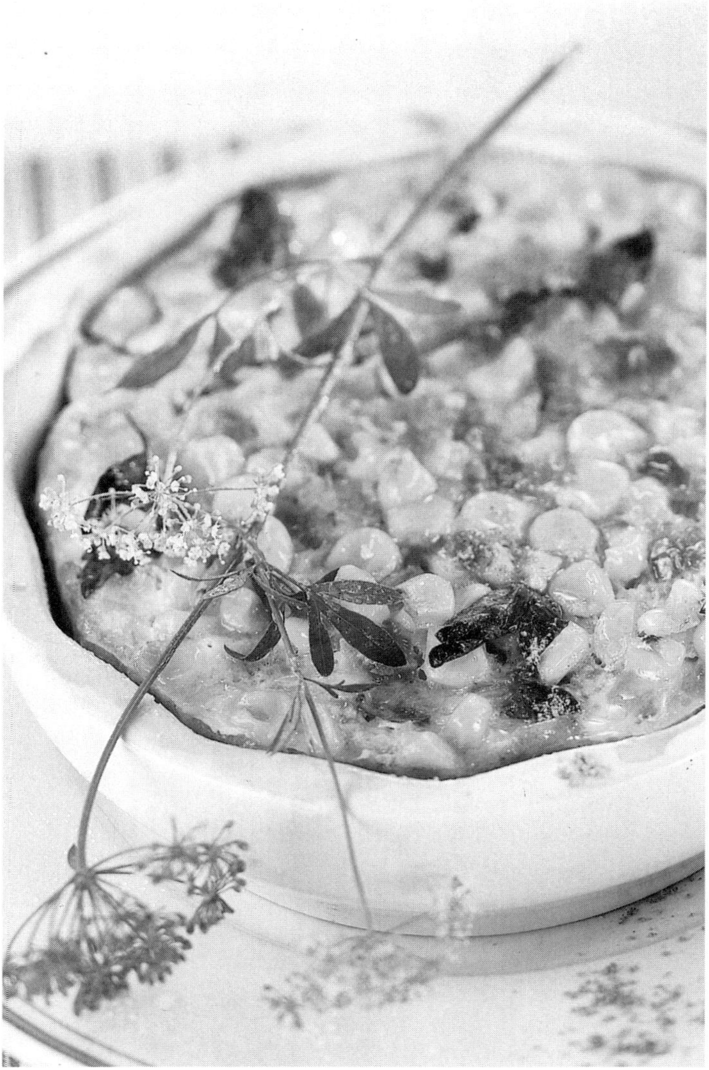

Alles auf einen Blick

Das Ampelprinzip

▶ *Grüne Rezepte:* Mit diesen Rezepten ernähren Sie sich sowohl fett- als auch kohlenhydratbewusst. Damit stellen Sie Ihren Stoffwechsel ganz aufs Abnehmen ein. Genau richtig für alle, die konsequent und effektiv die Pfunde zum Purzeln bringen wollen.

▶ *Gelbe Rezepte:* Hier dürfen es auch schon mal Kartoffeln, Reis oder Nudeln sein. Aber das Fett bleibt unten. So nehmen Sie auf keinen Fall zu, sondern halten Ihr Gewicht. Wer mal nicht so streng zu sich sein will, sucht neben den grünen hin und wieder ein gelbes Rezept aus.

▶ *Rote Rezepte:* Sie enthalten so viele schnell verdauliche Kohlenhydrate, dass der Insulinspiegel ganz nach oben schnellt. Das gibt den Fettzellen die Gelegenheit, sich aufs Speichern einzustellen. Zum Glück gehen auch diese Rezepte bewusst und sparsam mit Fett um. Damit der Abnehmerfolg nicht gefährdet wird, gönnen Sie sich diese Rezepte nur selten. Wenn Ihr Körper durch viel Sport und Bewegung entsprechend viele Kohlenhydrate verbrennt, können Sie rote Rezepte wählen.

Diätplan

Wenn Ihnen genaue Diät-
vorgaben lieber sind,
halten Sie sich an den
Diätplan im Anhang Sei-
te 314. Ansonsten kön-
nen Sie sich aus den Re-
zepten jeden Tag etwas
Gutes aussuchen.

Jeden Tag als Zwischen-
mahlzeit einmal Obst
(bis auf Bananen) oder
Gemüserohkost und
einmal Joghurt oder
Quark (alles Magerstu-
fe) verrührt mit Nüssen
oder Samen. Auch nach
der Diät.

Und nach der Diät?

▶ Kochen Sie die gelben Rezepte, und wandeln Sie sie ab.
Halten Sie sich weiterhin von zu viel Fett und Kohlenhydraten mit hohem GLYX fern.

▶ Achten Sie auf fünf Portionen Obst und Gemüse pro Tag.
Macht schlank und hält gesund!

▶ Gönnen Sie sich auch mal eine Ausnahme, etwa ein paar
Gummibärchen oder einen Riegel Schokolade. Hängen Sie
aber nicht alle Ernährungsvorsätze an den Nagel.

Getränke

Pro Tag mindestens 1,5 Liter trinken, etwa Wasser, reinen Saft oder auch Kräutertee:

● Kalziumreiches Mineralwasser (mehr als 150 mg Kalzium pro Liter) ist für die Idealdiät optimal.

● Fruchtsäfte, im Verhältnis 1:2 mit Wasser gemischt, vertreiben den Durst am besten, vor allem nach dem Sport. Verzichten Sie auf zuckerreiche Getränke.

● Kräuter- und Früchtetees sind, gemixt mit Säften, besonders erfrischend.

● Schwarztee und Kaffee regen die Nieren an, Flüssigkeit auszuscheiden. Daher zählen sie nicht mit bei der Berechnung des 1,5-Liter-Flüssigkeits-Solls.

Jedes gute Lokal und jede bessere Kantine bietet heute einen großen Salatteller an, der bestens zur Idealdiät passt. Bei warmen Gerichten sind fettarmes Fleisch wie Filet möglich. Dazu essen Sie viel Gemüse und nur wenig Beilage wie Reis, Kartoffeln oder Nudeln. Und wie wäre es beim Dessert mit Obstsalat?

Drei wichtige Idealdiät-Tipps

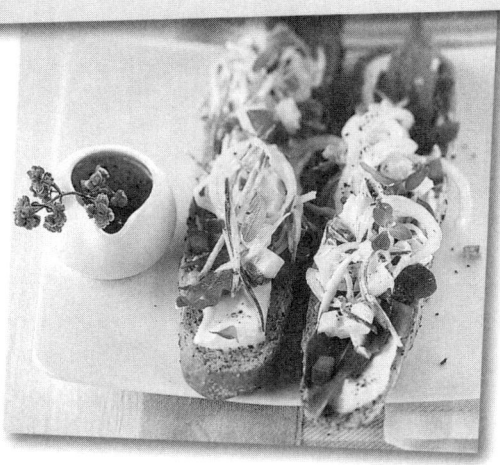 Den GLYX-Wert niedrig halten durch richtige Kombination: z. B. eine kleinere Portion Kartoffeln oder Reis mit viel Salat oder Gemüse essen. Dadurch werden die Kohlenhydrate langsamer verwertet, das Sättigungsgefühl wird durch das größere Nahrungsvolumen gesteigert.

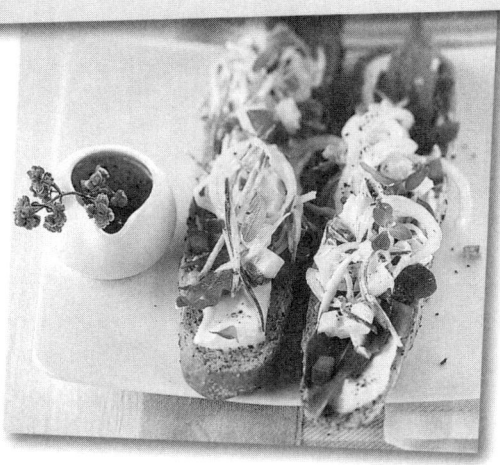 Bei überflüssigen Fetten sparen: Butter oder Margarine lassen sich gut gegen Frischkäse (5 % Fett) tauschen, und in einer beschichteten Pfanne können Sie (fast) ganz ohne Fett braten. Beachten Sie die versteckten Fette in Wurst, Käse und Süßigkeiten. Gönnen Sie sich davon nur kleine Mengen.

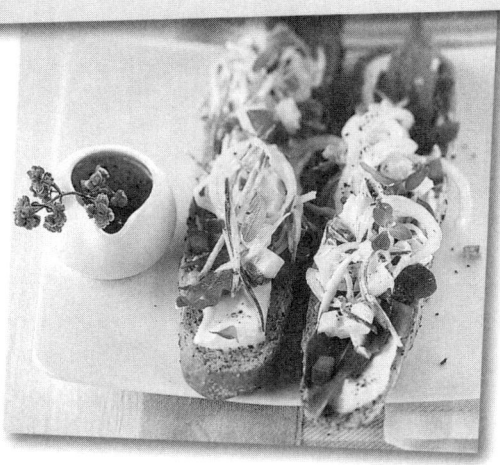 Keine Mahlzeit ohne Fit- und Sattmacher: Obst, Gemüse, Hülsenfrüchte und Vollkornprodukte bieten Aktivstoffe, die fit halten. Gleichzeitig liefern sie Ballaststoffe, die satt, aber nicht dick machen.

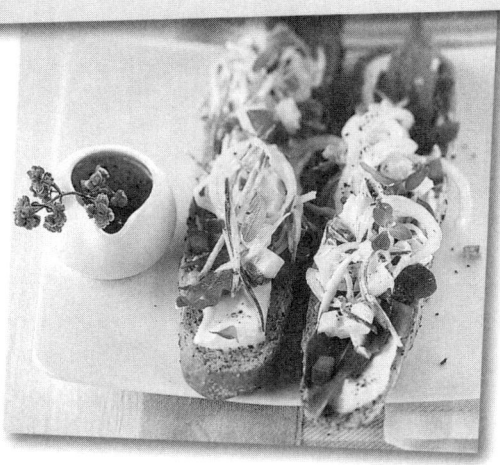

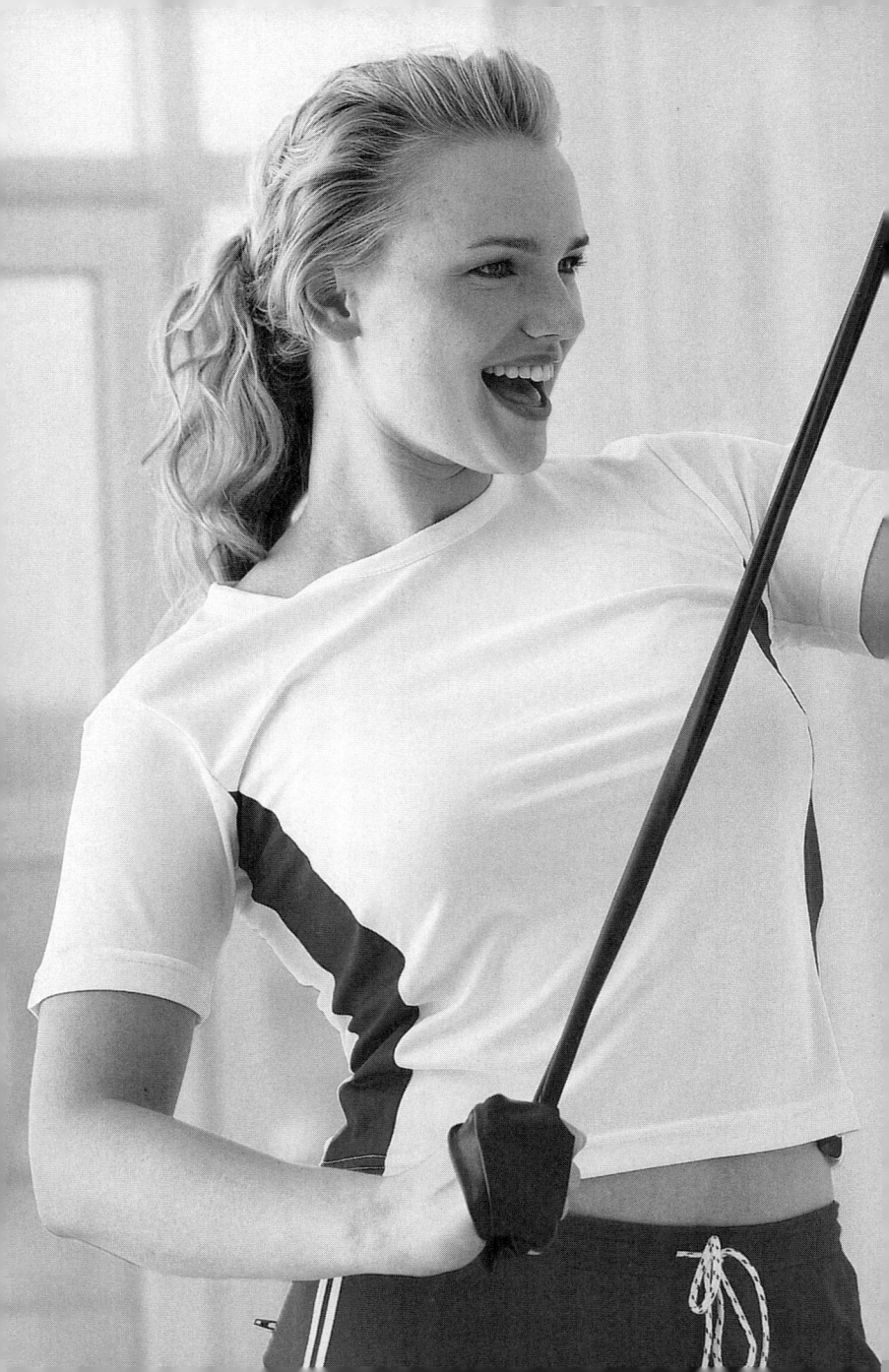

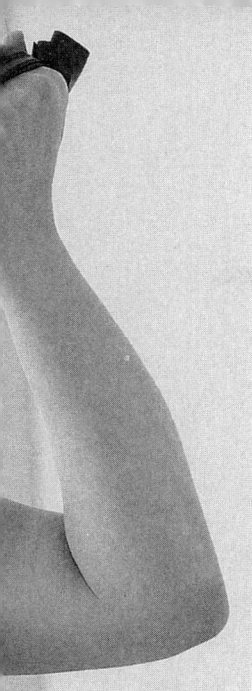

Den Kilos Beine machen

Sich mehr bewegen heißt, die Kalorienbremse beim Essen nicht allzu streng anziehen zu müssen. Vielleicht ist das für Sie schon genug Motivation, um körperlich aktiver zu werden. Die größte Belohnung stellt allerdings die gesteigerte Fitness, das verbesserte Befinden und Körpergefühl dar.

Körper in Bestform – mit Bewegung

Heizen Sie den Kalorienöfen in Ihren Muskeln mit mehr Aktivität im Alltag ein. Damit geben Sie den Fettzellen Zunder.

»Essen und Trimmen – beides muss stimmen!« Dieses Motto sollte auch Ihres werden. Denn auf Dauer erfolgreich schlank bleiben geht nur mit der Doppelstrategie aus bewusster Ernährung und vermehrter körperlicher Aktivität. Mit unserer Muskulatur verfü-

Silkes Tipp

Starkes Übergewicht und Sport

Um abzunehmen, ist Sport wichtig, aber bei meinem Übergewicht so eine Sache. Gerade wenn man ein paar Pfunde mehr hat, darf Sport nicht so anstrengend für die Gelenke und Knochen sein. Ich gehe deshalb viel spazieren und mache jede Woche Aquaerobic, was wirklich effektiv ist. Außerdem will ich gar nicht so schnell abnehmen. Ich habe Angst, dass sich meine Haut den neuen Formen nicht gut anpassen kann und sich hässliche Hautlappen bilden, die dann am Körper herunterhängen.

gen wir über ein hochwirksames Fett verbren-
nendes System. Wir müssen die Öfchen
nur aktivieren und regelmäßig nutzen.
Knackpunkt ist, dass wir überwiegend
sitzen und dadurch im Alltag im Grun-
de genommen kaum mehr Energie
verbrauchen, wie für den Grundumsatz (= Energiebedarf zur Aufrechterhal-
tung der lebenswichtigen Stoffwechselfunk-
tionen in Ruhe) nötig ist. Was nutzt dann eine Diät, bei der wir mit
einfachen Rezepten den Kalorien-Input drosseln, aber den Kalorienverbrauch nicht durch mehr Bewegung beschleunigen?

Fettmobilisierung durch Bewegung

Wir haben Fettreserven für wochenlanges Arbeiten gespeichert,
können hingegen Kohlenhydrate nur als Tagesration einlagern.
Dies zeigt, welche enorme Bedeutung dem Fettstoffwechsel zu-
kommt. Bewegungsarme, sitzende Tätigkeit wird dem nicht ge-
recht. Und das kalorienreiche Fett, das wir gern und reichlich ver-
zehren, wird dann ebenfalls nicht gebraucht. Es wandert sofort in
die Fettdepots und wird gespeichert. Anders sieht es aus, wenn wir
uns bewegen und angepasst, das heißt nach unserem tatsächli-
chen Bedarf ausgerichtet, ernähren. Dann lässt sich auch bei etwas höherem Nahrungsfettanteil ein Bilanzausgleich erzielen. So
brauchen sportlich Aktive keineswegs immer jedes Fettauge zu
zählen. Um Übergewicht abzubauen und auf Dauer schlank zu
bleiben, ist ein Mehr an Bewegung unbedingt erforderlich – zu-

Tipp

Bewegung im Alltag

◉ Nutzen Sie Ihre Mittagspause, um ein paar Schritte an der frischen Luft zu gehen.

◉ Wenn möglich, hören Sie bei der Arbeit Musik. Wippen Sie mit den Füßen zum Rhythmus.

◉ Stehen und/oder gehen Sie beim Telefonieren.

◉ Wenn möglich, schaffen Sie sich einen Hund an. Er bringt Sie jeden Tag für mindestens einen Spaziergang vor die Tür.

◉ Kleine Einkäufe zu Fuß oder per Rad erledigen. Dies spart auch Benzinkosten.

◉ Auf die Fernbedienung verzichten und fürs Umschalten aufstehen.

◉ Treppen anstatt Lift oder Rolltreppe benutzen – oder zumindest auf der Rolltreppe gehen.

◉ Bei öffentlichen Verkehrsmitteln eine Station früher aussteigen und nach Hause laufen.

◉ Abends Unternehmungen wählen, bei denen Sie noch mal rauskommen, wie ins Kino, Theater, zum Tanzen gehen oder Sport treiben.

◉ Im Garten arbeiten und regelmäßige Hausarbeit (auch mal Wohnung entrümpeln).

◉ Am Wochenende eine Rad- oder Wandertour planen.

◉ Alle Aktivitäten – auch Stehen oder Sitzen – mit hoher Muskelspannung ausführen. Achten Sie auf Ihre Haltung.

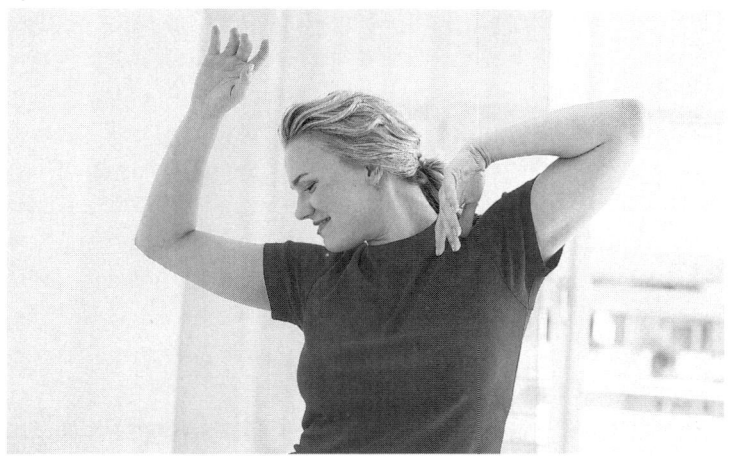

Bei jeder Bewegung verbrennen Sie Fett. Warum dann nicht fröhlich durch die Wohnung tanzen?

sammen mit einer bewussten Ernährung. Wollen Sie Ihr Gewicht halten, dann müssen Sie in Zukunft regelmäßig sportlich aktiv werden. Aus gesundheitlicher und gewichtsstrategischer Sicht erstrebenswert ist für den körperlich inaktiven Menschen ein wöchentlicher Mehrverbrauch von 2000 Kilokalorien. Dies erreichen Sie, wenn Sie pro Woche drei bis vier Stunden trainieren.

Die Alltagsaktivitäten umstellen

Es gibt mehr als genug Möglichkeiten, sich zu bewegen, ohne dass Sie gleich auf den Sportplatz oder in ein Fitness-Studio gehen müssen. Wenn man wirklich alle Gelegenheiten nutzen würde, könnte man auf gezielten Sport als Mittel gegen Bewegungsmangel sogar

271

verzichten. Bereits mit dem Aufstehen können Sie aktiv werden: Recken und Strecken mobilisiert die Gelenke und macht wach. Beim Zähneputzen ab und zu auf die Zehenspitzen stellen – schon haben Ihre Waden die erste Tageseinheit absolviert. Was Sie noch tun können, haben wir Ihnen im Tipp auf Seite 270 zusammengestellt. Sie werden bald feststellen, dass Ihnen diese »kleinen« Aktivitäten gut tun – und dass Bequemlichkeit keineswegs wunschlos glücklich macht. Dennoch ist Ausgleichssport für viele ein zeitgemäßes Mittel gegen Bewegungsmangel, insbesondere für jene, die ungern auf Erleichterungen im Alltag wie Rolltreppen, Lift oder Fernbedienung verzichten.

Und noch einen Bonus haben all diese Aktivitäten. Neben den 200 Kilokalorien, die man so zusätzlich verbrennen kann, verändern sich damit allmählich Ihre Bewegungsgewohnheiten, und Sie werden von Grund auf aktiver. Diese kleinen Schritte können dazu beitragen, eines unserer Hauptübel zu bekämpfen, nämlich die lähmende Trägheit. Nutzen Sie diesen Aufschwung! Es bedarf regelmäßiger Anstöße, um aus dem Bequemlichkeitstrott herauszukommen, entweder täglich in Form kleinerer »Bewegungshappen« oder zirka dreimal pro Woche durch entsprechend ausdauernde Aktionen. Optimal wären tägliche körperliche Aktivitäten von zirka 30 Minuten; davon zwei- bis dreimal die Woche Ausdauer, zweimal Kräftigung und ein- bis zweimal Dehnen. Dies sollte unser Ziel sein. Und noch etwas: Nicht nur beim Essen ist die richtige Portionsgröße wichtig. Wer sich beim Sport anfänglich überfordert und deshalb frustriert das Fitnessprogramm bald wieder aufgibt, kommt nicht in den Genuss der purzelnden Pfunde.

Verbesserter Stoffwechsel – Figur in Form

Die positiven Auswirkungen eines Ausdauertrainings auf das Herz-Kreislauf-System sowie den Fett-, Kohlenhydrat- und Insulinstoffwechsel sind unumstritten. Neu sind dagegen Überlegungen, die das Krafttraining als eine ideale Ergänzung von Diäten sehen. Das beste Fettverbrennungssystem nützt nichts, wenn nicht entsprechend ausgebildete Muskeln zur Verfügung stehen. Die Muskeln helfen als aktive Körpersubstanz gleichzeitig dabei, den Grundumsatz zu erhöhen. Dagegen weist das träge Fettgewebe eine wesentlich geringere Stoffwechselaktivität auf. Ein weiterer Punkt ist der Muskelabbau als Folge rigoroser Diäten. Dem müssen Sie gegensteuern, denn nur in Muskeln wird Fett verbrannt. Je weniger Muskeln, desto schlechter nehmen Sie ab und desto eher nach Beenden einer Diät wieder zu. Daher der Jo-Jo-Effekt.

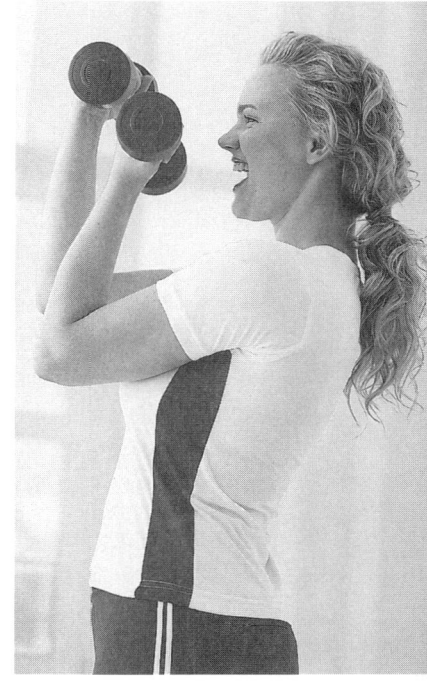

Unterbrechen Sie Ihre Schreibtischarbeit hin und wieder, und trainieren Sie auch Ihre Arme.

Beim Bodystyling durch einfache, kräftigende Übungen wie in unserem Workout ab Seite 286 gilt: Eine eventuelle Gewichtszunahme durch Muskelaufbau kann zwar vorübergehend den Fettabbau (das Resultat des Abnehmens) auf der Waage verdecken,

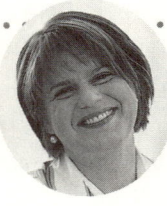

Iris' Tipp

Straffe Haut dank Sport

Ich bin viel gejoggt und habe dadurch regelmäßig abgenommen. Und obwohl ich viele Kilos verloren habe, blieb meine Haut straff. Vermutlich weil durch das regelmäßige Joggen Muskeln aufgebaut wurden und die Haut immer gut durchblutet war. Außerdem creme ich mich regelmäßig mit einer Körperlotion ein.

denn Fett ist leichter als Muskelmasse. Ein Blick in den Spiegel auf die schlankere Linie zeigt aber, dass es sich lohnt, nicht nur auf den Zeiger der Waage zu schauen.

Pluspunkt »Nachverbrennung«

Darüber diskutieren Sportwissenschaftler heute. Nachverbrennung bedeutet, dass Sie nicht nur während des Trainings, sondern auch danach etwas für Ihre schlanke Linie tun. Als Erklärung heißt es, dass auch nach einem intensiven (Kraft-)Training der Grundumsatz erhöht bleibt und »Körperfett gleichsam im Nachbrenner eingeschmolzen« wird. Allerdings muss zuvor durch das Training die Stoffwechselvoraussetzung dafür geschaffen werden. Den größten Nutzen daraus werden allerdings nur gut trainierte Fitness-Sportler ziehen können, die in der Lage sind, intensive Belastungen über einen längeren Zeitraum überhaupt durchzuhalten.

Während traditionelle Trainingsempfehlungen für das Ziel »Kalorienverbrauch und Fettabbau durch körperliches Training« allein auf Ausdauertraining setzen, denkt man heute anders. So empfiehlt der Kölner Sportwissenschaftler Elmar Trunz, über die Woche verteilt Kraft- und Ausdauertraining zu kombinieren, um ihren Effekt auf Energieverbrauch, Erhaltung bzw. Zuwachs der Muskelmasse und Fettabbau optimal auszunutzen. Und noch etwas ist wichtig: Gut trainierte Ausdauersportler verbrennen bei geringen Belastungen deutlich mehr Fett als untrainierte. Dagegen verbrennen Anfänger, die bei niedrigen Belastungen bereits ihre Ausdauerleistungsgrenze erreichen, überwiegend Kohlenhydrate.

Je besser der Trainingszustand also ist, desto mehr Fett kann eingeschmolzen werden. Auch die Vorstellung, dass Fett ausschließlich bei niedriger Trainingsintensität verbrannt wird, ist nur bedingt richtig. Bei ruhigem Tempo ist zwar der prozentuale Anteil der Fettverbrennung an der gesamten Energiegewinnung (relativ) größer als bei intensiven Ausdauerbelastungen. Doch alles in allem wird bei höherer Intensität mehr Energie benötigt – und damit natürlich auch (abso-

Lohn des Schweißes: Die Pfunde purzeln. Aber nur wer dabeibleibt, spürt auch den Erfolg.

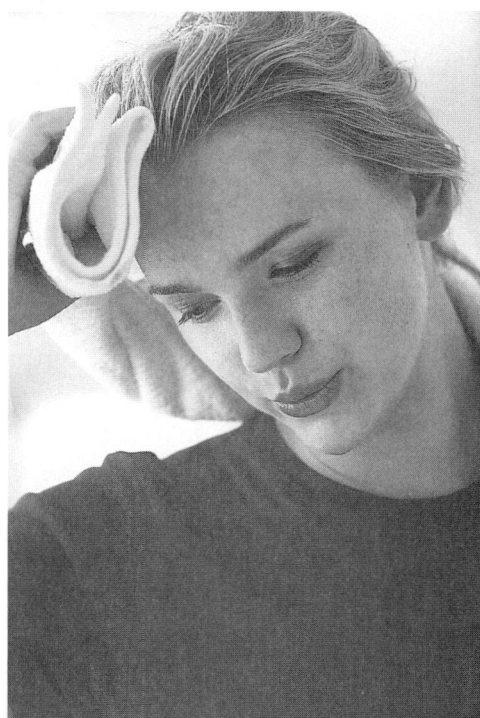

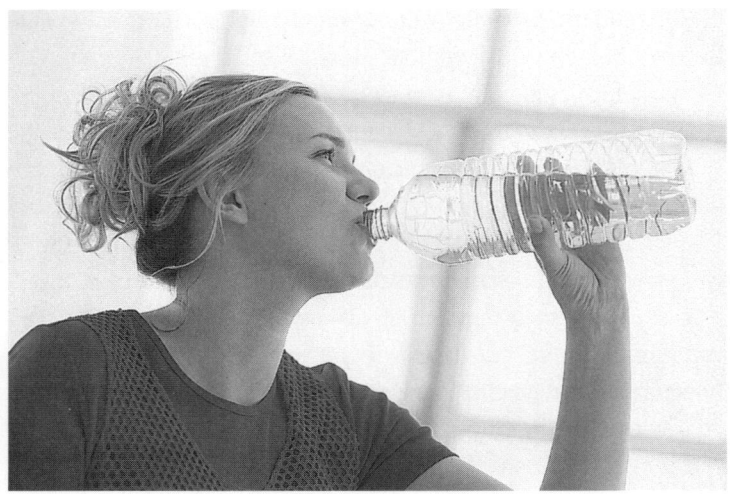

Trinken beim Sport nicht vergessen, denn Wasser hält Sie fit. Gut zwei Liter täglich sollten es allerdings schon sein.

lut) mehr Fett verbrannt. Für Übergewichtige folgt daraus die praktische Konsequenz: Setzen Sie sich keine zu hohen Ziele für Umfang und Intensität. Verbessern Sie vor allem Ihre Ausdauer, denn nur wenn die Muskeln lange genug bewegt werden, verbrennen sie genügend Kalorien und damit auch Fett. Dafür sind Aktivitäten wie Laufen, Schwimmen, Radfahren oder Walking hervorragend geeignet.

Straffe Haut – trotz Diät

*Davor haben viele beim Abnehmen Angst:
dass trotz Sport mit purzelnden Pfunden
die Haut immer mehr unschöne Falten wirft*

Schmelzen beim Abnehmen die Fettzellen, kann sich die Haut oftmals nicht so schnell der neuen Situation anpassen. Dann hängt sie wie ausgeleiert herunter. Bei sehr massivem Übergewicht und bei strengen Diäten, wenn die Haut keine Zeit hat, sich auf den neuen Umfang einzustellen, kommt es – zwar selten – zu so genannten Fettschürzen: unschönen Hautlappen, die vom Bauch herunterhängen. Fünf wichtige Strategien helfen Ihnen, Ihre Haut auch nach der erfolgreichen Diät straff zu halten.

Fünf Strategien gegen Falten

● Nehmen Sie nicht zu schnell ab. Je langsamer sich Ihre Haut auf die neue, schlanke Situation einstellen kann, desto besser ist es.

● Treiben Sie viel Sport, und machen Sie gezielt Gymnastikübungen. Fast jede Körperregion lässt sich speziell trainieren, ganz besonders Bauch, Beine und Po, sodass dort, wo früher Fett wabbelte, jetzt straffe Muskeln den Body formen. Bemerken Sie, dass Ihre Haut an bestimmten Stellen an Spannkraft verliert, so trainieren Sie dagegen an. Das steigert gleichzeitig Ihren Kalorienverbrauch und Abnehmerfolg.

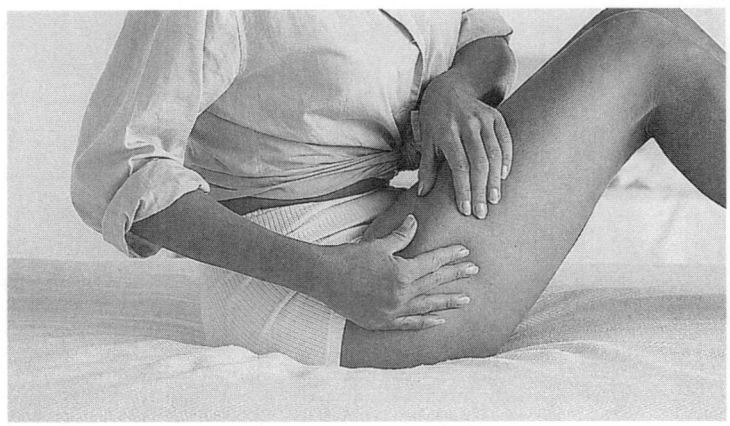

Der Kneiftest zeigt es: Bewegung beugt auch Zellulite vor.

◉ Pflegen Sie das Bindegewebe durch moderne Kosmetikpräparate. Denn das Bindegewebe hält die Haut straff. Helfen können beispielsweise Algenwickel, Aloe-Produkte oder hochwirksame Kosmetika mit Hibiskus und Mäusedorn bzw. Stechmyrte. Aber auch Salzbäder haben einen ähnlichen Effekt. Sie stärken das Bindegewebe, damit es jung bleibt und die Haut glättet.

◉ Festigen Sie Ihr Bindegewebe durch Trockenbürsten mit einem Sisalhandschuh oder einer Massagebürste – am besten täglich morgens und abends. Zupfbehandlungen haben sich ebenfalls bewährt. Dabei heben Sie die Haut zentimeterweise zwischen Daumen und Zeigefinger schnell an und lassen sie wieder los. So »arbeiten« Sie sich schrittweise über Ihre Problemzonen. Zur Unterstützung reiben Sie die Haut vor der Behandlung mit durchblutungsfördernden (wie Ginseng oder Rosmarin) oder entschlackenden (Algen) Präparaten ein.

● Essen Sie viel Gemüse und Obst. Besonders Vitamin C unterstützt das Bindegewebe, stabile Netze aufzubauen und somit elastisch zu bleiben. Zum Glück beschert die Idealdiät durch reichlich Obst und Gemüse einen großen Vorrat an diesem Hautstraffer-Vitamin. Nach der Theorie vieler Naturheilärzte stärkt auch eine säurearme und basenreiche Ernährung das Bindegewebe. Zu viel Säuren würden sich im Bindegewebe absetzen. Falten wären mögliche Folgen. Auch davor schützt die Idealdiät hervorragend. Denn die meisten Obst- und Gemüsesorten stellten sich in Versuchen als starke Basenbildner heraus.

Interview

Schlaffe Haut durch Abnehmen

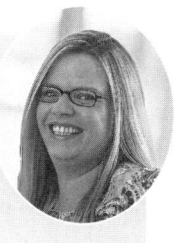

Frage: Du hast schon seit Jahren viele Kilos abgenommen. Nun leidest du unter einer so genannten Fettschürze. Was hast Du dagegen unternommen?

Britta: Ich habe eine Zeit lang viele Sit-ups gemacht, um die Bauchmuskeln zu stärken und damit auch die Haut über dem Bauch wieder etwas zu straffen. Aber leider war ich hierbei nicht so konsequent. Da möchte ich mich noch mal am Riemen reißen. Ich habe mir schon überlegt, ob ich mir die Schürze wegoperieren lassen soll. Doch das zahlt die Krankenkasse erst, wenn sich die Haut darunter entzündet hat! Ich hoffe immer noch, dass sich die Haut mit der Zeit wieder von allein zurückbildet.

Ausdauerübungen

*Regelmäßige sportliche Aktivität powert
den Stoffwechsel an und verhilft zu einer
schlanken Linie*

Durch die Kombination aus Ausdauertraining und kräftigenden
Übungen steigern Sie nicht nur die Fettverbrennung, sondern Sie
reduzieren auch das Schwinden der Muskelsubstanz, das bei aus-
schließlichem strengem Diäthalten zum Problem werden kann.

Noch ein Tipp: Suchen Sie sich für Ihr Ausdauertraining als
Motivationshilfe einen Partner, oder schließen Sie sich einer Wal-
king- oder Laufgruppe an. Solche Gruppen bieten mittlerweile viele Vereine oder andere Organisationen an. Auch ein Hund als Partner auf vier Pfoten hält Sie bei Ihren Outdoor-Aktivitäten auf Trab.

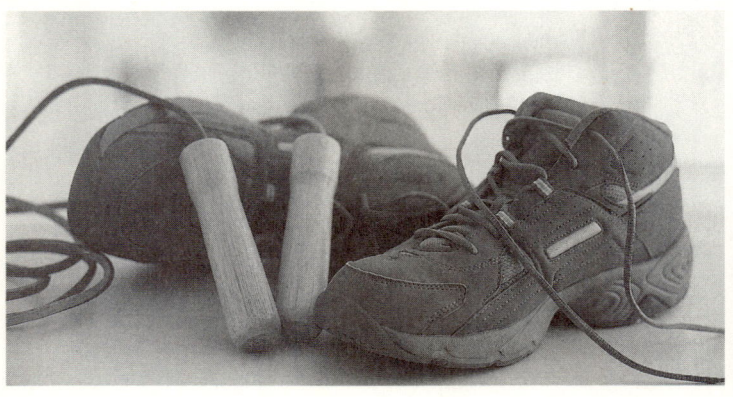

Laufen

Für eine optimale Fettverbrennung sind Aktivitäten wie Laufen, Schwimmen, Radfahren oder auch das gelenkschonende Walking hervorragend geeignet. Am besten bauen Sie zwei- bis dreimal pro Woche ein Training in Ihren normalen Tagesablauf ein. Nach einiger Zeit sollten Sie problemlos 45 bis 90 Minuten trainieren können.

Einstieg ins Laufen

Wenn Sie schon lange keine Ausdauersportarten mehr betrieben haben und älter als 35 Jahre sind, lassen Sie sich bitte vor Aufnahme eines Sportprogramms ärztlich untersuchen. Es empfiehlt sich, das Lauftraining langsam aufzubauen. Sie können sich an dem Plan (Seite 282) orientieren, um innerhalb von sechs Wochen entspannt eine halbe Stunde zu laufen. Dabei bedeuten die Trainingseinheiten, dass Sie das angegebene Pensum an drei Tagen pro Woche absolvieren. Also zum Beispiel jede Woche am Montag die 1. Einheit, am Mittwoch die 2. Einheit und am Samstag die 3. Einheit. Vor dem Lauftraining bitte ca. 7 bis 10 Minuten locker warmgehen, danach ein Cool-down mit ca. 5 Minuten Ausgehen und 5 Minuten Stretchen anhängen.

Beim Joggen ist es wichtig, dass Sie Ihren eigenen Lauf- und Atemrhythmus finden. Unterwerfen Sie sich keinen Vorgaben.

Herzfrequenz beim Laufen

Es gibt zahlreiche Pulsformeln. Eine Orientierung, welches Ihr Trainingspuls während des Laufens sein sollte, bietet die Formel nach Karvonen (Seite 283). Jeder Mensch (und auch sein Herzschlag) ist individuell. Deshalb können die Pulsbereiche relativ

Plan – Laufen		
1. Trainingseinheit	*2. Trainingseinheit*	*3. Trainingseinheit*
Woche 1 8 x 2 Min. Laufen, 1 Min. Gehpause	6 x 3 Min. Laufen, 1 Min. Gehpause	5 x 4 Min. Laufen, ca. 1:30 Min. Gehpause
Woche 2 5 x 4 Min. Laufen, 1 Min. Gehpause	6 x 4 Min. Laufen, 1 Min. Gehpause	5 x 5 Min. Laufen, ca. 1:30 Min. Gehpause
Woche 3 5 x 5 Min. Laufen, 1 Min. Gehpause	6 x 5 Min. Laufen, 1 Min. Gehpause	5 x 6 Min. Laufen, ca. 1:30 Min. Gehpause
Woche 4 5 x 6 Min. Laufen, 1 Min. Gehpause	4 x 7 Min. Laufen, 1 Min. Gehpause	3 x 9 Min. Laufen, 1 Min. Gehpause
Woche 5 3 x 10 Min. Laufen, 1 Min. Gehpause	2 x 13 Min. Laufen, 2 Min. Gehpause	2 x 15 Min. Laufen, 2 Min. Gehpause
Woche 6 2 x 15 Min. Laufen, 1 Min. Gehpause	2 x 15 Min. Laufen, 1 Min. Gehpause	1 x 30 Min. Laufen

stark schwanken. Weiterhin ist es für Anfänger schwer, die genaue Herzfrequenz durch Tasten des Pulses zu ermitteln, sodass sich die Anschaffung einer Pulsuhr empfiehlt.

Die Belastung steuern

Sie können den optimalen Fettverbrennungsbereich durch eine (leider nicht ganz kostengünstige) so genannte spiroergometrische

Formel nach Karvonen

Trainingspuls = (HF max. – HF in Ruhe) x BF + HF in Ruhe

◉ HF max. (Herzfrequenz maximal): 220 (Mann) / 226 (Frau) minus Lebensalter

◉ HF in Ruhe (Herzfrequenz in Ruhe, Ruhepuls): Bitte per Hand oder Pulsuhr morgens im Liegen messen, direkt nach dem Aufwachen

◉ BF (Belastungsfaktor): 0,60 bis 0,75:
0,60 = Einsteiger
0,70 = mittel Trainierte
0,75 = gut Trainierte

Untersuchung beim Sportmediziner bestimmen lassen. Genauso gut können Sie die Belastung aber auch nach der Skala des »subjektiven Empfindens während der Belastung« steuern (siehe Tabelle unten). Hierbei befindet man sich höchstwahrscheinlich im Bereich der Fettverbrennung.

Stufe	Belastungsempfinden
1 bis 2	sehr leicht
3 bis 4	leicht
5 bis 6	mittel
7 bis 8	schwer
9 bis 10	sehr schwer

Anfänger sollten sich im Bereich 3–6 wiederfinden, Trainierte im Bereich 5–6. Der Bereich 7–8 ist Leistungssportlern vorbehalten. Es gilt immer das Motto: »Laufen, ohne zu schnaufen!«

Interview

Abnehmen mit Sport

Frage: Welche Bedeutung hat der Sport für dich beim Abnehmen?

Iris: Ich glaube, ohne Sport geht bei mir (fast) gar nichts. Ich gehe schon vor dem Frühstück joggen und verbrenne dabei vermutlich besonders viele Kalorien. Außerdem merke ich am ehesten an meiner gestiegenen Fitness, dass das Abnehmen was bringt. Das motiviert mich dann weiterzumachen. Es ist wie ein Teufelskreis im Positiven: Der Sport zeigt mir, dass das Abnehmen mehr Ausdauer und Power gibt. Und das motiviert mich, bei der Idealdiät zu bleiben, um noch fitter und schlanker zu werden.

Frage: Was empfiehlst du Übergewichtigen, die keinen Sport machen?

Iris: Es ist unbedingt wichtig, sich mehr und regelmäßig zu bewegen, auch wenn es nur ein Spaziergang ist oder die Fahrradtour zur Arbeit. Erst die Routine zeigt, dass man langsam, aber sicher immer fitter wird. Damit kommt der Spaß an der Bewegung ganz von selbst.

Walken

Walking ist eine sanfte, aber dennoch sehr effektive und gelenkschonende Sportart. Es eignet sich besonders als Einstieg für wenig trainierte, ältere und übergewichtige Personen.

Einstieg ins Walking

Am besten bauen Sie zwei- bis dreimal pro Woche ein Training in Ihren normalen Tagesablauf ein. Es sollte nach einiger Zeit für Trainierte 45 bis 60 Minuten dauern. Für Anfänger empfiehlt sich der Plan unten. Dabei bedeutet Trainingseinheit das Pensum eines Tages.

Beispiel: Sie trainieren in der Woche 1 bis 4 jeweils montags 20 bis 30 Minuten und donnerstags 25 bis 30 Minuten. Dabei ist es wichtig, auf die Herzfrequenz (HF) zu achten. Sie sollte den angegebenen Wert nicht übersteigen.

Plan – Walken		
	1. Trainingseinheit	*2. Trainingseinheit*
Woche 1–4	20–30 Min., ca. 60 % HF max.*	25–30 Min., ca. 60 % HF max.
Woche 5–8	35–40 Min., ca. 65–75 % HF max.	40–45 Min., ca. 65–75 % HF max.
ab Woche 9	Steigerung individuell auf bis zu 60 Min. bei max. 75 % der HF max.	

* HF max. = maximale Herzfrequenz = 220 (Mann) / 226 (Frau) minus Lebensalter

10 Grundsätze fürs Walking

1. Langsam warmgehen.
2. Knie leicht gebeugt halten.
3. Über die ganze Ferse abrollen.
4. Während des Walkens normal weiteratmen.
5. Schultern tief, nicht hochziehen.
6. Brustbein raus – aufrichten.
7. Unterarme im 90-Grad-Winkel halten, locker mitschwingen.
8. Am besten die Handinnenflächen nach oben zeigen lassen – das fördert die aufrechte Haltung.
9. Arme bewusst mit einsetzen. Dabei diagonal walken, d. h. rechten Arm und linken Fuß vor, dann linken Arm und rechten Fuß.
10. Immer im Wohlfühltempo unterwegs sein. Man sollte sich noch unterhalten können!

Kräftigungs- und Dehnübungen

Auf den folgenden Seiten haben wir Ihnen ein Programm zusammengestellt, mit dem Sie nicht nur Ihre schlanke Linie erreichen, sondern auch halten – vorausgesetzt, Sie bleiben konsequent dabei, d. h. drei- bis viermal in der Woche Kräftigung und Dehnung.

Planen Sie die Kraftübungen etwa zweimal pro Woche ein, um zusätzlich zum Ausdauerprogramm die Muskeln zu stärken. Sie müssen nicht bis zur maximalen Wiederholungszahl trainieren, es reicht das subjektive Belastungsempfinden mittel!

Tipp

Zu den Übungen

● Wärmen Sie sich sowohl vor dem Ausdauer-, Kräftigungs- als auch Dehnprogramm immer auf, z. B. durch Auf-der-Stelle-Gehen oder Radfahren.

● Bei den Übungen normal weiteratmen, Pressatmung vermeiden.

● Übungen bitte ruhig und korrekt ausführen. Bei den Dehnübungen bis an Ihre Dehngrenze gehen, d. h., bis Sie ein leichtes Ziehen spüren.

● Die Übungen auf einer weichen Unterlage ausführen, entweder auf einer Gymnastikmatte oder auf einem weichen Teppich.

● Anfänger absolvieren so viele Wiederholungen wie möglich, maximal aber 20.

● Halten Sie die Dehnposition für ca. 20 Sekunden. Je nach subjektivem Empfinden kann die Dehnung wiederholt werden!

Kraftübungen

ÜBUNG 1
Trizeps

1. Hierfür benötigen Sie ein Thera-band. Hüftbreit hinstellen, der Rücken ist gerade, der Bauch lang gespannt, leichtes Doppelkinn. Das Band mit den Händen hinter dem Rücken leicht spannen. Die linke Hand ruht in Beckenhöhe, der rechte Unterarm auf dem Kopf.

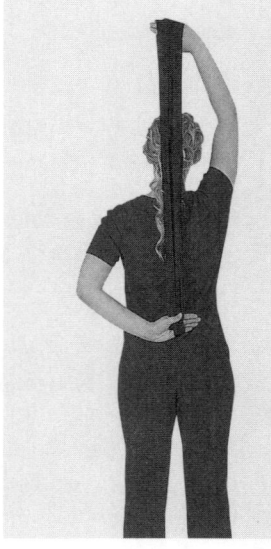

2. Den rechten Unterarm gegen den Widerstand des Bandes nach oben schieben, den hinteren Oberarm-muskel anspannen, dann wieder langsam in Richtung Kopf senken.
3. Dann den Arm wechseln.

Anfänger	Fortgeschrittene
Wiederholungen pro Satz: 5 bis zu 20	*Wiederholungen pro Satz:* 15 bis 20
Sätze: 1 bis 3	*Sätze:* 3 bis 5
Pause: nach subjektivem Empfinden, ca. 1 bis 3 Min.	*Pause:* nach subjektivem Empfinden, ca. 1 bis 3 Min.

ÜBUNG 2
Rücken

1. In Schrittstellung stehen, das rechte Bein steht vorn. Den Oberkörper so weit vorbeugen, dass hinteres Bein, Rücken und Kopf eine Linie bilden. Hände seitlich an den Kopf, Daumen an die Schläfen legen. Ellenbogen etwas nach hinten schieben.

2. Den Oberkörper langsam nach rechts drehen. Der Kopf ist gerade, er dreht sich mit.

3. Zurück in die Ausgangsposition. Dann das Bein wechseln und nach links drehen. Sobald Sie in die Bewegung gehen, ausatmen und den Bauch unter Spannung halten.

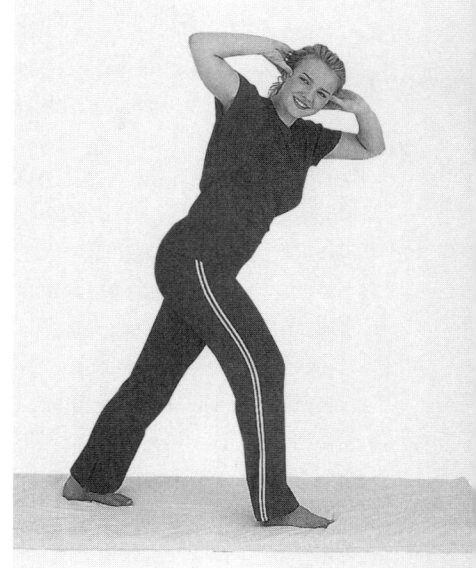

Anfänger	Fortgeschrittene
Wiederholungen pro Satz: 10 pro Seite	*Wiederholungen pro Satz:* 15 bis 20
Sätze: 1 bis 3	*Sätze:* 3 bis 5
Pause: nach subjektivem Empfinden, ca. 1 bis 3 Min.	*Pause:* nach subjektivem Empfinden, ca. 1 bis 3 Min.

ÜBUNG 3
Oberschenkelvorder- und -rückseite, Gesäßmuskulatur

1. Gehen Sie in eine weite Schrittstellung, dabei muss das vordere
   Knie senkrecht über dem Fußgelenk bleiben. Die hintere Fuß-
   spitze ist aufgestellt, beide Fuß-
   spitzen zeigen nach vorn. Der
   Oberkörper bleibt aufgerichtet.
2. Stellen Sie sich vor, ein Lot zieht
   Sie von der Hüfte direkt nach
   unten. Im Wechsel nach unten
   gehen und wieder aufrichten.
3. Dann die Übung mit dem anderen Bein durchführen.

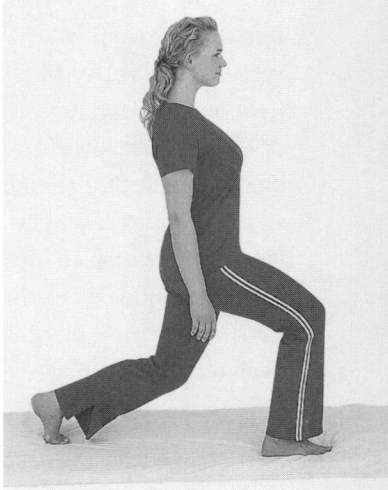

Variante
● Legen Sie beim Nach-unten-Gehen und Hochkommen jeweils
eine kurze Pause ein.
● In der tiefen Stellung bleiben und dort ein paar Zentimeter auf-
und abbewegen.

Anfänger	Fortgeschrittene
Wiederholungen pro Satz: 5 bis zu 20	*Wiederholungen pro Satz:* 15 bis 20
Sätze: 1 bis 3	*Sätze:* 3 bis 5
Pause: nach subjektivem Empfinden, ca. 1 bis 3 Min.	*Pause:* nach subjektivem Empfinden, ca. 1 bis 3 Min.

ÜBUNG 4
Gerade und schräge Bauchmuskulatur

1. Auf den Rücken legen, die Beine sind aufgestellt. Legen Sie die Hände in Höhe der Ohren an den Kopf. Stellen Sie sich vor, den Bauchnabel in Richtung Wirbelsäule zu schieben. Atmen Sie dabei aber bewusst weiter.

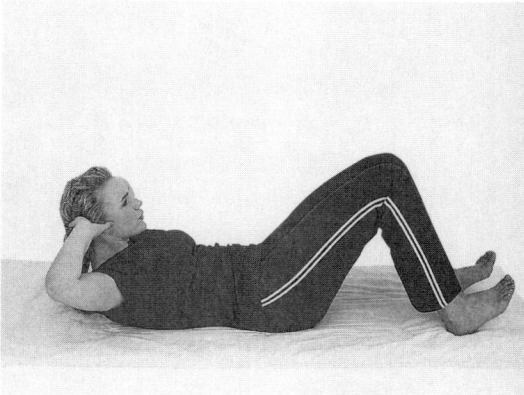

2. Heben Sie den Kopf und die Schultern vom Boden ab (dabei nicht einrollen, d. h. den Nacken lang lassen).

3. Ziehen Sie sich nun mit der Kraft der Bauchmuskeln nach oben Richtung Decke. Legen Sie Kopf und Schultern in den Pausen zwischen den Wiederholungen nicht ab. Atmen Sie beim Hochkommen aus!

Anfänger	Fortgeschrittene
Wiederholungen pro Satz: so viele wie möglich, bis zu 20	*Wiederholungen pro Satz:* 15 bis 20
Sätze: 1 bis 3	*Sätze:* 3 bis 5
Pause: nach subjektivem Empfinden, ca. 2 bis 3 Min.	*Pause:* nach subjektivem Empfinden, ca. 1 bis 3 Min.

ÜBUNG 5
Seitliche und gerade Bauchmuskulatur

1. Auf den Rücken legen,
   die Beine sind aufge-
   stellt. Halten Sie einen
   Arm angewinkelt, die
   Hand liegt hinter dem
   Ohr, der andere Arm
   liegt zur Seite ausge-
   streckt am Boden.
   Bauen Sie die Span-
   nung auf, wie in der
   Übung 4 beschrieben.

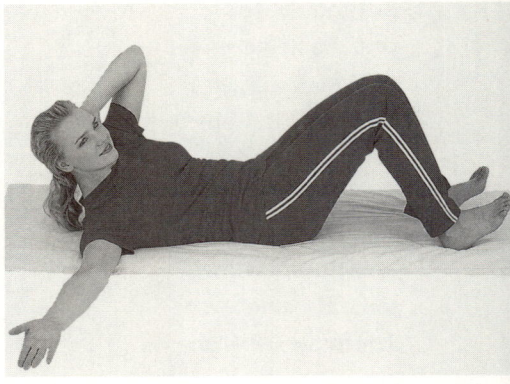

2. Kopf und Schulterblatt des angewinkelten Arms von der Unterlage abheben, dabei zieht der Oberkörper diagonal in Richtung
   Knie. Legen Sie die Schulter und den Kopf in den Pausen zwischen den Wiederholungen nicht ab.

3. Dann die Seite wechseln.

Nach Übung 5: In der Pause die Beine lang ausstrecken, die Arme
sind hinter dem Kopf gestreckt. Atmen Sie tief in den Bauch, wobei
sich die Bauchdecke wölbt.

Anfänger	Fortgeschrittene
Wiederholungen pro Satz: so viele wie möglich, bis zu 20	*Wiederholungen pro Satz:* 15 bis 20
Sätze: 1 bis 3	*Sätze:* 3 bis 5
Pause: nach subjektivem Empfinden, ca. 2 bis 3 Min.	*Pause:* nach subjektivem Empfinden, ca. 1 bis 3 Min.

ÜBUNG 6
Oberschenkelrückseite, Gesäßmuskulatur und Rücken

1. Auf den Rücken le-
gen. Bauch, Rücken
und Gesäß anspan-
nen.

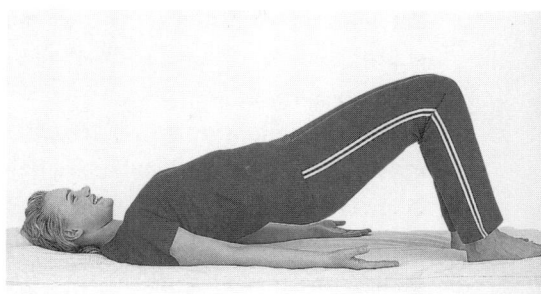

2. Heben Sie das Be-
cken mithilfe dieser
Spannung, bis der
Oberkörper und die
Oberschenkel eine
Linie bilden. Spannen Sie das Gesäß fester an, einatmen und
langsam wieder mit der Gesäßspannung nach unten gehen.
Das Becken nicht ganz ablegen.

3. Das Becken heben und senken.

Variante

● Bleiben Sie in der Endposition, und strecken Sie ein Bein aus.
Die Oberschenkel bleiben dabei parallel, der Fuß ist angezogen.
Achten Sie darauf, das Becken gerade und das Gesäß auf der er-
reichten Höhe zu halten.

Anfänger	Fortgeschrittene
Wiederholungen pro Satz: so viele wie möglich, bis zu 20	*Wiederholungen pro Satz:* 15 bis 20
Sätze: 1 bis 3	*Sätze:* 3 bis 5
Pause: nach subjektivem Empfinden, ca. 2 bis 3 Min.	*Pause:* nach subjektivem Empfinden, ca. 1 bis 3 Min.

ÜBUNG 7
Oberschenkelanzieher, Rückenmuskulatur

1. Auf die linke Seite legen. Der Kopf ruht auf dem unteren Arm. Mit dem anderen Arm vor der Brust abstützen. Das obere Bein liegt angewinkelt vor dem Körper, das untere ist in Verlängerung des Rückens gestreckt.
2. Den linken Fuß locker lassen. Heben und senken Sie nun das untere Bein im Wechsel, dabei das Bein aber immer kurz über dem Boden anhalten. Behalten Sie während der Übung die Spannung im gesamten Körper bei!
3. Dann die Seite wechseln.

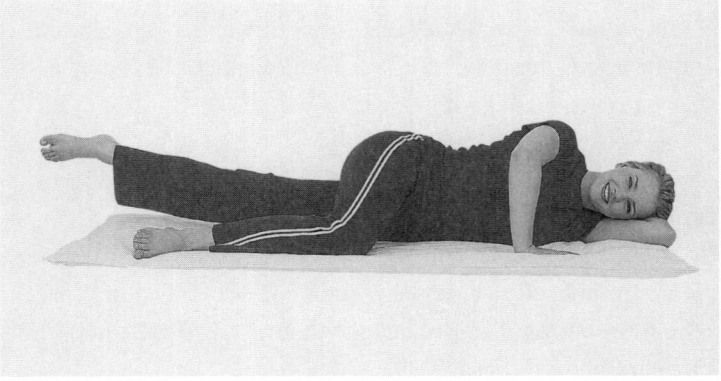

Anfänger	Fortgeschrittene
Wiederholungen pro Satz: so viele wie möglich, bis zu 20	*Wiederholungen pro Satz:* 15 bis 20
Sätze: 1 bis 3	*Sätze:* 3 bis 5
Pause: beim Beinwechsel keine	*Pause:* beim Beinwechsel keine

ÜBUNG 8
Oberschenkelabspreizer, Gesäßmuskulatur

1. Auf die linke Seite legen. Das untere Bein ist angewinkelt, das oberer in Verlängerung des Rückens gestreckt. Der Kopf ruht auf dem angewinkelten Arm, mit dem anderen Arm stützen Sie sich vor der Brust ab.

2. Heben und senken Sie das obere Bein. Dabei ist der Fuß locker, die Spitze zeigt nach vorn unten. Führen Sie die Ferse in Richtung Decke. Bei richtiger Ausführung reicht das Bein nicht sehr weit nach oben! Das Becken darf nicht nach vorn oder hinten kippen.

3. Dann die Seite wechseln.

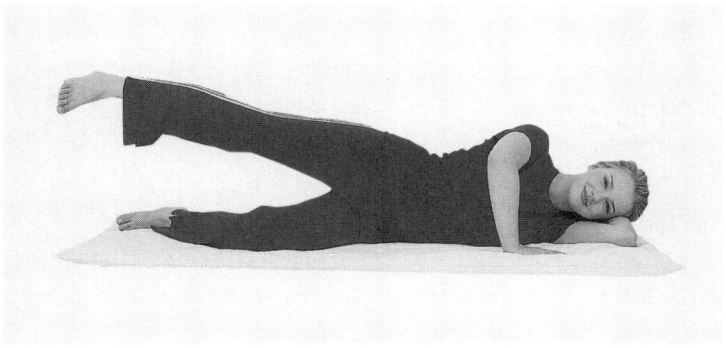

Anfänger	Fortgeschrittene
Wiederholungen pro Satz: so viele wie möglich, bis zu 20	*Wiederholungen pro Satz:* 15 bis 20
Sätze: 1 bis 3	*Sätze:* 3 bis 5
Pause: beim Beinwechsel keine	*Pause:* beim Beinwechsel keine

ÜBUNG 9
Gesäßmuskulatur, hintere Oberschenkel-muskulatur, unterer Rücken

1. Knien Sie im Vierfüßler-stand mit gestreckten Armen. Achten Sie wäh-rend der gesamten Übung darauf, dass Rü-cken und Hüfte gerade bleiben. Spannen Sie die Gesäß-, Bauch- und Beckenmuskulatur an.

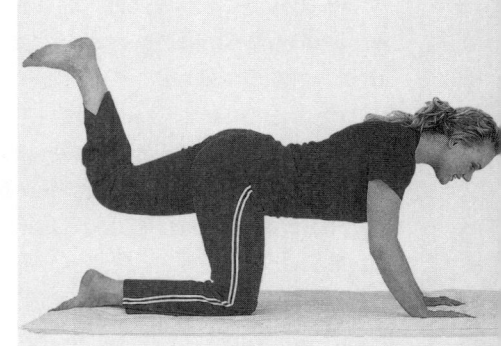

2. Winkeln Sie ein Bein ab Richtung Decke. Der Fuß ist angezogen. Den Oberschenkel ein paar Zentimeter he-ben und senken.
3. Dann die Übung mit dem anderen Bein durchführen.

Variante
● Fortgeschrittene können die Übung auch auf dem Bauch lie-gend durchführen. Dabei darauf achten, dass die Hüfte während der ganzen Übung auf dem Boden liegt.

Anfänger	Fortgeschrittene
Wiederholungen pro Satz: so viele wie möglich, bis zu 20	*Wiederholungen pro Satz:* 15 bis 20
Sätze: 1 bis 3	*Sätze:* 3 bis 5
Pause: beim Beinwechsel nur eine kurze Pause	*Pause:* beim Beinwechsel nur eine kurze Pause

ÜBUNG 10
Brustmuskulatur, vordere Schultermuskulatur und Trizeps

1. Knien Sie im Vierfüßler-stand. Oberkörper bis Gesäß bilden eine Gerade. Die Arme sind etwa schulterbreit geöffnet. Die Fingerspitzen zeigen nach vorn oder leicht nach innen.

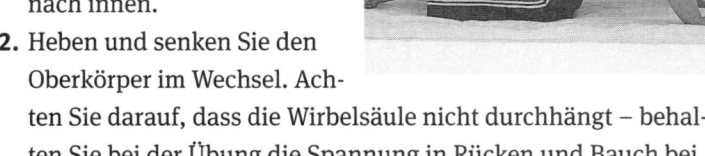

2. Heben und senken Sie den Oberkörper im Wechsel. Achten Sie darauf, dass die Wirbelsäule nicht durchhängt – behalten Sie bei der Übung die Spannung in Rücken und Bauch bei.

Variante

◗ Halten Sie den Oberkörper in der abgesenkten Position kurz, dann wieder heben.

◗ Führen Sie die Übung in der Liegestützposition mit gekreuzten Unterschenkeln durch, wobei der Auflagepunkt oberhalb des Knie-gelenks ist. Gut Trainierte versuchen, die Beine bei der Übung ge-streckt zu lassen!

Anfänger	Fortgeschrittene
Wiederholungen pro Satz: so viele wie möglich, max. 15	*Wiederholungen pro Satz:* 10 bis 15
Sätze: 1 bis 2	*Sätze:* 3
Pause: nach subjektivem Empfinden, ca. 2 bis 3 Min.	*Pause:* nach subjektivem Empfinden, ca. 1 bis 3 Min.

ÜBUNG 11
Tiefe Bauchmuskulatur

1. Knien Sie im Vierfüßlerstand, der Oberkörper ruht auf den Unterarmen, die Ellenbogen befinden sich genau unterhalb der Schultern. Spannen Sie Bauch, Rücken und Gesäß an.

2. Heben Sie beide Knie mithilfe dieser Spannung ein paar Zentimeter vom Boden ab und halten Sie sie dort. **Ganz wichtig:** Atmen Sie während des Haltens normal weiter!

Variante

◗ Halten Sie die Knie in der gehobenen Position etwas, und heben und senken Sie sie ein paar Zentimeter.

◗ Fortgeschrittene stützen sich auf den Händen ab.

Anfänger	Fortgeschrittene
Haltezeit pro Satz: 10 bis 20 Sek.	*Haltezeit pro Satz:* 20 bis 25 Sek.
Sätze: 1 bis 3	*Sätze:* 3 bis 5
Pause: nach subjektivem Empfinden, ca. 1 Min.	*Pause:* nach subjektivem Empfinden, ca. 1 Min.

Nachdehn-Programm

ÜBUNG 1
Halsmuskulatur

1. Stellen Sie sich hin, Füße hüftbreit auseinan-
der. Die Knie sind leicht
gebeugt.
2. Bewegen Sie den Kopf
in Richtung Schulter.
Die Schultern bleiben
dabei waagerecht. Las-
sen Sie die Arme ent-
spannt parallel zum
Körper hängen. Zur Un-
terstützung können Sie
mit der angewinkelten
Hand des gegenseitigen
Armes in Richtung Bo-
den ziehen.
3. Dann den Kopf in die
andere Richtung deh-
nen.

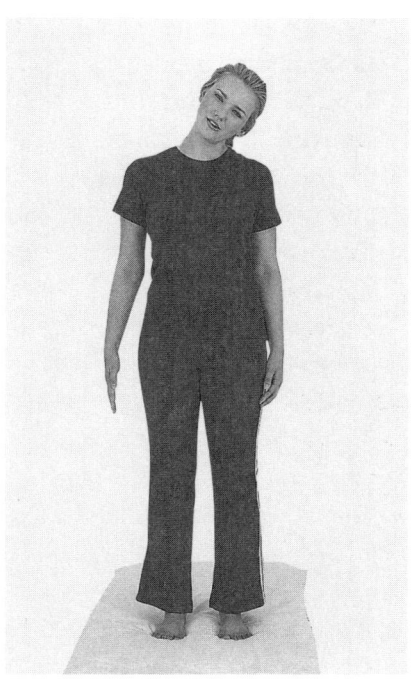

ÜBUNG 2
Brustmuskulatur

1. Stellen Sie sich hin, die Füße stehen hüftbreit auseinander. Die Knie sind leicht gebeugt.
2. Strecken Sie die Arme zur Seite aus und winkeln die Unterarme an. Dann die Arme nach rückwärts schieben. Die Handinnenflächen zeigen in Richtung Kopf, die Daumen nach hinten. Bleiben Sie während der gesamten Dehnung im aufgerichteten Stand.

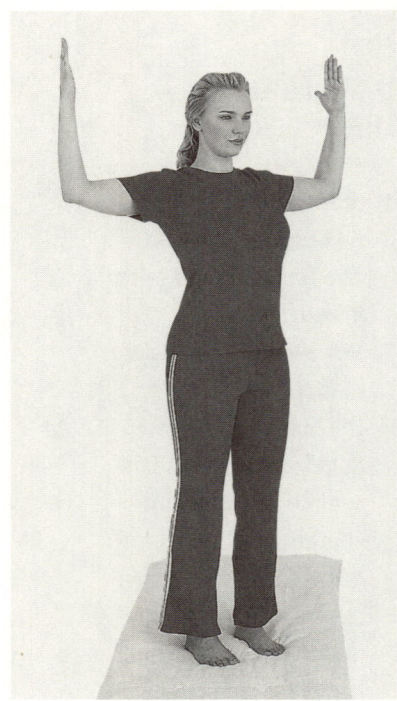

ÜBUNG 3
Schultermuskulatur

1. Stellen Sie sich hin, die
Füße stehen hüftbreit
auseinander. Die Knie
sind leicht gebeugt.

1. Falten Sie die Hände hinter dem Rücken, und zie-
hen Sie diese vorsichtig
mit gestreckten Armen
vom Körper weg. Halten
Sie hier die Dehnung.
Wichtig: Achten Sie darauf, dass der Körper gerade aufgerichtet bleibt.

Variante

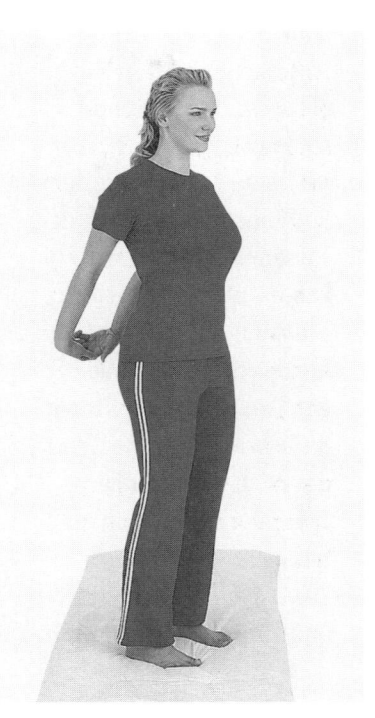

◉ Diese Übung können Sie
auch im Sitzen, beispielsweise im Büro, ausführen.
Setzen Sie sich dazu vorn
auf eine Stuhlkante. Dabei auf einen geraden Rücken achten.
Strecken Sie Ihr Brustbein etwas nach vorn.

ÜBUNG 4
Armstreckermuskulatur

1. Stellen Sie sich hin, die Füße stehen hüftbreit auseinander. Die Knie sind leicht gebeugt. Strecken Sie beide Arme neben dem Kopf nach oben.

2. Fassen Sie nun mit der linken Hand den Ellenbogen des rechten Arms, und ziehen Sie den angewinkelten Arm dabei in Richtung hinter den Kopf. Die Hand des rechten Arms liegt zwischen den Schulterblättern.

3. Dann die Übung mit dem anderen Arm durchführen.

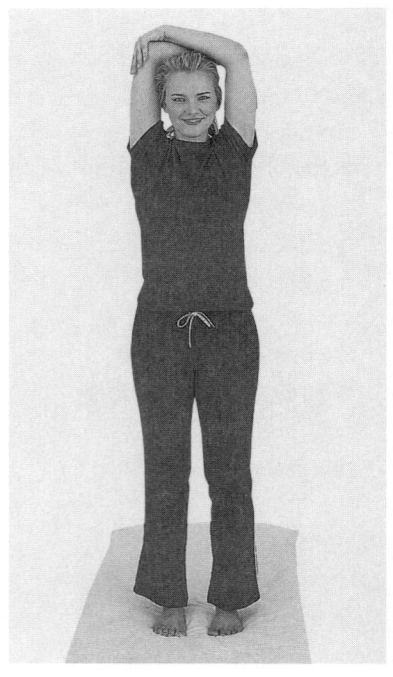

Tipp

Führen Sie die Dehnübungen so oft wie möglich durch. Dehnen schützt nach neueren Erkenntnissen zwar nicht vor Muskelkater. Es erhöht aber auf jeden Fall Ihre Beweglichkeit und verbessert Ihre Körperwahrnehmung! Damit verhelfen die Übungen Ihnen zu einer aufrechten Haltung.

ÜBUNG 5
Wadenmuskulatur

1. Gehen Sie mit dem
   rechten Bein in
   Schrittposition. Beide
   Füße zeigen parallel
   nach vorn. Mit den
   Händen auf dem rech-
   ten Oberschenkel ab-
   stützen. Die Daumen
   zeigen nach innen.

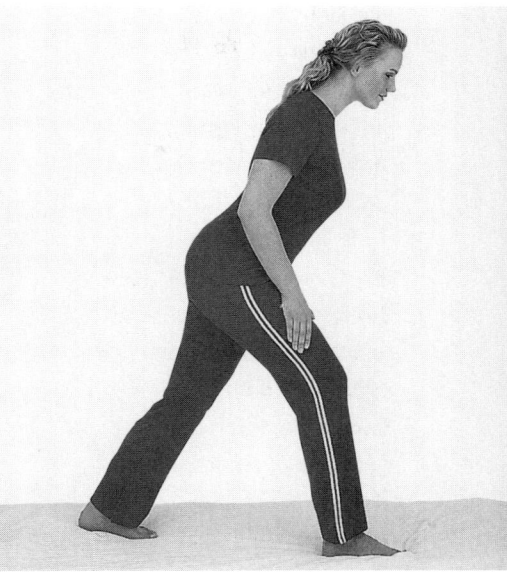

2. Verlagern Sie das Ge-
   wicht nach vorwärts,
   bis Sie einen Deh-
   nungsreiz in der lin-
   ken Wade spüren.
   Achten Sie darauf,
   dass das rechte Knie
   senkrecht über dem Fußgelenk bleibt und die linke Ferse immer Bodenkontakt behält.

3. Mit dem linken Bein in Schrittposition gehen und die Übung
   durchführen.

ÜBUNG 6
Hintere Oberschenkelmuskulatur

1. Machen Sie einen
Schritt vorwärts. Das
Körpergewicht ruht
auf dem hinteren
Bein. Die vordere Fer-
se ist aufgestellt. Die
Knie sind leicht ge-
beugt. Legen Sie die
Hände auf die Ober-
schenkel, die Daumen
zeigen nach innen.

2. Gehen Sie mit dem
geraden Oberkörper –
aus der Hüfte beu-
gend – in die Deh-
nung. Versuchen Sie

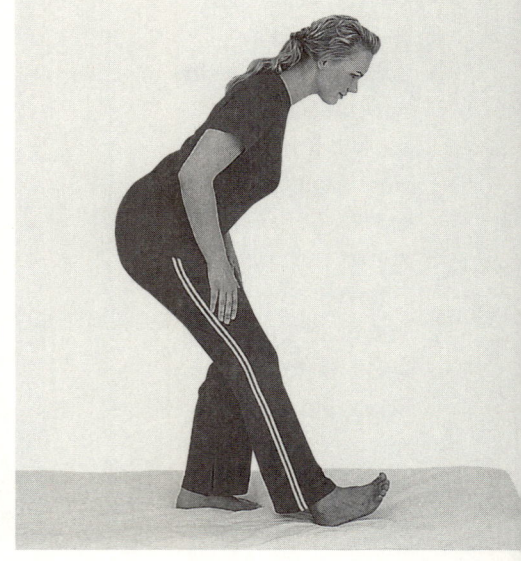

dabei das Gesäß nach hinten, Tendenz nach oben zu schieben,
dadurch erhöhen Sie die Dehnwirkung.

3. Mit dem anderen Fuß in Schrittposition gehen und die Übung
durchführen.

ÜBUNG 7
Hüftbeugemuskulatur

1. Gehen Sie in einen weiten Ausfallschritt, der hintere Unterschenkel liegt auf der Unterlage. Das vordere Bein ist angewinkelt.

2. Schieben Sie das Becken nach vorn in die Dehnung. Achtung: Das vordere Knie bleibt senkrecht über dem Fußgelenk. Der Oberkörper bleibt aufgerichtet. Stützen Sie sich mit den Armen in der Seite ab.

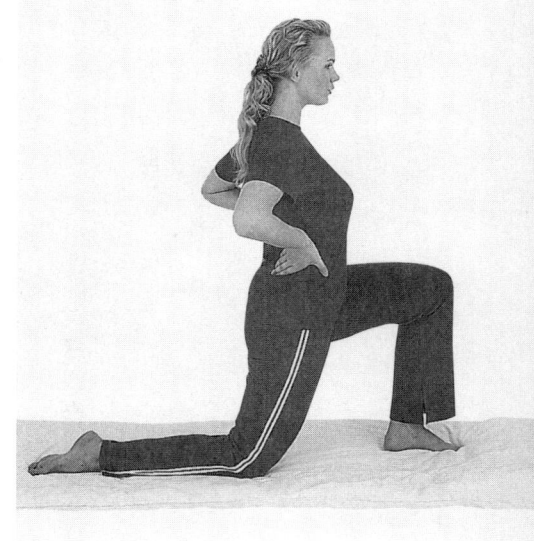

3. Dann mit dem anderen Fuß den Ausfallschritt machen und die Übung wiederholen.

ÜBUNG 8
Gesäßmuskulatur

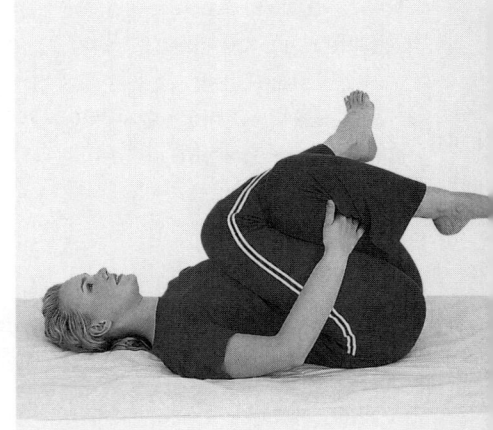

1. Auf den Rücken legen
   und beide Beine nach
   oben strecken. Das rechte Bein über das linke
   schlagen, sodass das
   rechte Knie auf dem
   Oberschenkel des linken
   Beines liegt.
2. Das linke Bein anwin-
   keln und zu sich heranziehen.
3. Dann das Bein wechseln.

Variante
◉ Das untere Bein nicht anwinkeln, sondern gestreckt zu sich heranziehen.

ÜBUNG 9
Beinanziehmuskulatur

1. Setzen Sie sich mit gestreckten und gespreizten Beinen auf Ihre Matte. Richten Sie den Oberkörper aus dem Becken heraus auf. Die Arme sind gestreckt hinter dem Körper aufgestellt.

2. Gehen Sie nun mit geradem Oberkörper in die Dehnung nach vorn, bis Sie einen Dehnungsreiz in den Oberschenkeln spüren.

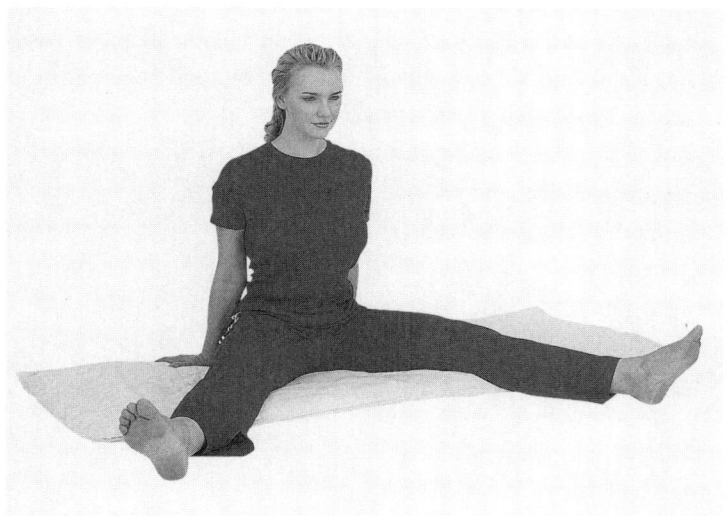

Variante
◗ Stellen Sie bei der Übung auch die Finger gestreckt auf, d. h., nur die Fingerspitzen berühren den Boden. Dadurch erhöht sich der Dehnungsreiz in den Oberschenkeln.

ÜBUNG 10
Vordere Oberschenkelmuskulatur

1. Legen Sie sich auf die linke Seite, der Kopf ruht auf dem angewinkelten unteren Arm. Winkeln Sie das linke Bein an, um die
Lage zu stabilisieren.
2. Fassen Sie den rechten Fuß mit der rechten Hand am Fußgelenk,
und ziehen Sie ihn vorsichtig in Richtung Gesäß. Der Fuß muss
das Gesäß nicht berühren (Vorsicht bei Knieproblemen!). Zur
Verstärkung der Dehnung können Sie auch noch die Bauch- und
Gesäßmuskulatur anspannen. Behalten Sie auch im Liegen eine
gerade Haltung mit dem Oberkörper bei.
3. Wiederholen Sie die Dehnung auf der rechten Seite liegend.

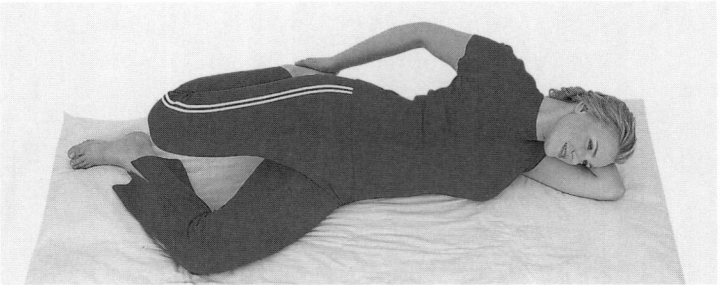

Variante
● Sie können diese Dehnung auch in der Bauchlage ausführen.
Winkeln Sie das rechte Bein an, und fassen Sie mit der rechten
Hand den Fuß am Fußgelenk. Lassen Sie dabei beide Hüftknochen
auf der Unterlage. Dann das Bein wechseln.
● Um die Übung zu erleichtern, können Sie den Fuß auch mit ei-
nem Handtuch heranziehen!

ÜBUNG 11
Rückenstreckermuskulatur

1. Legen Sie sich auf den Rücken, und ziehen Sie die Beine an. Umfassen Sie mit den Armen die Unterschenkel.
2. Ziehen Sie diese zum Oberkörper heran. Versuchen Sie den Rücken so weit wie möglich rund zu machen. Wenn Ihnen diese Position angenehm ist, können Sie gern länger in der Dehnung bleiben und mit einer kurzen Entspannung dieses Programm ausklingen lassen.

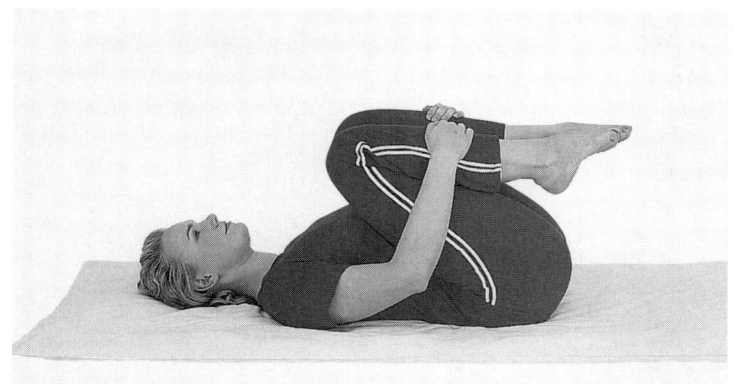

Alles auf einen Blick

Den Kilos Beine machen

▶ Sie brauchen Ausdauer, wenn Sie mit Sport abnehmen wollen. Weil ein untrainierter Körper zu Beginn jeder sportlichen Aktivität vor allem Kohlenhydrate verbrennt und erst nach 20 bis 30 Minuten die Fettverbrennung auf Touren kommt, sollten Sie Sportarten bevorzugen, bei denen Ihnen nicht gleich die Puste, der Spaß oder beides ausgeht. Trainieren Sie Ihre Ausdauer, damit Sie bald problemlos längere Zeit Sport treiben und damit viele (Fett-)Kalorien verbrennen können.

▶ Kraftsport lässt Muskeln anschwellen. Jede Muskelzelle ist ein hervorragender Kalorien-Brennofen. Selbst im Schlaf verbraucht ein muskulöser Körper mehr Energie als ein Spargeltarzan. Deshalb garantieren gestählte Muskeln neben einem schönen Körper auch den langfristigen Abnehmerfolg. Weiterer Vorteil der Kraftanstrengung: Sie können gezielt dort für straffe Muskeln sorgen, wo eventuelle Fettpölsterchen etwas mehr Halt brauchen. Außerdem beugen Sie mit einem Muskeltraining einer schlaffen Haut vor, die immer entstehen kann, wenn die Fettzellen deutlich schrumpfen, ohne dass sich Muskeln bilden.

3 x 30 Minuten
Damit Fette schmelzen, brauchen Sie einen Sport, den Sie dreimal pro Woche mindestens 30 Minuten durchführen können. Also besser ein langer Spaziergang als nur 10 Minuten laufen.

Körpergefühl
Regelmäßige Bewegung beim Abnehmen hat nicht nur auf der Waage Folgen. Sie merken sie auch an Ihrer gestiegenen Fitness und an Ihrem besseren Körpergefühl.

Der beste Fatburner
Sport ist der einzige wirkliche Fatburner. Nur mit mehr Bewegung können wir unseren Körper dazu bringen, mehr Fett als üblich zu verbrennen. So lässt sich der Energieumsatz schon mit täglich 30 Minuten Gehen um rund 5000 Kalorien pro Monat steigern. Und wer nur zweimal pro Woche 30 Minuten schwimmen geht, verliert dabei nochmals satte 2500 Kalorien. Allein schon damit könnten Sie jeden Monat 1 Kilo Fett verbrennen.

Wer eine Diät startet, sollte sich mit einem neuen Sportprogramm nicht überfordern. Aber ein paar Gymnastikübungen oder eine kleine Fahrradtour helfen hervorragend gegen Diätfrust.

Welche Sportarten bei Übergewicht?

▶ Wer ohnehin seine Gelenke schon mit zu vielen Kilos belastet, sollte sie nicht auch noch mit Sprüngen, abrupten Bewegungen, einseitigen Belastungen oder allzu schweren Gewichten malträtieren. Wer seit Jahren keinen Sport mehr getrieben hat, dem raten wir, sich vorher vom Arzt durchchecken zu lassen und ihn zu fragen, ob und welcher Sport für ihn geeignet ist.

▶ Für Übergewichtige allgemein sehr gut geeignet sind Walking, Radfahren, Skilanglauf, Gymnastik, Schwimmen, Aquagymnastik, Wandern, langsame Tänze, leichtes Krafttraining und jedes gute Cardio-Training (Fitness-Studio, Volkshochschulen).

▶ Für untrainierte Übergewichtige weniger geeignet sind Tennis, Squash, Joggen (Gelenkbelastung), Skiabfahrt und schnelle Mannschaftssportarten. Aber: Wer einen solchen Sport bereits beschwerdefrei betreibt, sollte sich in Absprache mit dem Arzt die Freude daran nicht nehmen lassen.

TAG 2

Frühstück	Gemüsebrötchen
Hauptmahlzeit	Schweinespieße asiatisch
Abendessen	Obstsalat
Wellnesstipp	Gehen Sie heute bewusst etwas früher ins Bett und versuchen Sie, mindestens acht oder noch besser neun Stunden zu schlafen.
Motivationstipp	Sagen Sie Ihren Kollegen, dass Sie mit einer Diät begonnen haben, und bitten Sie darum, verführerische Genüsse fernzuhalten.

TAG 3

Frühstück	Kressequark-Tomaten-Brot
Hauptmahlzeit	Brokkolisuppe
Abendessen	Lauchzwiebelsalat mit Huhn
Genusstipp	Gönnen Sie sich einen frisch gepressten Orangen- oder Apfelsaft. Schmeckt unvergleichlich fruchtig.
Motivationstipp	Führen Sie ein motivierendes Diättagebuch. Schreiben Sie nur auf, was Ihnen gut tut.

TAG 4

Frühstück	Blitz-Frühstück
Hauptmahlzeit	Kalbssteak im Currybett
Abendessen	Gemüse-Pilz-Brötchen
Motivationstipp	Wiegen Sie sich nur einmal pro Woche. So erscheint der Abnehmerfolg größer.
Sporttipp	Nutzen Sie Wartezeiten an der Bushaltestelle oder vor der Supermarktkasse, um Bauch-, Po- und Oberschenkelmuskeln immer wieder anzuspannen. Stärkt Muskeln und Körpergefühl.

TAG 5

Frühstück	Bündner Brot
Hauptmahlzeit	Hähnchenbrust mit Brokkoli
Abendessen	Fruchtiger Radicchiosalat
Sporttipp	Nehmen Sie Magnesium, wenn Sie beim Sport unter Muskelkrämpfen leiden.
Genusstipp	Sorgen Sie bei den Mahlzeiten ganz bewusst für einen schön gedeckten Tisch, gerade wenn Sie »nur« für sich selbst kochen.

TAG 6

Frühstück	Möhren-Apfel-Frischkost
Hauptmahlzeit	Gurkensuppe
Abendessen	Geflügel-Sandwich
Fitnesstipp	Achten Sie beim Sitzen, Gehen und Stehen so oft wie möglich darauf, dass Sie in Schultern, Rücken und Bauch eine Körperspannung spüren, ohne sich zu verkrampfen.
Sporttipp	Fragen Sie Bekannte und Kollegen, ob jemand mit Ihnen Sport treibt.

TAG 7

Frühstück	Beeren-Flocken-Müsli
Hauptmahlzeit	Auberginengemüse mit Schweineschnitzel
Abendessen	Radieschenbrötchen
Wellnesstipp	Gehen Sie in die Sauna. Stärkt das Immunsystem. Danach viel Wasser trinken.
Schönheitstipp	Verwöhnen Sie Ihr Gesicht: Dazu einen Frotteelappen mit warmem Schwarztee tränken und für zwei Minuten aufs Gesicht legen.

TAG 8

Frühstück	Blitz-Frühstück
Hauptmahlzeit	Gefüllte Zwiebel mit Putenbrust
Abendessen	Staudensellerie-Reis

Genusstipp	Füllen Sie eine Schüssel mit verschiedenem Obst plus Obstmesser. So haben Sie die beste Alternative zu Süßigkeiten immer griffbereit.

Fitnesstipp	Strecken Sie sich beim Aufstehen. Macht beweglich.

TAG 9

Frühstück	Gemüsebrötchen
Hauptmahlzeit	Spargel mit Lachs
Abendessen	Fruchtiger Kohlrabisalat

Wellnesstipp	Lassen Sie Ihren Unterkiefer hängen und atmen Sie drei Minuten lang laut hörbar aus und ein. Diese Übung entspannt und baut Stress ab.

Motivationstipp	Hören Sie eine CD mit Musik, die Ihnen ins Blut geht. Die beste Hilfe gegen Durchhänger, Langeweile und Diätfrust.

TAG 10

Frühstück	Kressequark-Tomaten-Brot
Hauptmahlzeit	Schweineroulade mit Ananas
Abendessen	Spargelsalat

Wellnesstipp	Halten Sie Ihre Handgelenke und Unterarme mehrmals erst unter warmes, dann unter kaltes Wasser. Belebt und macht gute Laune.

Genusstipp	Kauen Sie jeden Bissen gut durch. So nehmen Sie Aromen besser wahr, erleichtern die Verdauung und stillen optimal Ihren Hunger.

TAG 11

Frühstück	Bündner Brot
Hauptmahlzeit	Gefüllte Zucchini
Abendessen	Kidneybohnensalat

Schönheitstipp	Vergessen Sie nicht die Pflege Ihrer Füße. Einmal wöchentlich baden, mit einer erfrischenden Lotion eincremen. Die weich gewordenen Nägel mit einer speziellen Schere kürzen.
Motivationstipp	Die ersten Pfunde purzeln. Gönnen Sie sich eine neue Hose.

TAG 12

Frühstück	Beeren-Flocken-Müsli
Hauptmahlzeit	Kohlrabisuppe
Abendessen	Linsencurry mit Ananas

Schönheitstipp	Gehen Sie zum Friseur oder zur Kosmetikerin, um sich für erste Abnehmerfolge zu belohnen. Oder auch, wenn Diätfrust sich breitmacht.
Motivationstipp	Wenn Sie Hunger bekommen, telefonieren Sie – egal ob im Beruf oder privat. Schon ist eine kurzfristige Hungerattacke vergessen.

TAG 13

Frühstück	Gemüsebrötchen
Hauptmahlzeit	Möhrenbratlinge mit Feldsalat
Abendessen	Caponata

Fitnesstipp	Machen Sie es sich zur Regel, einen 15-Minuten-Weg nicht mit dem Auto zurückzulegen. Zu Fuß sind Sie meist schneller, wenn Sie das Auto aus der Garage holen und einen Parkplatz suchen müssen. Außerdem verbraucht der Fußmarsch Kalorien.

TAG 14

Frühstück	Möhren-Apfel-Frischkost
Hauptmahlzeit	Auberginen-Gratin
Abendessen	Trauben-Geflügel-Salat
Sporttipp	Nutzen Sie das Tageshoch am späten Nachmittag für Ihren Sport. Also am besten direkt nach der Arbeit in die Sportschuhe springen.
Genusstipp	Geben Sie in Ihr Mineralwasser einige Tropfen Zitronensaft, schmeckt dann frischer und aromatischer.

TAG 15

Frühstück	Blitz-Frühstück
Hauptmahlzeit	Rotbarsch überbacken
Abendessen	Thunfischsalat (Variante des Kidneybohnensalats)
Wellnesstipp	Relaxen Sie in einem Wohlfühlbad mit einer Fichtennadel-Badelotion. Entspannt die Muskeln und regt die Durchblutung an.
Motivationstipp	Kochen Sie Rezepte, die Ihnen besonders gut schmecken, mehrmals.

TAG 16

Frühstück	Gemüsebrötchen
Hauptmahlzeit	Schnelle Minestrone
Abendessen	Lauchzwiebelsalat mit Huhn
Motivationstipp	Holen Sie sich Bestätigung, indem Sie Ihre Kollegen oder Freunde fragen, ob sie schon Diäterfolge an Ihnen erkennen können.
Schönheitstipp	Trinken Sie ein Glas Karottensaft. Das enthaltene Beta-Carotin wirkt als Verjüngungskur für Ihre Haut.

TAG 17

Frühstück	Kressequark-Tomaten-Brot
Hauptmahlzeit	Schweinespieße asiatisch (vegetarische Variante)
Abendessen	Obstsalat

Wellnesstipp	Rubbeln Sie Ihren Kreislauf in Schwung. Mit einem groben Handtuch die Haut kräftig abreiben. Immer Richtung Herz massieren.

Fitnesstipp	Planen Sie heute für das nächste Wochenende eine Tageswanderung.

TAG 18

Frühstück	Beeren-Flocken-Müsli
Hauptmahlzeit	Pilzhäufchen
Abendessen	Forellensalat

Motivationstipp	Schreiben Sie auf, was Ihnen an sich selbst gefällt. Das Plus an Selbstbewusstsein hilft, eine Diät erfolgreich durchzuführen.

Schönheitstipp	Sie können nicht gezielt an bestimmten Stellen abnehmen, aber durch spezielle Gymnastikübungen diese Partien straffen.

TAG 19

Frühstück	Möhren-Apfel-Frischkost
Hauptmahlzeit	Steak mit Champignons
Abendessen	Gemüse-Pilz-Brötchen

Genusstipp	Wählen Sie kleine Teller und teilen Sie die Mahlzeit in zwei Hälften. So haben Sie eine zweite Portion.

Wellnesstipp	Gehen Sie bei Ärger zehn Minuten schnell um den Block. Keinesfalls den Frust mit Essen betäuben.

TAG 20

Frühstück	Bündner Brot
Hauptmahlzeit	Frühlingssuppe mit Spargel
Abendessen	Lauch-Thunfisch-Salat
Wellnesstipp	Planen Sie Ihre nächsten Ferien. Gut für die Figur ist ein Aktivurlaub.
Fitnesstipp	In Ihrer Freizeit sollten Sie nicht länger als eine Stunde pro Tag vor dem Fernsehgerät oder dem Computer sitzen.

TAG 21

Frühstück	Blitz-Frühstück
Hauptmahlzeit	Schweineragout mit Frühlingsgemüse
Abendessen	Forellensalat
Wellnesstipp	Stellen Sie immer eine Flasche Wasser und ein volles Glas in Ihre unmittelbare Nähe. Eine ständige Erinnerung, genügend zu trinken.
Sporttipp	Verbrennen Sie besonders viel Fett, indem Sie noch vor dem Frühstück Sport treiben.

TAG 22

Frühstück	Möhren-Apfel-Frischkost
Hauptmahlzeit	Birnenauflauf
Abendessen	Radieschenbrötchen
Schönheitstipp	Mischen Sie Meersalz mit Zitronensaft und rubbeln Sie damit Arme und Beine ab. Ein erfrischendes Peeling für eine jugendliche Haut.
Motivationstipp	Suchen Sie ein altes Kleidungsstück aus dem Schrank heraus, in das Sie gern wieder passen würden. Das spornt an.

TAG 23

Frühstück	Kressequark-Tomaten-Brot
Hauptmahlzeit	Bunter Gemüsetopf
Abendessen	Spargel mit Honig-Vinaigrette

Sporttipp	Fragen Sie im Schwimmbad nach Zeiten, in denen Sie in Ruhe Ihre Bahnen ziehen können. Schwimmen ist für Übergewichtige ideal.
Genusstipp	Legen Sie ein eigenes Idealdiät-Kochbuch an, mit Rezepten und Varianten, die Ihnen besonders gut schmecken.

TAG 24

Frühstück	Bündner Brot
Hauptmahlzeit	Überbackener Fenchel
Abendessen	Obstsalat

Wellnesstipp	Verwenden Sie Duftlampen mit ätherischen Ölen. Mit Rosmarinöl sorgen Sie für Aktivität, Neroliöl beruhigt, und Grapefruitöl erfrischt.
Genusstipp	Sparen Sie nicht mit feurigen Gewürzen. Sie sorgen für Geschmack, und ihre Schärfe regt den Stoffwechsel an. Auch das kostet Kalorien.

TAG 25

Frühstück	Blitz-Frühstück
Hauptmahlzeit	Kalbsgeschnetzeltes mit Reis und Brokkoli
Abendessen	Caponata

Genusstipp	Trinken Sie eine große Fruchtsaftschorle, um den Heißhunger auf Süßes zu stillen.
Motivationstipp	Feiern Sie die ersten verlorenen fünf Pfunde und jede weiteren fünf mit einem Kinobesuch.

TAG 26

Frühstück	Beeren-Flocken-Müsli
Hauptmahlzeit	Zwiebelsuppe
Abendessen	Geflügel-Sandwich
Sporttipp	Trinken Sie Fruchtsaft und Mineralwasser im Verhältnis 1:3, um die Schweißverluste beim Sport möglichst schnell wieder auszugleichen.
Schönheitstipp	Machen Sie einen Wickel mit Algenkosmetik. Er stärkt das Bindegewebe.

TAG 27

Frühstück	Gemüsebrötchen
Hauptmahlzeit	Crêpes mit Gemüsefüllung
Abendessen	Radicchiosalat mit Trauben (Variante vom fruchtigen Radicchiosalat)
Wellnesstipp	Laden Sie Freunde ein und kochen Sie dazu Ihre Lieblingsrezepte der Idealdiät.
Fitnesstipp	Holen Sie Frisbee-Scheibe, Federballspiel oder Ihre Schlittschuhe hervor. Macht Spaß und hält fit.

TAG 28

Frühstück	Möhren-Apfel-Frischkost
Hauptmahlzeit	Schnelle Minestrone (Variante: mit Resten der Gemüsefüllung vom Vortag)
Abendessen	Lauch-Thunfisch-Salat
Motivationstipp	Stapeln Sie Ihren bisherigen Abnehmerfolg in Form von Butterpäckchen auf.
Genusstipp	Sollten Sie die Diät mal mit süßen Leckereien unterbrechen, dann mit Genuss: Lassen Sie z. B. eine Praline auf der Zunge zergehen.

Adressen, die weiterhelfen

Verbraucherzentrale Bundesverband e.V.
Markgrafenstraße 66, D-10969 Berlin
E-Mail: info@vzbv.de
www.vzbv.de

Auswertungs- und Informationsdienst für Ernährung,
Landwirtschaft, Verbraucherschutz (aid)
Heilsbachstraße 16, D-53123 Bonn
www.aid.de

Deutsche Gesellschaft für Ernährung (DGE)
Godesberger Allee 18
D-53175 Bonn
www.dge.de

Österreichische Gesellschaft für Ernährung (ÖGE)
c/o AGES, Bürotrakt WH
Spargelfeldstraße 191, A-1220 Wien
www.oege.at

Schweizerische Gesellschaft für Ernährung (sge)
Schwarztorstraße 87, Postfach 8333, CH-3001 Bern
www.sve.org

Vereine für Unabhängige Gesundheitsberatung (UGB)

Geschäftsstelle Deutschland
Sandusweg 3, D-35435 Wettenberg/Gießen
www.ugb.de

Geschäftsstelle Österreich
Wald 15, A-6416 Obsteig
E-Mail: ugb@smidt.at

Geschäftsstelle Schweiz
Neuhofstraße 11, CH-8708 Männedorf
E-Mail: ugb.schweiz@bluemail.ch

M.O.B.I.L.I.S. – SportMed. Schulungsprogramm Adipositas
E-Mail: info@mobilis-project.de

Internet-Adressen, die weiterhelfen

www.5amTag.de

www.was-wir-essen.de

www.verbraucherministerium.de

www.diabetes-world.de

www.glycemicindex.com

www.sportprogesundheit.de

www.richtig-essen-institut.de

Bücher, die weiterhelfen

Albrecht, Karin: *Körperhaltung, Haltungskorrektur und Stabilität in Training und Alltag.* Stuttgart 2006

Albrecht, Karin et al.: *Stretching – das Expertenhandbuch. Grundlagen für Trainer und Sportler.* Stuttgart 2010

Biesalski, H. K. et al.: *Ernährungsmedizin.* Stuttgart 2010

Boeckh-Behrens, W.-U.; Buskies, W.: *Fitness-Krafttraining.* Reinbek 2000

Bredenkamp, A.; Hamm, M.: *Trainieren im Fitness-Studio.* München 2009

Brand-Miller, J. et al.: *The New Glucose Revolution.* New York 2007

Geiß, K.-R.; Hamm, M.: *Handbuch Sportlerernährung.* Reinbek 1992

Hamm, M.: *Fit und schlank mit dem GLYX. Dauerhaft abnehmen mit den richtigen Kohlenhydraten.* München 2003

Hamm, M.: *Kann denn Essen Sünde sein?* München 2011

Pape, D.; Schwarz, R.; Gillessen, H.: *satt schlank gesund. Das Ernährungs-Praxisbuch nach dem Insulinprinzip.* Köln 2003

Wechsler, J. G.: *Adipositas. Ursachen und Therapie.* Stuttgart 2002

Willett, W.: *Eat, Drink, and Be Healthy.* New York 2005

Sachregister

Interviews

Rezeptregister

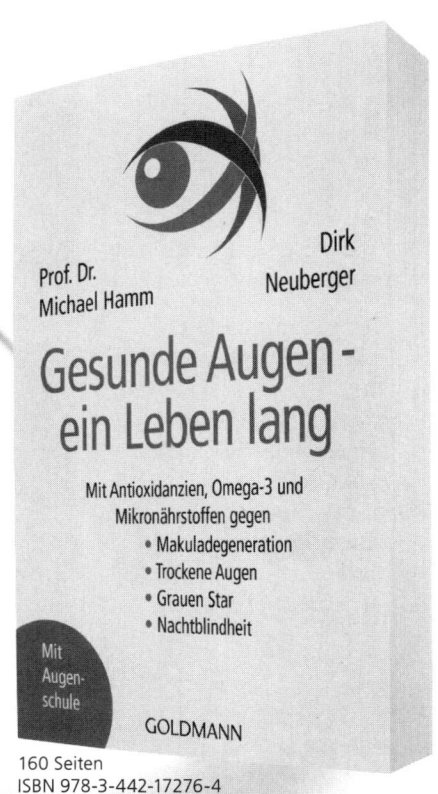

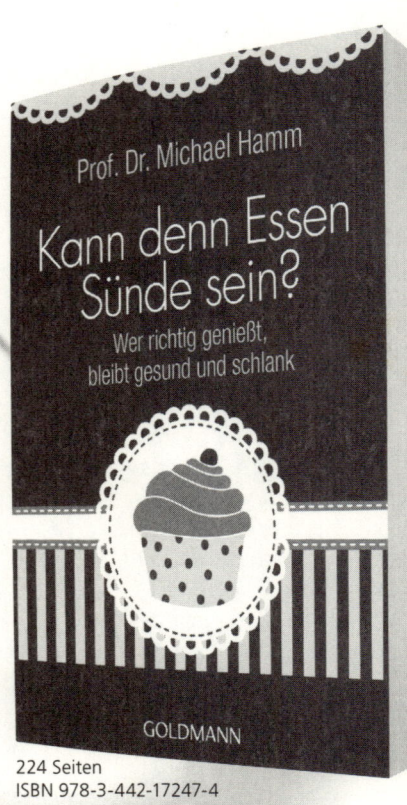
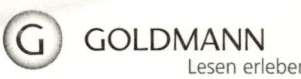